JN273114

Abortion Technologies and Reproductive Rights:
From a Feminist Ethics Perspective

中絶技術と
リプロダクティヴ・ライツ

フェミニスト倫理の視点から

塚原久美
Kumi Tsukahara

keiso shobo

はしがき

　1971年10月23日，アメリカのウィスコンシン州マジソンで開かれた「医院と診療所の中絶手法に関するシンポジウム」(the Symposium on Clinic and Office Abortion Procedures) の閉幕で，初期中絶における拡張掻爬術の支配はついに終わりを告げた（Tunc [2008：82-3]）。シンポジウム参加者たちが拡張掻爬術の代わりに「標準」として採用したのは，カーマン式カニューレを用いた真空吸引だった。ほどなく，世界中に「妊娠初期の中絶は吸引で行う」という常識が広まった。

　タンファー・タンク（Tanfer Tunc）の中絶技術史の研究書『選択のテクノロジー――1850～1980年アメリカにおける中絶手法の歴史』(Technologies of Choice: A History of Abortion Techniques in the United States, 1850-1980) で，上記の事実を知った時，私のなかで，それまで断片的に入ってきていた情報が明らかな一つの像を結んだ。日本に欠けていたものはこれだったのだ。カーマン式カニューレという小さな発明が導入されなかったことで，日本の中絶技術は世界とは別の進化の道をたどることになったのである。

　その後，世界では，1980年代末に初期中絶を安全に行える中絶薬が導入された。現在では，多くの国々で妊娠初期の中絶には吸引と中絶薬という二大選択肢があり，どちらを選ぶかは女性自身の好みと考えしだいになっている。一方の拡張掻爬術は，2012年の世界保健機関（World Health Organization：略WHO）の文書の中で「廃れた」(obsolete)方法と位置付けられ，上記二つの選択肢のいずれかに置き換えるべきだと指導されている[1]（WHO [2012a]）。

　ところが第4章で示すように，日本では今も拡張掻爬術が主な中絶手段とな

っている。本書では，なぜこのようなことが起こるのかを様々な角度から検討し，日本の〈中絶〉が抱える数多くの問題について説明を試みたい。後述する通り，日本の中絶医療[2]の改善は遅れている。その裏には，中絶をタブーとすることで問題を放置してきた歴史がある。中絶タブー視の根幹には，刑法堕胎罪による堕胎（違法中絶）の禁止がある。中絶が罪と定められていることは，中絶を受ける女性たちにスティグマ[3]を負わせている。〈中絶のスティグマ〉[4]は当事者を沈黙させるのみならず，周囲の者たちの「中絶罪悪視」を正当化する。また，日本の「遅れた技術」は中絶罪悪視を支えることにもなった。結果的に，中絶はタブーとして語られず，中絶ケアは長らく放置されてきたのである。

　一方で，2013年4月から新しい出生前診断が日本にも導入されるようになり，〈中絶〉の問題は新たな関心を呼んでいる。また，刑法堕胎罪と中絶の実態とのかい離が叫ばれて久しいが，ついに堕胎罪・母体保護法体制の根幹を問う裁判も提起された[5]。ところが，そうした議論においても，具体的にいったいいつどのような〈中絶〉が行われているのかが問われることはほとんどない。さらに，しばしば引用される海外のバイオエシックスにおける中絶の是非論においても，海外と日本の〈中絶〉が全く異なる常識に基づいて行われていることは意識されてこなかった。

　だからこそ，新しい問題に踏み入って複雑な議論を始める前に，まずは実態を見極め，現代日本の〈中絶〉の問題を明らかにする必要がある。そこで本書では，日本の中絶の大多数を占めている妊娠初期の〈中絶〉に焦点を合わせて，技術，法，倫理の三つの側面から日本人が常識だと思い込んでいる〈中絶〉を問い直すことにしたい。そうすることで，日本では〈中絶〉がタブーとされ，語られてこなかった理由もおのずと見えてくるはずである。またその際，本書では避妊と中絶をともに「生殖コントロール技術」と定義して議論を進めることにする。両者は生殖過程を人為的にコントロールするための手段であるという点で共通しており，中絶の問題も，日本と世界における避妊状況の違いに照らして理解することが重要であると考えるからである。

　本書は，根本的にフェミニスト倫理（巻末用語集「フェミニスト倫理」参照）の考え方を支持している。しかし，いわゆる「プロチョイス」とは若干スタンス

が異なるし，ましてや決して「プロアボーション」の立場を取ってはいないことを明記しておきたい。私は決して〈中絶〉を推奨しようとは思わないが，〈中絶〉を必要とする人がいる限り，その〈中絶〉は合法的で安全で当人を尊重した形で行われるべきだと信じている。日本の〈中絶〉研究が先に進むために，そして自信と信念をもった提供者によってより良い中絶ケアが提供され，〈中絶〉を受ける女性たちの健康と権利が保障されるようになるために，本書の議論が寄与することを願っている。

注
1）第4章で詳述する。
2）本書において，中絶医療と中絶ケアは一部重なり合うが，前者では主に医者が行う医療行為を，後者ではそれに加えて看護師や助産師などのケアを含む概念をイメージしている。
3）ゴフマン（Goffman, E.）によって概念化された「スティグマ」は，「深く信用を傷つける特性で，個人のアイデンティティを汚れて価値の低いものへとネガティヴに変容させてしまうもの」と定義されるように，あくまでも個人を対象にしていたが，クマー（Kumar, A.）らは中絶のスティグマは様々な経路を通じてローカルに構築され再生産される社会現象だと見なした（Kumar et al. [2009]）。
4）クマーらの定義によれば，中絶のスティグマとは，「妊娠を終わらせようとする女性たちに当然のものとして割り振られるネガティヴな特性であり，それによって彼女たちが女性としての理想に照らして劣っていると内的にまたは外的に思わせてしまうものである」（Kumar et al. [2009]）。
5）2012年，東京に住む弁護士の女性が，自らの人工流産体験から法の建前と実態のかい離を問題として国を相手に民事訴訟を提起した（古川［2012：65-7]）。2013年6月には地裁判決で棄却となったが，同年12月に原告は上訴した。

中絶技術とリプロダクティヴ・ライツ
フェミニスト倫理の視点から

目　次

はしがき

I　生殖コントロールの科学と技術

第1章　胎児の可視化と妊娠の科学 …… 3
1　胎児の発見　3
2　胎児の可視化　7
3　胎児生命の科学　11
4　妊娠の科学　14
5　妊娠という経験　16

第2章　避妊の技術とその変遷 …… 23
1　避妊方法の発達　23
2　避妊ピルと子宮内避妊具　26
3　避妊ピル以降の避妊薬と緊急避妊　28
4　避妊方法と避妊率　31

第3章　中絶の技術とその変遷 …… 37
1　中絶のニーズ　37
2　拡張掻爬術の開発と普及　39
3　真空吸引の開発と普及　42
4　月経抽出法と手動吸引　49
5　中絶薬の導入　52
6　生殖コントロール技術の発展　61

Ⅱ 日本における中絶の現状

第4章 生殖コントロールをめぐる日本の状況 …………… 71

1 日本の中絶傾向　71
2 日本の避妊状況　79
3 中絶胎児の可視化　84
4 改善されない日本の中絶技術　89
5 中絶薬をめぐる日本政府の情報操作　98

第5章 日本における中絶の法と政策 …………… 113

1 堕胎罪と儒教倫理　113
2 優生保護法体制　118
3 フェミニストの改正案　125
4 国連女性差別撤廃委員会と日本政府　129
5 学校教育と胎児中心主義　135

Ⅲ リプロダクションをめぐる規範と倫理

第6章 人権としてのリプロダクティヴ・ヘルス＆ライツ …………… 145

1 世界のリプロダクション法の動向　145
2 リプロダクティヴ・ヘルス＆ライツの思想的源流　148
3 国際的女性運動とリプロダクティヴ・ライツ　153
4 リプロダクティヴ・ヘルスの生成と発展　156
5 リプロダクティヴ・ライツという概念の意義　159
6 リプロダクティヴ・ライツとエンタイトルメント意識　165
7 ライツからジャスティスへ　169

第7章　欧米における中絶の倫理 …………………………… 181

    1　従来の欧米社会の中絶観　181

    2　女性運動と権利としての合法的中絶　187

    3　女性運動への反発とプロライフ運動　191

    4　ロウ判決とノンフェミニストの中絶擁護論　194

    5　二項対立の倫理の性差別　199

    6　フェミニスト倫理と中絶　202

第8章　日本における中絶の倫理 …………………………… 225

    1　堕胎罪と母性の強制　225

    2　ウーマン・リブと避妊ピル　228

    3　ウーマン・リブと障害者運動　232

    4　中絶と子殺しの交錯　236

    5　女性の自己決定権と生命倫理　244

    6　中絶問題からリプロダクティヴ・ジャスティスへ　252

用語集　259

文献一覧　269

あとがき　299

人名索引　307

事項索引　310

I　生殖コントロールの科学と技術

第1章

胎児の可視化と妊娠の科学

1　胎児の発見

　医学史家ノーマン・E・ハイムズ（Norman Edwin Himes）によれば，「人口を抑制しようとする試みは，人類の黎明期から行われてきた」（ハイムズ［1936→1957：1］）。具体的な手段は時代や地域によって様々だったが，未開社会では堕胎や嬰児殺し[1]が産児制限（birth control）の主な手段として用いられた。なかでも嬰児殺しや子捨ては近世まで盛んに行われた[2]。母体を危険にさらしかねない当時の堕胎や避妊術，あるいは効果が不確かな呪術や祈禱よりも確実だったためである[3]。

　比較的安全で確実な生殖コントロール技術が登場し始めたのは，胎内で起きている現象が科学的に解明されるようになった19世紀以降のことである。それ以前の時代は，目で確かめることのできない「女の皮膚の下」[4]の胎児に関する理解は，長いあいだ宗教の影響下に置かれていた（巻末用語集「胎児／胚／受胎産物」参照）。精子と卵子の結合による受精の現象が知られていなかった17世紀末の神学者や哲学者の議論では，精子一個ずつの中に小さな赤ん坊（ラテン語でホムンクルス＝小人）が存在しているという前成説的な捉え方がまだ残っていた[5]。想像された胎児の姿は不確かなもので，「擬人と象徴の発生論」に囚われていたとも言われる[6]。一方，現実に流れ出たものを目にする女性たちの捉え方は，哲学者たちの観念論とはまた違っていた。フェミニスト歴史家のバーバラ・ドゥーデン（Barbara Duden）によれば，18世紀のドイツの女性たちは，堕胎もしくは流産によって流れ出たものを「奇胎」，「水ぶくれ」，「血の塊」，「子

宮のさわり」,「残余物」などと呼んでいた（ドゥーデン［1994：217]）。

　だが，やがて科学は生命発生の謎を解明していく。ヒト胚が成長していく様子を初めて描出したのは1799年の解剖学者サミュエル・トマス・ソマリング（Samuel Thomas Sömmering）の著書『ヒト胚のイメージ』である。具象化されたヒト胚のイメージは妊婦自身の認識と統覚を変容させ，その身体の再定義を促した（Duden［1999：18-24]）。ヒト胚の発見は医学における妊娠の見方にも影響し，19世紀初めのアメリカの産科の教科書は人間生命の連続性を主張するようになった（Luker［1984：24]）。さらに顕微鏡の技術革新によって，個体発生（生物の卵が生体まで変化していく過程）の初期段階の観察が可能になった[7]。1827年に動物学者カール・エルンスト・フォン・ベア（Karl Ernst von Baer）が発生初期における鳥や犬の胚（受精卵）を観察し，その類似性を発見したことで，あらゆる前成説にピリオドが打たれた（Alexandre［2001：458]）。ヒトは最初から小さなヒトであったのではなく，他の動物と同様に"卵"から徐々に発達していくことが判明したからである。1874年に様々な動物の初期胚の発達段階を観察して比較図を描いたエルンスト・ヘッケル（Ernst Haeckel）のように，19世紀の生物学者たちは発達の初期段階における人間と他の動物の類似性を驚きとともに報告した（レンズバーガー［1999：251]）。ヘッケルの図は動物とヒトが発達初期の段階ではそっくりであることを示している[8]（図表1-1）。

　プロライフ運動家のピーター・ラバーベラ（Peter LaBerbera）は，19世紀前

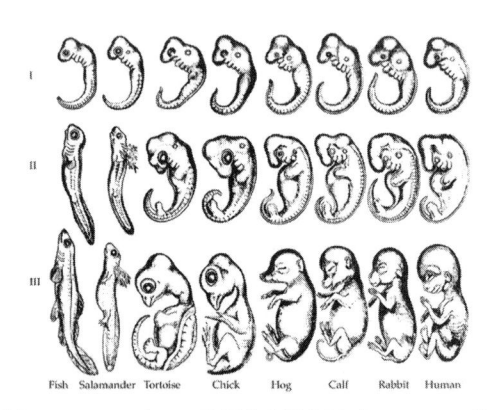

図表1-1　ヘッケルの胎児発達標本図（ローマンの模写）
（Romanes, G. J. 1892. *Darwin and After Darwin*, Open Courtより）

半に卵子が発見されたことが「中絶禁止の端緒」になったと言う。「これ以前，神がどのように赤ん坊を創られるのかは誰も知らなかった」ためである（LaBarbera [2003 : 16-20]）。卵子と精子が受精して胚を形成し，成長していくプロセスが知られたことで，初めて生命の連続性が認識されたのであった[9]。

ベアによる卵子の発見後，エンブリオロジー（embryology）[10]は着実に進展していった（Barbieri [2003 : 13]，Bunch [2004 : 328]）。エンブリオロジーは，当初は生物学や畜産学の延長に置かれる「発生学」であった（cf. 生駒 [1905]）。医療人類学者リン・モーガン（Lynn M. Morgan）は，「胎児身体の実体化」と題した論考で，エンブリオロジーの発展によってヒトの〈胎児〉が構築されていった過程を鮮やかに描出している（Morgan [1999 : 43-60]）。モーガンによれば，初期の発生学者が驚きとともに見出したのは，豚や人間などの哺乳類も当初は卵から始まり，しかもそれが魚や鶏とも共通した発生の過程を経ていくという事実であった。しかし第二次世界大戦前には，胎生学と発達の比較研究は生物学の基礎と位置づけられて動物学と密接な関係をもち，少なくとも公然と人間の胚や胎児が対象にされることはなかった[11]。ヒトの胎児が注目を浴びるようになったのは，19世紀末から20世紀の前半にかけてアメリカで盛んに行われたヒト胚の標本作りが終盤に入ってからのことである。こうした標本のなかでも有名なのは，1887年にフランクリン・P・モール（Franklin Paine Mall）によって開始され，1930年代から戦後にかけてジョン・ロック（John Rock）とアーサー・T・ハーティグ（Arthur Tremain Hertig）という2人の研究者によって完成された[12]カーネギー胎児発達標本（図表1-2）である。この標本はヒトの初期胚の発生後8週間について，1日単位で成長度の異なるヒト胚を並べたものであった。

モーガンは，ヒト胚の標本は受精以降の人間存在の連続性を主張する人々に経験主義的な正当性を与えた一方で，妊娠初期段階に付与された社会的および科学的な意味を次の三つの意味で転換することにもなったと結論する（Morgan [1999 : 55-8]）。第一に，こうした標本が作られることで，〈胎児の身体〉は実体となった。つまりこの時，胎児はそこに在り成長する具体的な生命体としてイメージできるものになったのである。第二に，このように標本が〈対象〉の物質的基盤を提供したことで，かつてはもっぱら宗教の言葉で語られていた生

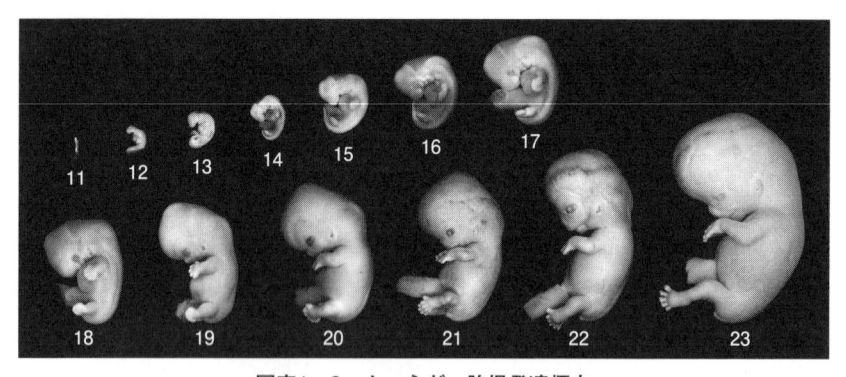

図表1-2　カーネギー胎児発達標本
（画像：京都大学先天異常標本解析センター山田重人教授）

命や生殖が，ともに生物学的な言葉で語られるようになった。第三に，こうした標本の登場によって操作可能な動物の胚を扱う古典的な実験胎生学は終わりを告げた。ヘッケルのように人間と動物の発達を生物学の範疇で比較することを脱して，人間の発生のみを単独で扱う人体発生学（human enbryology）に発展し，もっぱら人間を対象とする医学の中で教えられるようになったのである[13]。これにより，初期胚の段階ではどの動物もそっくりだという事実は，あまり意識されなくなり，胎児期は無論，ヒト胚の段階から一貫して「人間」であることが強調されるようになった。これを〈胎児の人間化〉と呼ぶことにしよう。

同様に，ヒト胎児の標本を見る人がある種の畏敬とともに感じずにはいられない「胎児生命の連続性」が，実は意図された虚構に基づいているということも，あまり意識されることがない。だが，カーネギー標本の一つを目の当たりにしたある女子学生は，自らの錯覚に気付き，その裏にある虚構を見破った。

> 私はしだいに40個の別々の生命体を見ているということを忘れて，発達していく一人の胎児の姿を見出すようになった。40個の別々の標本を一列に並べたその配置によって，あたかも一人の人間であるかのような物語が構築されているのだ。(Morgan [1999：56])

その虚構は明らかに標本作成者の意図に基づいている。しかも，いったん〈胎

児の可視化〉が始まると，胚や胎児のイメージは，それを宿している女性を素通りし，生命礼賛のメッセージを添え，美化されて届けられるようになった。その結果，ドゥーデンが指摘する通り，人々はますます「見せられるものを見る」ようになっていったのである（ドゥーデン [1993：32]）。

2　胎児の可視化

　美化され，「個人として析出」（荻野 [2001：234]）された胎児イメージの最初の有名な事例として，写真家レナート・ニルソン（Lennart Nilsson）による"胎児写真"がある（Meredith [1999：117-9]）。1965年にアメリカのグラフ雑誌 *Life*（通算34号，4/30号，以下『ライフ』）の表紙を飾ったニルソンの写真の胎児は，あたかも胎内でやわらかい色の光に包まれて安らいでいるかのように見える。生きている妊娠18週の胎児だという触れ込みのその視覚イメージは強烈なインパクトをもち，1967年にアメリカのワシントンDCで開かれたバイオエシックスに関する重要な国際会議の報告書にも使われた[14]。ハーバード大学神学校とジョセフ・P・ケネディJr.財団の共催により，そうそうたる学者陣や法務次官，最高裁判事も参加して中絶合法化の是非が論じられたこの国際会議の内容は，翌年に『酷い選択──中絶のジレンマ』（*The Terrible Choice：The Abortion Dilemma*）と題した反中絶的な色彩の強い報告書にまとめられた（Joseph P. Kenedy Jr. Foundation [1968]）。この報告書の中で，全16頁17点に及ぶレナート・ニルソンの胎児写真は目立つ場所を占めていた（ジョンセン [1998→2009：366]）。

　ドゥーデンによれば，『ライフ』に掲載された写真に代表される1960年代のニルソンの作品は，卵管妊娠[15]のために外科的に除去されたばかりの胚／胎児を撮影したフィルムにきつく修正をほどこした「モンタージュ」に他ならず，それは「機能的には見せ物」で，「まだ物見高さの伝統」のなかに留まっていた[16]（ドゥーデン [1993：30-1]）。Time社は「誕生前の生命のドラマ──50年後にみる記念碑的作品」と題して1965年の『ライフ』に掲載された胎児写真を回想した中で，ニルソンがカメラで捉えた妊娠4週から18週までの胎児の多くが「さまざまな理由によって，外科的に体外に除去された」ものであったこと，その事実を読者は見ようとしなかったか，単に知らなかったことを認めている（Time

Inc. [2013])。

　いずれにせよ，一見，胎児の成長の事実を客観的に示しているかのように見える写真の数々が，人々に胎児との直接的な「出会い」を提供したことは事実であり，当時の学者や法律家たちのあいだに胎児生命への畏敬の念を呼び覚ます効果を持ったであろうことも容易に推察できる。ニルソンの胎児写真を掲げた反中絶の報告書は，宗教的な懸念に基づいて（結果的に）科学が政治的に利用されたことを象徴する出来事だと言えるだろう。

　同じ年，世界各地で封切られた映画「2001年宇宙の旅」[17]でも，まさにニルソンの写真を彷彿とさせる中空に浮かんだ胎児の映像が話題になった。そこでも胎児を宿しているはずの女性は全く不可視化され，「胎児はあたかも女の身体の外部に独立して生存しているかのようなイメージ」で描かれていた（荻野［2001：235］）。

　1960年代末から1970年代初めにかけて，欧米各国の女性たちが中絶合法化を求める運動を展開していくにつれ，それに対抗したプロライフ派の一部は，中絶を選ぶ女性たちや中絶を実施するクリニックに対する一般人の怒りと憎しみをかきたてるために，胎児の視覚イメージを多用した。胎児写真を大量にばらまき，同様の写真を使ったプラカードや巨大な看板などを用いたばかりか，瓶詰めの中絶胎児の実物を公然と示したり，〈未生の子〉（unborn child）[18]の葬儀を執り行ったりして，胎児が血と肉をもつ存在であることをアピールする様々なテクニックを駆使し，中絶の残酷さを際だたせようとしたのである（荻野［2001：238］，Mason［1999：162］）。

　一方，医療現場でも，超音波を使って胎内の様子をリアルタイムで観察する技術の開発が進んでいった。先に述べた顕微鏡は体外に出した卵や精子の受精を観察することを可能にしたが，それだけでは胎内にある受精卵の様子を継続して観察することはできなかった。妊娠の経過を人体内にある卵胞の発育という形態変化から捉えることが可能になったのは，超音波診断装置のおかげである[19]。1980年代半ばには，妊娠12週の胎児を中絶する状況を超音波を使って映像で捉えたという触れ込みのビデオ『沈黙の叫び』[20]がプロライフ派によって制作され，反中絶運動の集会などで上映された。

　胎児を対象とした超音波診断装置の臨床応用は，胎児頭部の大横径計測に始

まり，大腿骨長，頭臀長など胎児の各部の計測へと進んだとされる（佐藤和雄 [1999：37]）。胎児の大きさを知ることは，妊娠週数の判定や発育度の判定に役立つ。現在では，超音波診断により得られた部分的計測値から体重を算出する方法が開発され，ほぼ10％以内の誤差で推定可能となっている。「患者としての胎児」といわれるようになる背景には，超音波診断の進歩がある（佐藤和雄 [1999：37]）。

　超音波診断の産婦人科学への導入は，1955年にスコットランド・グラスゴー大学のイアン・ドナルド（Ian Donald）が，婦人科腫瘍の診断や，妊娠末期の胎児・胎盤の描出に成功した時に始まった（佐藤和雄 [1999：35]）。1967年頃には超音波ドプラ法が実用化され，胎児心拍検出法として採用された[21]。1970年代半ばに超音波診断装置が登場し，子宮内部の胎児を診ることが可能になった（鈴井 [2004：60]）。1984年頃には経膣的断層法が実用化され（佐藤和雄 [1999：38]），画像処理技術の進歩も伴って超音波診断装置による妊娠の確定診断は早期化されていった。1990年代半ばには「早くて妊娠5週の胎嚢を確認でき，8週までにはほぼすべてのケースで妊娠を確認できる」（Kaplan and Tong [1994：207]）ようになった。

　このように医療現場に超音波診断装置が導入されたことで，〈胎児〉は「見る」だけではなく医療の対象にもなった。1970年代には「胎児診断」という言葉が生まれ，1970年代末から1980年代初めにかけて子宮を切開してじかに胎児を手術する「胎児治療」も実現した（Casper [1999：105-6]）。「患者としての胎児」という観念が登場したことで，医療現場のみならず一般社会においても〈胎児〉の捉え方は根底的に変わった（Casper [1999：105-6]）。今やアメリカでは，胎児映像は車の宣伝やゲイ雑誌の表紙にまで使われ，しごく当たり前の存在になっている（Ginsburg and Rapp [1999：279]）。

　フェミニスト政治学者ロザリンド・P・ペチェスキー（Rosalind P. Petchesky）によれば，胎児が映像で描かれるようになったことには，三つのレベルでの意味が付与されてきた。第一は，妊娠の確認や医療的診断を伴う「証拠」または「報告」としてのレベルであり，ペチェスキーは，産科学における超音波診断の利用は総体的に女性たちの役に立ってきたと見ている。第二は，監視や社会的管理の可能性のレベルであり，こうした技術の進歩は，不要な帝王切開の横

行や妊娠の過剰な管理をもたらしたとフェミニストたちはしばしば批判してきた。そして第三は，ファンタジーや神話のレベルである（Petchesky [1987：274]）。

> 私が疑問に思うのは医療的応用のレベルの方ではなく，その下に潜む文化的想定の方である。その文化的な想定として，先に描いてきたような胎児イメージは，それを取り囲んでいるより広い文化をいかに反映し，強化しているのか？ なぜ「中を見たい」という衝動が，妊娠や胎児を知る道を支配していくのか。またそのことは，女性たち自身の意識やリプロダクションをめぐる権力関係にいかなる結果をもたらしているのか？（Petchesky [1987：275]）

「視覚」は他の感覚と異なり，「見る者と見られる者のあいだに距離を置き，視覚化された物事を客観化する奇妙な特性がある」（Petchesky [1987：275]）。視覚は他の感覚より上位に位置づけられ，他の感覚的経験の意味を引き下げる。その結果，「視覚は人々を真実に導き，肉体的なものから遠ざける」（Petchesky [1987：275]）。つまり，胎児が「見られる」ものになればなるほど，女たちが自分たちの身体内で「体感している」胎児の存在は相対的に薄れる。〈胎児〉は，第三者によって生物学的に解明され，標本が作られ，マスメディアにも登場することで，日常的に「見られる」ものになったし，医療の中で超音波診断装置による映像化が進行することで，医療の場でも胎児イメージが大きな位置を占めるようになった。つまり，メディアや医療の場において，かつては女の皮膚の下に隠されていた胎児の姿は暴かれ，見えるものになったのである。そこでは，客観的だとされる視覚が主観的な体感より優位におかれる。こうした一連の変化を，ここで〈胎児の可視化〉と呼ぶことにする。

〈胎児の可視化〉は，「受精以降の人間存在の連続性を主張する人々に，経験主義的な正当性を与えるのに役立った」（Morgan [1999：53]）。ただ，ここで注意しておきたいのは，視覚イメージは意図的に操作可能だということである。現実とは異なる虚構を構築することで，「見る者」に誤った印象を植え付け，一定の方向に誘導することは常に可能である。その一例が，先に紹介したプロライフ派のビデオ『沈黙の叫び』であろう。あるはずもない胎児の痛みや苦悩

をでっちあげたこのビデオは,家族計画協会の専門家たちから「科学的,医学的,法的に眉唾もの」だとさんざんに批判されている。彼らによれば,このビデオは被害者としての胎児像ばかりを強調しており,「中絶を求める女性たちへの思いやりや同情を唾棄し,もっぱら胎児に関心を向けるようにと人々を煽動する」ものである (Planned Parenthood Federation of America [2002])。

一方,フェミニストたちは,胎児の可視化は女性の不可視化を伴い,女性を単なる〈胎児の容器〉に貶める胎児中心主義をもたらすと批判する[22]。さらに彼女たちは,「妊娠」や〈胎児〉の歴史的構築を明らかにすることで (cf. Duden [1999:13-25]),〈胎児〉は常に具体的な社会的,文化的,関係論的な文脈の中に存在しているのだと繰り返し主張してきた。文脈こそが「胎児存在を形成し,胎児を様々に実体化する多様な社会的行為を分析しうる中心点を与える」ためである (Casper [1999:105])。

胎児の発見と可視化はさらに,社会的,文化的,関係論的な文脈にも影響を及ぼした。次節では,ローマ・カトリック教会と世界医師会の「受胎」(conception) をめぐる議論を通じて,胎児の可視化が胎児観や生命観に与えた影響を見てみよう。

3　胎児生命の科学

ヒト胚の標本の完成がもたらした大きな変化の一つは,かつては宗教の領域にあった生命や生殖が生物学的な言葉で語られるようになったことである。しかし,生物学的な言説に圧倒されて,宗教が生命や生殖について沈黙したわけではない。むしろ宗教の側が,生物学の言葉を積極的に用いて持論を正当化するようになっている。

その顕著な例をローマ・カトリック教会の議論の変遷に見て取ることができる。現在,ローマ・カトリック教会はリプロダクティヴ・ライツをめぐる国際的な議論の場において,イスラム諸国とともに,胎児生命尊重と反中絶の立場を明確に打ち出す一大勢力を成している。だが,長い歴史を見渡すと,キリスト教は常に一貫して「中絶」(堕胎) を禁止してきたわけではない。神学者のマイケル・ゴーマン (Michael J. Gorman) によれば,初期キリスト教は故意に

血を流すことを嫌悪し，すべてのいのちを尊重しながらも，一定の条件付きで堕胎を許すユダヤ教の思想を受け継いでいた[23]（ゴーマン［1990：50］）。キリスト教会の避妊や中絶に対する教えは長いこと一定しなかったが，中世のトマス・アクィナスが示した「胎動時に魂が宿る」という考え方は長く続き，人間としての魂が宿る以前，つまり胎動が始まる以前の中絶（堕胎）は概ね許容されてきた（Maguire［2001：34］）。

　ところが，ラバーベラの言に従えば，生命（受精）のしくみが解明されたことで，生命の発端からすべからく中絶（堕胎）を禁じようとする宗教的指導者たちが登場した[24]。ローマ・カトリック教会の教皇ピウス9世は，1869年に「魂は受胎時に宿る」として妊娠の始期から一貫してヒトの生命と見なすという一大転換に踏み切った。胎動前の堕胎を許容してきたコモンローの伝統を破り，妊娠のどの時点であるかに関わらず堕胎を受けた女性を破門の対象にしたのは，教会として初めてのことであった[25]（教皇庁教理省［1987］）。さらに1世紀後の1968年，教皇パウロ6世は「適正な産児調節に関する回勅」において，「人間の生命は神聖」であり，「正にその発端（its very inception）から神の創造の手に委ねられている」ことを理由に，妊娠のどの段階であろうと，いかなる場合であろうとも（つまり妊娠継続で母体が危険にさらされる場合でも），中絶は「すでに開始されている創造のプロセスを直接的に妨げる行為」だとして禁止した[26]（Paul VI［1968］）。

　日本カトリック司教教護会も2004年に，「人間の生命は，その存在の最初の瞬間から，すなわち接合子が形成された瞬間から，肉体と精神とからなる全体性を備えた一人の人間として，倫理的に無条件の尊重を要求する」と説明することで，やはり着床ではなく受精を生命発生の基点とする立場を示している（日本カトリック司教教護会［2004］）。だが実のところ，「コンセプション」（受胎）を着床時ではなく受精時＝接合子形成時[27]に位置づけて，それ以降の「人間生命」の保護を主張する見解は，近年のローマ・カトリック教会に特徴的に見られるものにほかならない。そこには，現代の医学的な見解とのズレがある。

　こうした生命の始期に関するカトリック教会の解釈について，科学ライターのボイス・レンズバーガー（Boyce Rensberger）は，次の二点から反論している。第一に，「生命とは何十億年も昔に誕生したものであって，それ以降に関して

言えば，単に一つの細胞から次の細胞に，一つの世代から次の世代に受け継がれてきたものにすぎない」。つまり，一つの細胞，一つの精子も生命を宿しているのであって，受精の瞬間に生命が無から有に転ずるわけではない。第二に，受精は「瞬時に終わる類のものでもなく，数多くの段階から構成されている長いプロセスである」（レンズバーガー［1999：212-4］）。精子が卵の中に入った瞬間から，二組のゲノムが組み合わされることで新たな遺伝子配列をもつ個体の可能性が生じるまでには，まる24時間もの時間的経過が必要である。科学的な定義に従って，胚の一部をなす構造が生成されて初めて受精が完了したと捉えるなら，さらに1週間か2週間にわたって数多くのプロセスを要する。そう考えると，教皇の言う「受胎時」や「正にその発端」がいったいどの時点を指しているのかは明確ではない。

また，仮に〈受精プロセスが開始された瞬間〉から「人間の生命」が始まるとするならば，その受精プロセスの最中や着床まで，あるいは着床後の妊娠初期において，あまりにも多くの「生命」が密やかに失われているという現実に戸惑わずにはいられない。アメリカで300万部も発行されている妊娠ガイドブックによると，受精プロセスの最初の10〜12日間に"流産"が生じた場合には，月経の遅れもないため当人でさえもまず気付くことはない（Lichtman, Simpson and Rosenfield［2003：381］）。月経が1週間ほど遅れた場合でも，経血とともに排出される胚は目で見てそれと分かるようなものではない。さらに，着床に成功して数週間妊娠が持続し，月経が止まり，当人が妊娠に気付いてからでさえも，10〜15％は流産に至っており，そこから一部の専門家たちは受精卵の少なくとも40〜50％が赤ん坊として生まれずに終わると見積もっている（Lichtman, Simpson and Rosenfield［2003：19］）。もし受精の瞬間に「新しい人の命」が芽生えたというのなら，誰にも気付かれないうちに消える数多くの「人の命」を私たちはどう扱えばいいというのだろうか。この点について，教会は何も語ろうとしない。

「人間生命」と「コンセプション」の関係は決して単純ではなく，医師の倫理綱領においてもその位置づけはなかなか定まらなかった。1948年の世界医師会のジュネーヴ宣言には「人命を最大限尊重する」といったシンプルな表現が用いられ，「コンセプション」への言及はなかったが，1968年のシドニー会議

で「コンセプションの時からその人間性を最大限に尊重」[28]するとの修正が施された。ところが1983年のヴェニス会議では，「人間生命をその始まりから最大限に尊重」[29]と表現することで，「コンセプション」という言葉は再び外された。さらに1994年の修正と2006年の編集修正を経て，現在は「人命を最大限に尊重」[30]と，生命発生の基点には触れない形に戻すことで落ち着いた[31]。そうした揺れ動きから，医師のあいだでも「胎児生命の始期」をめぐる解釈の争いがあったことが窺われる。

　本節で述べてきた通り，人間生命の連続性は胎生学の発達とともに意識されるようになった。それに伴い，「妊娠」に関する生物学的な説明は，それ以外の説明（たとえば女性が胎動を感じたときに生命が宿るとみなした長い歴史をもつコモンローの見解）を退けて正統性を獲得するようになった。そこで古くから人命尊重の教えを説いてきた宗教の側も，持論の後ろ盾として科学的な説明を取り込むことで医療倫理と接点をもつようになった。しかし，医師の倫理綱領の例にも見られる通り，科学的な説明によって客観的・一意的に〈胎児〉あるいは「生命の始期」について総意を得ることは，まず不可能である[32]。一方，医科学の領域では，もちろん「妊娠」や〈胎児〉について一定の共通見解を有している。そこで次節以降では，現代の産婦人科学における定義や了解事項を確認するとともに，妊娠という状態が女性の身体にどのような影響を及ぼすのかを医学の観点から検討してみよう。

4　妊娠の科学

　妊娠は太古から経験されてきた現象ではあるが，現在の産婦人科学においてはどのように考えられているのだろうか。ある医学百科事典は，妊娠の成立過程を次のように説明している。

　排卵した卵子は卵管にとりこまれ，卵管膨大部で受精する。男性から放出された精子が子宮頸部と子宮を通り抜け，卵管膨大部で「受精」するまでの時間は5分程度である。受精卵（接合子）は卵管内の繊毛の動きにより子宮へと運ばれていく。受精卵は細胞分裂を繰り返しながら卵管を下り，3〜5日

で子宮内に到着し，さらに分裂を続けて中空の細胞のかたまり（胚盤胞）となる。受精後6～7日目に，胞胚となった受精卵が着床を開始する。(ビアーズ[2004：1443-5])

妊娠は，この「受精卵の着床開始」によって始まり，「胚芽又は胎児および付属物の排出」をもって終了する。産科学では妊娠前の最終月経初日から妊娠を数え始めるLMP方式[33]を用いている。そのため，仮に月経周期14日目に排卵・受精したとすれば，その時点ですでに妊娠満2週ということになり，5～6日後に着床（胎盤形成）を開始した時点で妊娠3週目ということになる。なお受精しなかった卵子は退化し，次の月経時に子宮から排出される（綾部[1998：111]）。受精した場合は，流産・中絶・早産による中断がなければ，受精後平均266日（最終月経から280日）頃に出産（分娩）することで妊娠が終了する（綾部[1998：111-4]）。

上記より，妊娠期間は，LMP方式で平均280日（40週）になる。この40週にわたる妊娠周期を便宜的に最終月経日から3ヵ月ごとに区切って，妊娠0～12週を初期，13～24週を中期，25週以降出産までを後期と呼ぶことがしばしばある（ビアーズ[2004：1442-3]）。一方，単に時間軸に沿って分けたこの便宜的な区分に対して，胎児発育の特徴に沿って全妊娠期間を三つの異なる相に分ける方式も使われている。その場合，細胞数が急速に増大する妊娠初期から16週までを第1三半期(トリメスター)，細胞数の増加とともに細胞そのものが肥大する妊娠17週から32週までを第2三半期，細胞数はほとんど増加せずもっぱら細胞が肥大する妊娠33週以降を第3三半期と考える（金井・海野[2008：4-5]）。さらに，妊娠期間を13週ごとに三区分するトリメスター方式がある[34]。

受精以降，胎芽期までは，総称的に「受精卵」，「受精胚」,「胚」,「胚子」,「接合子」などの呼称が使われる。着床プロセスが完了した場合は，「胎嚢」（受精後2～3週目＝妊娠4～5週目），「胎芽」（受精後3～4週目＝妊娠5～6週目以降）と呼ばれる時期を経過して，受精から8週間後（妊娠10週）に入ると〈胎児〉と呼ばれるようになる。

受精卵は子宮に向けて移動しながら分割を繰り返し，まず中身のぎっしり詰まった球状のかたまりになり，その後，胚盤胞と呼ばれる中空の球状に変化す

る。受精後5～8日目（妊娠3週目末～4週目初）にこの胚盤胞が子宮内膜に接着し、受精後9～10日目（妊娠4週目の半ば）までに着床が完了する。着床した胚盤胞の一部が後に胎児に成長する〈胎芽〉になり、残りの部分が〈胎盤〉になる。胎芽の周囲に羊膜腔が形成され、羊水で満たされる。神経管（脳と脊椎）の発達が始まり、心臓や主要な血管が発達する。妊娠6週目くらいに、超音波検査で心臓の拍動が確認される。9週目頃から、骨や筋肉、顔や首、種々の臓器、骨格、手足の指などが順次形成されていく。産科学で〈胎児〉という名称を用いるようになる妊娠10週頃には、臓器の形成が完了する。ここで注意しておきたいのは、胎生学では〈胎児〉という言葉を受精後6週目（産科学の妊娠8週目）から用いており、産科学とは2週間のズレがあるということである[35]。

　胎盤は妊娠4ヵ月目にほぼ完成する。胎盤完成により妊娠5ヵ月（妊娠16週）以降は流産しにくくなるので、俗に「安定期」と呼ばれる。実際、自然流産の85％は妊娠12週までに生じている（ビアーズ［2004：1442-3］）。流産の前には、通常、少量から相当量の出血やおりもの（悪露）がみられる。流産時には、子宮が収縮してけいれん性の痛みが起こる。妊婦のおよそ20～30％が妊娠20週までに少なくとも1回は出血やけいれん性の痛みを経験し、そのうちおよそ半数が流産に至る（ビアーズ［2004：1464-5］）。

　参考までに付け加えれば、早産とは、妊娠週数22～37週未満の分娩を言い、35週までの早産率は4.1％である（山本［2007：666］）。未熟児には重大な健康上の問題が生じることがあるため、一般に、妊娠34週より前に陣痛が始まった場合、医師はこれをなるべく止めようと努める。また現在では妊娠37～41週で出産に至るのを正常産としており、それより出産が遅れる場合は、母子ともに健康上のリスクが高まるため、人工的に陣痛を誘発して分娩させることがある（ビアーズ［2004：1442-3］）。

5　妊娠という経験

　科学的な妊娠の定義とは別に、妊娠は一人ひとりの妊婦に経験されている現実でもある。アメリカの産婦人科医ウォレン・ハーン（Warren Hern）は、「子宮内妊娠という現実は、女性個人の内部でしか生じえない死のリスクを伴う生

物学的状態である」(Hern [1984：2]) と述べている。実際，妊娠と出産を通じた身体的なリスクは，初期中絶によるリスクよりもはるかに高い[36]（ポッツ他 [1977→1985：145]）。その背景には，妊娠によって女性の身体が劇的な変化を遂げるという事実がある。

　妊娠は，当の女性にとって単に腹部が膨らむだけの経験ではありえない。妊娠した女性は，軽微なものから深刻なものまで，あるいはまさに劇的と言えるほどの数々の身体的な変化や不調をくぐり抜ける。ある医学百科事典によれば，妊娠した女性には，心臓と血流，泌尿器（腎臓），呼吸器，消化器，皮膚，ホルモン分泌，関節と筋肉等に多大な変化が生ずる。妊娠中の安静時の血液量（心拍出量）は平常に比べて30〜50％増加し，心拍数も通常の約70回から80〜90回までに増加する。胎内を循環する血液量も約50％増加するため，軽い貧血状態になる。下肢や骨盤部の静脈血が心臓に戻りにくくなり，むくみ（浮腫）や静脈瘤ができることも多く，ときに不快感を伴う。濾過する血液量が増えることで腎臓の負担も増す。呼吸数も増加し，吐き気や嘔吐を伴う「つわり」や，それが悪化した妊娠悪阻に悩まされることもある。他にもしみや発疹，妊娠線等の皮膚の変化，各種ホルモンの分泌による動悸や発汗の増加の他，気分のむらが起きたり，糖尿病が悪化したり，新たに妊娠糖尿病にかかることもある。妊娠中の疾患が慢性化することもあり，妊娠中毒症が悪化した結果，死に至ることもある。さらに，関節や靱帯が変化して怪我をしやすくなり，体重増加のために背中や腰の痛みが生じたりもする（ビアーズ [2004：1445-9]）。

　『母性とメンタルヘルス』の著者によれば，妊娠の多くを占める無計画妊娠の場合，女性は最初はショックを受け，大半は妊娠に対して悲しみや怒りで反応する（ブロッキントン [1999：4]）。さらに，妊娠によって将来の苦難とくじかれた野望に直面したり，子どもの父とのあいだに人間関係の困難が生じたりすることもあり，計画妊娠か無計画妊娠かに関わらず，妊娠自体によって不安や妊娠うつ病，産後うつがもたらされることもあるという。

　なお一般的に，女性が妊娠に気付く初期の徴候は，月経の遅れ，乳房の張り，乳房痛，吐き気，嘔吐，瀕尿，疲労感などである（ビアーズ [2004：1442-3]）。しかし母乳育児中の母親，稀発月経や月経不順，摂食障害や更年期による無月経の女性の場合には，月経停止は明らかでないし，ダイエット中であったり，

肥満や体重不安定のために外見の変化が伴わない場合もある（ブロッキントン［1999：7］）。未経産婦であれば、体調の変化に気付いてもそれを妊娠だと思わないこともあるし、経産婦であっても、妊娠が進んだ結果としての腹部膨張や体重増加、胎動などで、初めてそれと気付くこともある。となると、月経周期に関する知識も曖昧で、手軽な妊娠検査薬もなかった昔の女性たちは、上述のような必ずしもあてにならない主観的な妊娠徴候に頼るしかなかったのに違いない。

　だが医科学の発達とともに、月経周期の知識も広まり、主観的な妊娠確認に代わって、妊娠をより客観的に、より早期に、より手軽に確認するための検査法も開発され、改善が重ねられてきた。1960年代には妊娠によって尿中に出現する「hCG」（ヒト絨毛性性腺刺激ホルモン）をポリクローナル抗体で測定して妊娠を判定できることが判明した（Spadoni et al.［1964：92-7］）。この検査を自宅で手軽に行えるようにするために、アメリカの食品医薬品局（Food and Drug Administration：略FDA）は1976年に家庭用妊娠検査薬の販売を認可した。この方法によって、妊娠5週（予定月経の1週間後）くらいからの妊娠判定が可能になったのである。1980年代には、モノクローナル抗体によってhCGを検出する方式が開発され、1984年にはイギリスのユニパス社がこの方式の家庭用妊娠検査薬クリアブルーを発売して世界にシェアを広げた[37]。現在は後者の方式の検査薬が主流であり、個人差はあるが、受精後10〜12日という非常に早期の妊娠判定も可能になっている。これは次の予定月経日以前にあたる。

　さらに超音波診断装置によって、1998年には妊娠4週後半で胎嚢像を、妊娠5週前半で胎芽像を、妊娠5週後半で胎児心拍動を検出することが可能になった。現在では3D映像による診断も実用化されている。このように、胎児の可視化と胎児医療の普及自体は基本的にすばらしいことだと言えよう。しかし、それに比例して胎児ばかりに注目が集まり、妊娠している母の側への関心が薄れかねないことには注意しておきたい。胎児への配慮ばかりが優先されると、女性はまさに〈胎児の容器〉に貶められてしまうからである。

　本節で述べてきた通り、妊娠は女性自身の身体の中で進行する事態である。妊娠について考える際は、その進行によって最も直接的で濃密な影響を受けるのが女性自身の身体と健康であることを忘れてはならない。

注
1) 新生児の「まびき」も含まれる。
2) 当時の医療技術のレベルでは，妊娠途中で堕胎するより，出産後に対応するほうが母体にとって安全だったと考えられる。
3) 理に適った方法を「考え当てた」民族もいたが，試行錯誤の末の「全くの偶然だったのだろう」と言われる（ハイムズ［1936→1958：53］）。
4) 後述のドゥーデンの著書タイトル『女の皮膚の下』に準じた表現。
5) 発生以前に卵あるいは精子内に生物の形態ができあがっていると考える前成説（preformation）に対し，後成説（epigenesis）では生物の形態構造は発生過程中に次第にできてくると見る（Clarke［2006］）。「古来の中国医学・仏教医学の伝統」であった「胎芽・胎児も人間であるとする見方」は前成説の一種である（新村［1998：249-50］）。
6) 新村拓によれば，日本では蘭学が入り人体解剖が行われるようになって以降も，俗説に捉われ，前近代の発生論を引きずる状態が明治の初めまで続いていた（新村［1996：86-106］）。
7) ヒトの卵子は直径0.1〜0.2mm程度と大きいため，初期の顕微鏡でも観察可能であった。
8) 1874年にドイツ人生物学者エルンスト・ヘッケルが描いた様々な動物の初期胚の発達段階の比較図のうち，たとえば，イヌ，コウモリ，ウサギ，ヒトの胎児の比較図を参照（レンズバーガー［1999：251］）。
9) 生命の発達が科学的に解明されたことは19世紀のレギュラー・ドクター（正規の訓練を受けた医師）の反堕胎運動の動機の一つであったが，それ以外にも医師の職業倫理や社会的地位の確立，当時の女性運動への反発など様々な要因があったことは，荻野［2001：3-34］を参照せよ。
10) Embryologyが日本に入って来た頃は「発生学」と訳されて生物学の領域に置かれていたが，やがて「胎生学」と訳してヒトをもっぱら対象にするようになり医学領域で扱われるようになった。
11) 同様に，日本でも初期の発生学は「うにの卵」や動物の臓器を対象にしたり（大沢［1901］），その結果を畜産学に応用したり（生駒［1905］）していた。カーネギーのヒト発生標本が完成したとされる1940年頃から，生物学者たちのあいだでは「発生」への興味は急速に失われていったが，その一方，第二次世界大戦後の医学教育ではカーネギー式のヒト発生標本が盛んに採り入れられた。
12) モーガンによれば，1945年のエンブリオロジーの教科書にはヒト胎児標本の観察が推奨されており，この頃までに標本はほぼ完成していたことが推察される（Morgan［1999：53］）。
13) 一時期は，医学教科書のほぼすべてにハーティグ－ロック標本が掲載されていたと言われる（Morgan［1999：53］）。
14) 荻野美穂によれば，このニルソンの写真は「胎児の『人間』化に大きな役割を演じた」（荻野［2008：255］）。

15) 本来は子宮内に着床すべき胚が卵管等に着床してしまった「子宮外妊娠」と呼ばれる状態。そのまま放置しても正常な妊娠には進まず、流産になるか、もしくは卵管破裂などの事故を引き起こすため、外科的に除去する必要がある。
16) 日本でも「見せ物」的な扱いが見られた。たとえば1975年の『週刊女性自身』には、「ショック！初めて明かされた人体の不思議‼／赤ちゃんの神秘／昔、人間は魚だった⁉」という見出しとともに、胎芽期の胚の写真が掲載されている。しかし、ここで人間の初期胚が「魚に似ている」のが驚きだとされていることから、胎児は赤ん坊そっくりだという認識がすでに読者の側にあったことが窺える。そうした認識との「ズレ」があればこそ、魚のように見える胎児写真はセンセーショナルな話題性をかもしだしたのである（『週刊女性自身』光文社、1975年3月6日号）。
17) アーサー・C・クラーク原作、スタンリー・キューブリック監督・脚本「2001年宇宙の旅」（"2001, A Space Odyssey"）。アメリカおよび日本では1968年4月公開。
18) Unborn child/unborn childrenとは、プロライフ派が胎児を指して用いる表現で、「まだ生まれていないがすでに子ども」であることを強調している。
19)「この成果は体外受精法の進歩に発展した」（佐藤和雄［1999：38］）。
20) 原題は"The Silent Scream"である。このビデオでは、元中絶医でプロライフ派に転向したBernard N. Nathanson医師が中絶手術の凄惨さを解説するのだが、そこで描かれているのは比較的週数の進んだ（スクリプトには12週とある）〈胎児〉に対する外科的中絶手術であり、これが標準的だとは今では言えない。Several Sources Shelters［1998-2007］を参照。妊娠週数と中絶方法については後述する。
21) この方式は現在の分娩監視装置にも継承されている。
22) 胎児中心主義は、胎児は受精の瞬間から人間としての完全な権利と他の人間と同等の道徳的価値を持つと主張することで、胎児とそれを宿す女性とを敵対させる（Hardacre［1997：3］）。
23) ローマ帝国において新興宗教であったキリスト教は、当時、ローマ帝国で広く行われていた剣闘士の競技、動物を闘わせる見せ物、嬰児遺棄、犯罪人の処刑などの流血と暴力の一環として中絶を非難していたが、やがて聖戦によって闘いによる流血と、神に対する罪としての中絶を区別するようになった（ゴーマン［1990：58-9］）。
24) なお、世界の10大宗教について、それぞれの避妊観と中絶観を調べたダニエル・C・マグワイア（Daniel C. Maguire）によれば、どの宗教もなにがしかの形で「プロチョイス」的な立場を認める余地を有しており、キリスト教も例外ではない（Maguire［2001：vii］）。
25) なお、ピウス9世が中絶を禁じたのは、アメリカの医師たちが中絶反対運動に乗り出した10年後であり、医師たちの主張に影響されたと言われている。
26) パウロ6世の中絶禁止の背景には、1967年英連邦の妊娠中絶法に続いて各国で中絶合法化運動が生じ、「人工妊娠中絶」の法と倫理が大問題になっていたという事実がある。またこの時、アメリカで1960年にすでに合法化されていた避妊ピルについてもパウロ6世は禁止し、物議を醸した。

27) ただし「受精」そのものがプロセスであるため、そのプロセスが開始された「瞬間」が最も早い起点になる。
28) 原文は"the utmost respect for human life from the time of conception."
29) この表現が1968年のパウロ6世の表現に似ていることに留意されたい。
30) 原文は"maintain the utmost respect for human life."
31) 現在の世界医師会国際医療倫理規範は、World Medical Association [2006] を参照。
32) 科学的に胎児生命の独自性を立証することが困難になってきたことで、プロライフ派の一部は1980年代終わり頃から戦略的に「女性中心主義」を採用するようになった。中絶は女性自身の心身の健康に悪いものだと主張しだしたのである。
33) 産科学における妊娠の起算方法は妊娠前の最終月経開始日から起算するLMP方式(Last Menstrial Periodの略)だが、胎生学では受精から起算するため、前者が後者より約2週間分長くなることに注意を要する。ここでは「受精後○ヵ月／週／日」という表記を胎生学の胎齢として、「妊娠○月／週／日」という表記を産科学の胎齢として扱う。本書では、特に断らない限りは産科学の妊娠週数によって胎齢を表す。
34) 後述するアメリカ最高裁のロウ判決では、トリメスター方式を採用している。他に、妊娠期間を3分の1ずつに分け、13と3分の1週までと、それ以降26と3分の2週まで、それ以降40週までで区切る方法もある。
35) プロライフ派の胎児写真や映像では、胎生学の受精時を起点とした週数表示がしばしば用いられている。おそらく、より小さい週数で、より胎児の成長が進んでいるように見せかけるためであろう。
36) なお日本では、妊産婦死亡率は出生10万につき5であり(国連人口基金 [2012：108])、仮に年間100万件の出産があったとすれば毎年50人が死亡していることになるが、中絶手術(拡張掻爬術)による死亡事故は17年間に5件であった(牧野 [2009：N436])。
37) 日本の厚生省も、1991年7月に妊娠検査薬を大衆薬として認可した(下川 [2001：566])。

第2章

避妊の技術とその変遷

1 避妊方法の発達

 避妊は，中絶と並ぶ産児制限[1]の手段の一つである（ポッツ他［1977→1985：334］）。「はしがき」で述べたように，本書では避妊と中絶をともに「生殖コントロール技術」であると定義して議論を進めていきたい。意図せぬ妊娠の文脈で，しばしば避妊と中絶はあたかも対立するもののように見られることがある。しかし，人口開発問題の専門家ベッツィ・ハートマン（Betsy Hartmann）が「女性の自分の人生に対する権利」と題した文章のなかで主張する通り，中絶は他の避妊手段から切り離して見るべきではない（Hartmann［1995：258］）。女性にとって中絶は，決して完全にはなりえない避妊手段を「補完するもの」だからである。もちろん中絶を避妊代わりにしてはならない。しかし，避妊の企図が失敗したときに，女性の意志に反して妊娠を強制されることがあってはならないし，それは〈リプロダクティヴ・ヘルスとリプロダクティヴ・ライツ〉（reproductive health and reproductive rights：略RHRR）の精神に反する（巻末用語集「リプロダクティヴ・ヘルス＆ライツ」参照）。

 避妊とは，受胎の防止を意図した薬剤や器具の使用を含むあらゆる行動を意味する（Kahn *et al.*［1992：79］）。避妊の方法としては，コンドームやペッサリーのように精子と卵子が出合わないように物理的・科学的に障壁（barrier）を設けるバリア法，月経周期や基礎体温や粘膜の変化に基づく周期禁欲法の他，子宮内避妊器具（intrauterine device：略IUD）のように物理的に着床を妨げる方法[2]，避妊ピルなどホルモン剤を投与することで排卵を抑制するステロイド投

与法などがある。

　すでに述べた通り，産児制限の願望はあっても確実な避妊手段がなかった時代の人々は，子どもの数を抑えるために堕胎や嬰児殺しに頼るしかなかった。しかし，科学技術の発達によって避妊の安全性と確実性が増したことで，産児数を制限したいという人々の（特に女性の）潜在的な願望とニーズは顕在化し，それが社会的に受容されていくことで相乗効果が生まれて避妊は急速に広まっていった。ハイムズによれば，避妊が最も急速に普及したのは19世紀の西洋社会，特にイギリスやドイツやフランスであり，そこでは「工業化都市化の増進に関連した要因，教会権威の衰退や女性の自由の増大が主役を演じた」という（ハイムズ［1936→1957：175］）。避妊というものを知ったことで，女性たちは宿命に従わされるのではなく，自分で運命を切り開く道を見出したのである。

　避妊が人々に知られだした当初のイギリスでは，「産児制限運動の創始者」と呼ばれるフランシス・プレイス（Francis Place, 1771-1854）が，労働者階級に向けたチラシで避妊スポンジや中絶性交[3]，リント布や綿花など様々な「手元にあるもののタンポン」を紹介した（ハイムズ［1936→1957：182］, cf. 荻野［1994：29-31］）。アメリカでも19世紀前半に産児制限運動が起こり，チャールズ・ノールトン（Charles Knowlton）は1832年に小冊子『哲学の果実』（Fruits of Philosophy）の中で避妊方法を紹介し，多くの人々に読まれた（ハイムズ［1936→1957：205-6］）。ノールトンの主な方法は洗浄法だったが，1840年代には硫化ゴムが開発され，それを原料としたペッサリーが使われるようになった[4]。他にも座薬やキニーネの溶液を吸わせたスポンジなど，様々な方法が工夫された（ハイムズ［1936→1957：205-6］）。

　アメリカの産児制限運動の主導者のひとりで，後に避妊ピルの開発に関わることになるマーガレット・サンガー（Margaret Sangar）は，1914年に『家族制限』[5]と題する具体的な避妊方法のパンフレットを書き上げた（荻野［1994：80-3］）。その初版には，洗浄法，コンドーム，ペッサリー，スポンジ，膣座薬，下剤やキニーネの服用による月経誘発など，様々な方法が挙げられていたが，残念ながらサンガーを満足させうる決定的な方法はまだなかった。

　ちなみに，サンガーが紹介した避妊手段のうち今も使用されているコンドームは，かつては羊の盲腸や魚の浮き袋などの天然素材で作られていたが，19世

紀半ばにラテックスゴムが発明され，大量生産が可能になった（Speroff and Darney [1996→1999：227]）。また，男性器に装着することで精液の流入を防ぐコンドーム開発の起源には諸説あるが，産婦人科医の我妻堯は『リプロダクティブヘルス』の中で，必ずしも避妊のためではなく，「本来性病予防の目的で開発された」（我妻 [2002：31]）と述べている[6]。つまりこの「バリア法」は元々感染症を防ぐものだったのである。

避妊の技術革新が初めてもたらされたのは，20世紀になって排卵・受精・着床などの妊娠成立のメカニズムが解明されて以降のことである。特に20世紀後半には，生化学の理論を応用した避妊ピルが登場し，世界の女性たちの性と生殖の経験を一気に塗り替えた（ハイムズ [1936→1957：1-3]）。後述する通り，避妊ピル以降も効果の高い新しい避妊方法が続々と開発され，各国に急速に広まっている。

なお，第4章で述べる通り，日本ではコンドームが第一の避妊手段となっているが，ピルの開発以降，他の先進国は日本ほどコンドームに依存してこなかった。しかし，近年になって，HIV／エイズを初めとする性感染症（sexually transmitted diseases：略STD）防止のためにコンドームは見直されつつあり[7]，現在は避妊ピルとコンドームを併用する「二重の保護」（double protection）が，最も安全で信頼性の高い方法だと考えられている[8]（Boston Women's Health Book Collective [2005：329-30]）。女性用コンドーム[9]も，望まれない妊娠やSTDから身を守る方法として1984年にイギリスで開発され，1992年にヨーロッパで発売された（Campbell [1993：1155]）。

一方，ペッサリーはもともと避妊目的で膣内に入れるものを意味しており，大昔から知られていた方法である。有名なヒポクラテスの誓いに「私は堕胎を引き起こすペッサリーを女に与えない」（Post [2004：1560]）とあるように，古代では堕胎方法の一つとも見なされていたようである[10]。近代的なペッサリーは，1880年にドイツのメンシンガ（Mensinga）博士が発明したものを起源とする。この方法は特にオランダで普及したためダッチペッサリーの異名もあるが，英語では一般にダイアフラム（diaphragm，「隔壁」の意）と呼ばれている[11]（我妻 [2002：35]）。世界各国の産児制限運動家たちが集結した1930年の万国新マルサス主義産児調節会議において，ペッサリーは有効な避妊手段であることが認め

られた[12]。

　上述のような避妊手段を引っ下げて，1920年代から30年代にかけて英米の産児制限運動から始まった「バース・コントロール」[13]の思潮は国際的にひろがっていき[14]，様々な新しい避妊方法が考案された。1931年には，荻野久作が月経と妊娠の関係を突き止めて「オギノ式」受胎調節法を発表した。次の予定月経から逆算して12〜16日目に排卵が起こるという事実を利用したもので，オギノ式受胎調節法はあくまでも受胎のしやすさを考えたものだったが，避妊方法としても活用された。同じ頃，オーストリアのヘルマン・クナウス（Herman Knaus）も月経周期の一定の時期に妊娠しやすいことを発見し，避妊方法として紹介した。そのため，この月経周期のしくみを利用した受胎調節法は，海外ではクナウス・オギノ式もしくはリズム法の名で知られている[15]。

　もう一つ別のリズム法として，子宮頸管から分泌される粘液の観察によって女性の生理周期を把握し，受胎可能期に禁欲するビリングス法が知られている。この周期禁欲法は，厳格なローマ・カトリックのあいだで許容されている唯一の避妊方法だと言われる。いずれも習熟すれば成功率は高いと主張されているが，現実の成功率は必ずしも高くはないようである（Speroff and Darney [1996→1999：263-6]）。これと類似した方法で排卵の有無を唾液の変化でチェックすることも可能であり，排卵チェッカーなどの名前で専用器具が市販されている。なお，排卵検査薬もあるが，こちらは高価であるため，避妊用というよりも，いわゆる不妊治療で使われることが多い。

2　避妊ピルと子宮内避妊具

　経口避妊薬（ピル）のおかげで人々は「有史以来初めて，妊娠を心配せずに性的関係をもてるようになった」のであり，これは「20世紀でもっとも重要な発明」であると，エティエンヌ＝エミール・ボリュー（Etienne-Emile Baulieu）は宣言する[16]（バス [1995：185]）。ピルの開発の発端は，マーガレット・サンガーという一人の産児制限運動家の熱意だったと言っても過言ではない[17]。サンガーは，ペッサリーに満足することなく，もっと簡単で有効な避妊方法の研究開発に常に大きな関心を持っていた（荻野 [1994：83, 156]）。1951年にステロイ

ドの研究をしていたグレゴリー・ピンカス（Gregory Pincus）[18]という内分泌学者と出会ったサンガーは，友人でバース・コントロール運動のスポンサーの一人でもある富豪キャサリン・マコーミックに勧めて，ピンカスの研究に資金提供を行わせた。その結果生み出されたのが，史上初めての経口ホルモン避妊薬エノヴィドであった[19]（荻野［1994：160］）。

　ステロイド経口投与法の一つである避妊ピルは，女性にステロイドホルモン（下記のエストロゲンやプロゲステロン）を投与して排卵を抑制することで，妊娠を防止する。避妊ピルが開発されたのは，生命の神秘を科学が解明していった成果でもある。避妊ピルに用いられるエストロゲン（卵胞ホルモン）やプロゲステロン（黄体ホルモン）の分離は，1920年代から1930年代にかけて実現し，1943年には合成プロゲステロンが作られた（我妻［2002：58-9］）。サンガーらの支援を受けたピンカスが経口避妊の概念を初めて公表したのは，1955年に東京で開催された第5回国際家族計画連盟世界大会の席上であった[20]。ほどなくこの薬の製剤化に成功し，プエルトリコで最初の臨床治験が行われた。その結果，実用化の目処がつき，アメリカのFDAは，1960年にはGDサール社のエノヴィドを，1962年にはオルソ社のオルソ・ノヴァムを認可した。

　1960年にFDAが避妊ピルを認可し，いったんは禁じられていた子宮内避妊器具（IUD）を再導入したことで，〈近代的避妊〉は開始された（Speroff and Darney［1996→1999：3］）。宗教的・法的・倫理的な反対の声にも関わらず，ピルの利用者は急増した。1961年の使用者は40万8000人だったが，1963年には230万人，1965年には380万人に達し，1967年には世界中で1250万人を超えた（我妻［2002：49, 60-1］）。

　ところが1960年代から1970年代にかけて重症の副作用の報告が相次いだ。1969年にフェミニスト作家のバーバラ・シーマン（Barbara Seaman）が*Doctors' Case against Pill*（『ピルに反対する医師の言い分』，未邦訳）を刊行すると，女性の健康運動は盛んにピル批判を行うようになった。このピル問題は議会で公聴会が開かれるほどの騒ぎに膨らんだため[21]，製薬会社はエストロゲンやプロゲストロンの含有量を減らして副作用を軽減する不断の努力を強いられた。その結果，副作用の多かった当初の高用量避妊ピルは，徐々に中用量，低用量のピルに置き換えられていき，1980年代には超低用量[22]のピルも登場して，副作用

は大幅に改善されることになった（我妻［2002：60-1］）。

2011年の国連のデータ（United Nations［2011a］）によれば，全世界で既婚女性の出生抑制法として最も利用されている方法は女性不妊手術[23]（19％）であったが，それにIUD（14％）とピル（9％）が続く。先進国についてみると，ピル（18％）と男性用コンドーム（18％）が最も普及しており，特にピルはフランスやドイツなどのヨーロッパ諸国やいくつかのアジアの国々では40％以上の普及率を示している。

なお，避妊ピルの登場と同時に再評価されるようになったIUDは，元来，子宮内に異物を挿入することで受精卵の着床を妨げる避妊方法である。この方法は古くから経験的に知られていたが，初の近代的IUDは，1928年にドイツで考案されたグレーフェンベルグ・リングである[24]（我妻・早乙女［1999：188］，我妻［2002：38］）。

IUDは子宮内に入れておくだけで着床を妨げる効果があるが，さらに効果を高めるための工夫が続けられた。1968年にジッパー（Zipper, J.）らは銅に高い避妊効果のあることを発見して銅線を巻き付けた銅付加IUDを開発し（我妻［2002：45］），第2世代IUDと呼ばれた[25]。1986年にWHOは，避妊効果がより高く，副作用がさらに少ない第2世代の銅付加IUDの優秀性を認めた。その後，IUDに薬剤を付加する研究が進められ，現在ではなお一層改良された銅付加IUDのParaGard（パラガード）（Teva Women's Health［2012］）や「子宮内避妊システム」と呼ばれる新しい方法（次節で説明）などが導入されている。

3　避妊ピル以降の避妊薬と緊急避妊

毎日忘れずに服用しなければならない避妊ピルの欠点を補うために，経口以外の様々なステロイド投与法が開発されてきた。たとえば，3ヵ月毎にプロゲステロンを注射する「デポプロベラ」（Depo-Prover）や，毎月エストロゲンとプロゲステロン合剤を注射する方法，薬剤をシリコンラバーのカプセルに入れて皮下脂肪内に埋め込む「ノルプラント」（Norplant）などの他，ステロイドを含有させたシリコンラバー製のリングを膣内に挿入する方法もある[26]。他に，少量のプロゲステロンを毎日服用する「ミニピル」と呼ばれるものや，低用量

ピル同様の成分を3〜4センチメートル四方の肌色のパッチ状にして経皮的に吸収させる方法も開発され，実用化された（我妻［2002：78-82］）。

1980年代には，レボノルゲストレル放出子宮内避妊システム（Intrauterine System：略IUS）という全く新しいタイプの避妊方法も開発された。ミレーナ（Mirena）という商標名で知られるこの避妊システムは，ヨーロッパでは1990年頃から使われるようになり，アメリカのFDAも2000年に認可した（U. S. FDA［2009］）。ミレーナは子宮内に装着する避妊具で，レボノルゲストレルと呼ばれる黄体ホルモン（女性ホルモンの一種）を持続的に放出することにより，5年間にわたって高い避妊効果を発揮する[27]。

ミレーナは，経口避妊ピル同様のホルモンによる高い避妊効果と，子宮内避妊器具（IUD）の特長である長期にわたる避妊効果という，二つの長所を併せ持つが，IUDと同様に医療機関で医師によって子宮内に挿入してもらう必要がある。形状もIUDそっくりだが，中央部分から黄体ホルモンが持続的に子宮内に放出されることで子宮内膜に作用するとともに，子宮頸管粘液の粘性を高めて精子の通過を阻止し，これら二つの作用によって妊娠の成立を阻害する。海外の臨床試験結果では5年目までのパール指数[28]が0.14と，非常に高い避妊効果が長期にわたって持続することが確認されており，月経時の出血量や痛みを減らす利点も注目されている[29]。2007年の時点で，ミレーナはすでに111ヵ国で避妊用に承認されており，のべ850万人に使用されたという（中島［2007］）。副作用としては，月経出血日数の延長，月経周期の変化，卵巣のう胞（通常はホルモン変化にともなう一時的なもの），IUS除去後の出血，月経時期以外の出血，腹痛などがある[30]。使用開始から数か月は子宮内膜への刺激などで月経時以外に少量の出血が続くことがしばしばあり，IUD同様に未経産婦の場合は装着時に痛みがありうるが，メーカーによれば，出産経験があり，これ以上妊娠を希望しない女性，次の出産まで期間をあけたい女性，長期にわたり避妊を望む女性に非常に適した避妊方法である。

一方，避妊失敗などの非常時に使用される方法として緊急避妊（Emergency Contraception：略EC）がある。ECは「妊娠の成立を防ぐのが目的で，流産させる方法ではない」と定義されており（我妻［2002：83］），「性交後避妊」，「事後避妊」，「モーニングアフター」などと呼ばれることもある。緊急避妊には，大

きく分けて薬剤（ホルモン剤）を服用する方法とIUDを使う方法[31]がある。薬剤を使う場合はいくつかの処方があるが，ホルモン剤が着床を阻害することは1920年代に判明していた。1970年代にアルバート・ヤッペ（Albert Yuzpe）が処方した混合剤は，1995年にWHOの必須医薬品のリストに加えられた（我妻[2002：83]）。ヤッペ法では，妊娠の危険のある性交後72時間以内にエチニル・エストラジオール0.05mgとノルゲストレル0.5mgを2錠投与し，さらにその12時間後に同量投与することで，排卵を遅らせ，子宮内膜の状態を変えることによって妊娠を防ぐ（北村［1998：69-70］）。こうした方法では，通常の避妊ピルよりもはるかに多量のホルモンを投与するため，一時的な副作用が生じることがある。そのため，日常的に使用する避妊手段ではなく，あくまでも女性にとっては「最後の頼みの綱」であることが強調されてきた（Trussell and Raymond [2008]）。しかし，改良された専用の緊急避妊薬（ECP）は大幅に副作用が緩和され，「処方必須製品に限定する医学的理由はない」(Trussell and Raymond [2012：12]）と言う研究者もおり，後述する通り，一部の国ではすでに店頭販売されるようになっている。主な緊急避妊専用薬としては，アメリカやカナダのPlan B（プランB），イギリスやアイルランド，オーストリア，ニュージーランド，イタリア等のLevonelle（レボネル），フランスを初めとする多くの欧米諸国や一部のアフリカ，アジア，南米，そして日本でも2011年に解禁されたNorLevo（ノルレボ）といった製品がある（Trussell and Raymond [2008]）。

　フランスでは1999年に（我妻［2002：84]），イギリスでは16歳以上に限定して2001年に(Kerins et al. [2004])，緊急避妊用のピルが処方箋なしで店頭販売(OTC)されるようになり，カナダでも2005年4月に緊急避妊薬キットPlan Bの店頭販売が認可された（Guttmacher Institute [2005]）。店頭販売のニーズが強いのは，事後避妊ではタイミングが非常に重要だからだが，アメリカではプロライフ派の反対のためにFDAがOTC認可を渋っていた。これに抗議して，2005年9月にFDA女性健康部門局長スーザン・F・ウッド（Wood, S. F.）が辞任する騒ぎになり（北村［2005］，U. S. FDA [2006]），ようやくアメリカでも2006年8月からレボノスゲストレル1.5mgを含む緊急避妊用の専門薬パックPlan Bを18歳以上に限定して店頭販売するようになった（U. S. FDA [2006]）。さらに2013年4月には，Plan B One-Stepという改良された製品を15歳以上の女性を対象に処方

箋なしで店頭販売することが認められた（U. S. FDA［2013］）。

　もう一方のIUDを使う緊急避妊方法では，妊娠リスクのある性交後5日以内に，医師に銅付加IUDを挿入してもらうことで着床を防止する。IUDを用いる場合は，その後もずっと入れておくことで，そのまま長期間の避妊に移行できるというメリットがある（日本家族計画協会［2006］）。

　このように，緊急避妊の導入，特に店頭販売の可能性を秘めた緊急避妊薬（Emergency Contraceptive Pill：略ECP）の登場によって事後的な避妊が可能になったことは，妊娠確認を待つことなく行える手動吸引（次章）の登場とともに，従来の中絶と避妊の境界線を大きく揺るがしつつある。

4　避妊方法と避妊率

　これまで見てきたように避妊は決して新しい概念ではないが，避妊成功率の高い方法が幅広く開発され，普及したのは20世紀も後半に入ってからのことである。胎児の可視化が進行している現代では，できるだけ中絶ではなく避妊によって出産を回避しようとする意識はますます強まっているように思われる。しかし，安全な妊孕性の調節が可能になったのは，地球時計でいえばごく最近のことにすぎず[32]，人類の産児制限がまだまだ改善の途上にあることは間違いない。

　それでは，サンガーの産児制限運動の開始からほぼ1世紀，避妊ピルが誕生して半世紀を超えた今の時点で，避妊はどこまで可能になったのか，改めて振り返ってみよう。避妊ピルの効果は100％だとも言われるが，実際には飲み忘れなどの人為的なミスがある。様々な避妊方法について，完璧な使用を想定した「臨床的失敗率」ではなく，実際の人々の標準的な使用法に基づく「利用失敗率」を調べた研究によれば，図表2－1のような結果が報告されている。

　この表は，それぞれの避妊方法の使用を開始してから1年目と2年目それぞれの失敗率と，2年間通じての失敗率とを比べたものである。ステロイド投与法であるIUD等と避妊ピルの失敗率は一貫して低く，バリア法などの伝統的方法は失敗率が高いことが分かる。他の報告（Trussell *et al.*［1990］）でも，ノルプラントやデポプロベラのような胎内埋め込み式の避妊方法の失敗率は理論的

	1年目	2年目	2年間
合計	12.5	8.0	19.4
IUD／注射法／埋め込み法	3.5	3.0	7.5
避妊ピル	7.5	5.3	12.9
ペッサリー	13.1	12.0	22.6
コンドーム	13.7	9.9	22.3
リズム法	22.9	14.5	36.6
性交中断法	24.5	14.0	35.2
殺精子剤	27.6	17.0	39.7

図表2－1　各避妊法の使用開始後2年間の失敗率（％）
(出典：Ranjit, N. *et al.* 2001より抜粋)

にも実際にも低く，IUD（理論的失敗率0.8～2％，実際の失敗率3％）や経口避妊薬（同0.1％，3％）は実際の失敗率の方が若干高くなるがそれでも3％どまりである。ところが，コンドーム（同2％，12％）やペッサリー（6％，18％），抜去法（4％，18％），周期的禁欲法（2～9％，20％）は理論的失敗率に比べ，実際の失敗率は非常に高いことが示されている（cf. Guttmacher Institute [2012b]）。

　これまで見てきた通り，避妊効果のみを比べれば，今のところIUDやミレーナ，ピルを含む各種ステロイド投与法が最も優れているように思われる。ところがこれらは，いずれも相対的に女性の身体健康，そして行動にも負荷がかかる方法である。避妊と計画妊娠は，カップル双方の人生のゆくえを左右するにも関わらず，避妊も妊娠も（その妊娠を継続しようとしまいと）女性に常に負担がかかるというのが現実なのである。避妊においても，女性の身体の自己決定が重視されねばならない理由の一つはここにある。

　「ピルはすべての期待に応えたわけではありません」とピル博士ジョン・ギルボー（John Guillebaud）の妻は，夫の著書の序文に書いている。「ピルが本当によいものかどうか。それを決めるのは一人ひとりの女性です。女性には熟慮が求められます。妊娠のリスクの大きさ，その避妊法の簡便さ，副作用の可能性と内容，ほかの避妊法の受け入れ，個人的な好み等々。私たちはふだんの生活でも自分の知識に基づいてさまざまな選択をしていますが，自分が責任を取れると思える選択，それが最善・最良の選択でしょう」（ギルボー［1998→2001：iv-v］）。

　そして，一人ひとりの女性が選択できるようになるためには，何よりもまず選択肢が与えられなければならない。女性のリプロダクティヴ・ヘルス&ライ

ツを重視するなら，世界で普及しているより安全でより確実な一連の避妊の選択肢が，国の人口政策等に基づく禁止によって妨げられてはならないはずである。20世紀後半の避妊技術の発展で，人々に提供されるリプロダクティヴ・ヘルスケアの範囲は大幅に拡張されている (Cook *et al.* [2003:11])。現在，WHOは，次の三つの観点から避妊は重要だとしている (WHO [2005a])。(1)望まれない妊娠を防止できれば，リスクの高い妊娠を回避できる。(2)妊娠が望まれたものであるなら，女性たちは自分の妊娠についてより気を配り，より良いケアを受けようとする。(3)避妊によって危険な中絶が回避されれば，母体の死亡率は下がり，傷害を負う可能性も減る。

避妊技術の発達によって"望まれない妊娠"[33]への対処が可能になった今，生殖は人間にとって必ずしも宿命とは言えないものになった。しかし，生殖についていかなる選択をしようとも，その負荷が女性の側により重くのしかかっているという事実は今も変わらない。また，身体的差異によってもたらされる生殖の負荷と，それに伴う役割期待こそ，歴史と文化を超えて女性が男性に従属させられる社会構造が作られてきた原因ではなかったのか[34]。だからこそ，「女性の抑圧」を克服するために，女性のリプロダクティヴ・ライツが人権問題として浮上してきたのであろう。女性には自らの生殖機能をコントロールするための避妊の情報と手段が提供されるべきであり，その使用は女性たちの自由意志に基づいて決定されなければならないはずである。

注

1) 「バース・コントロール」の訳語は「産児制限」あるいは「産児調節」で，中絶も含まれる。一方，「受胎調節」は避妊のみで中絶を含まないというニュアンスの違いがある。
2) ただし後述する通り，現在のIUDの多くは物理的に着床を妨げるのみならず，長期間に渡ってステロイドを投与する機能も備えている。
3) 「性交中絶法」とも言われる。いわゆる膣外射精のことであり，失敗率が高いため現在は避妊手段に分類されないこともある。
4) 後述するが，ゴムの硫化が実現したことでゴム製カテーテルが作られたことは，中絶技術をも変容させた（ショーター [1982→1992:216]）。
5) このパンフレットは左翼系のネットワークを通じて1917年までに16万部が出回り，日本でも1922年に山本宣治によって訳出された。
6) 16世紀頃に，イタリアのファロピオがリネンで陰茎をおおって梅毒を防ぐことを

考案したと言われる（我妻 [2002：31]）。
7) たとえばイギリスでは，1975年に避妊ピル使用者が70％であったのが1993年には42％に減少した一方で，コンドーム使用者は1975年の6％から1993年には37％に増加している（United Nations [2002：157-8]）。
8) ところが日本では，コンドームの出荷数が減少している。ワン・スー（Wang Xu）らは，「コンドーム以外のSTDやHIV予防の代替製品が存在しないのに，出荷数が減少していることは，社会でSTD・HIVの予防が減少していることに他ならない」と警鐘を鳴らしている（ワン他 [2006：12]）。
9) 女性用コンドームは，ポリウレタン製でペッサリーにコンドームを組み合わせたような筒状をしており，5cmの内リングを子宮口付近まで押し込み，7cmの外リングを膣口に装着するしくみである。
10) 実際，子宮内に異物が存在することで着床が妨げられることは後の研究で確証されており，IUDは基本的にその原理を用いている。
11) 日本で「ペッサリー」と呼ばれているのはオランダ経由で入って来たためだと考えられる。
12) 1930年代にマーガレット・サンガーが産児制限の手段として普及に努めたのはペッサリーであった（太田 [1976：200]）。女が自分の身体の構造を知り，自分で挿入することで妊娠を防ぐ自律的な避妊方法だと見なしたためである。だが，オランダに渡ってダッチペッサリーを初めとする種々の避妊方法を知ったサンガーは，医師の資格をもつ専門家でなければ一人ひとりの女性に合った避妊方法を正しく処方できないと考えるようになった（荻野 [1994：83-6, 255]）。
13) 「バース・コントロール」は，マーガレット・サンガーの造語である（荻野 [1994：68]）。
14) サンガーの来日は1922年であり，この頃から日本の産児制限運動も盛んになった。
15) 「基礎体温法」や「カレンダー法」も同様の避妊方法である（Speroff and Darney [1996→1999：262-3]）。
16) さらにボリューは，ピルは「人間の人生を変えてしまう科学の力を見せてくれた」，「脳の機能や行動に影響を与える他の化学薬品の先駆者」であるとし，「神話にまであがめられ」，「何千という薬がある中で〈ザ・ピル〉と呼ばれているのはこれだけ」だと指摘している（cf. Baulieu [1991]）。ボリューは，第3章で後述する通り，RU486の開発と導入に活躍した人物でもある。なお，バス [1995] は「ボリウ」と表記している。
17) サンガーの運動は元々左翼や労働者階級と密接につながっていたが，産児制限が高まりを見せた1920年代以降，サンガーは提携の相手を中流階級以上の女性や医学専門家に移していき，人口問題や社会問題の解決策としてのバース・コントロールに期待を寄せる資本家たちと優生学的な観点を共有するようになっていったと言われる（cf. 荻野 [1994：154]）。
18) ピンカスは，第1章で紹介した産婦人科学者のジョン・ロックや中国人生殖生物学者とともに開発に取り組み，「避妊ピルの父たち」と呼ばれた。

19) 改良が続けられ，現在は第4世代まであると言われる。
20) 最初の避妊ピルの発表が日本で行われたにも関わらず，皮肉なことに日本の避妊ピル合法化が国連加盟国中最も遅かった。
21) ピル副作用の聴聞会開催の裏には，新たに開発されたIUDと，当時普及しつつあったピルとの市場争いを背景に，IUDの販売を促進する政治的目的があったとの推測もある（我妻［2002：49］）。
22) 低用量化されたピルは第2世代ピル，さらに低用量化が進んだ超低用量ピルは第3世代ピルと呼ばれる。1999年に日本に導入されたのは第2世代ピルである。
23) 本書においては，後に妊娠性を回復することが可能な一時的避妊手段と，永久避妊である「不妊手術」は質が異なるものと考え，不妊手術を避妊手段に含めていない。国連資料においても，一時的，単発的な避妊手段の方が好まれ，永久的な避妊措置は回避される傾向があるという（United Nations［2011a］）。
24) ただし，この避妊リングの考案者グレーフェンベルグ（Gräfenberg）は，ナチスの政策の犠牲となり，功績を認められることなくニューヨークで死亡した。また日本でも，太田典礼が太田リングを開発し，1932年に学会発表したが「宗教的理由，政治理由」での反対論が多く（我妻［2002：38］），有害避妊器具取締規則の取締対象に含まれて普及しなかった。ところが，1950年代から1960年代にかけて2万例ものIUD使用事例を集めた石浜淳美の中間報告が1958年に英文で発表されてアメリカで注目されたのをきっかけに，IUDは再び脚光を浴びるようになり，脱落防止と挿入や除去しやすさのために形状が工夫されて，コイル型やTの字型をした開放型IUDが主流になった。これが1960年代に日本へ逆輸入の形で入ってくることになった（太田［1976：386］）。
25) 日本では，「明確な医学的理由もなしに長期間にわたって」銅付加IUDが審査もされず未認可であった。銅付加IUDが後述する低用量避妊ピルとともに認可されたのは，約30年後の1999年のことである（我妻［2002：53-4］）。日本でも1970年代に2種類の銅付加IUDと黄体ホルモン付加IUDの治験が行われ，避妊効果，安全性の点で従来のIUDより優れた結果が得られた。
26) デポプロベラやノルプラントは，手軽だが副作用が多く，結果的に貧しい女性の健康を阻害するとして，カラード・ウィミンのリプロダクティヴ・ライツ運動ではしばしば批判の的になっている。たとえば，Committee on Women, Population and the Environment（CWPE）［2007］を参照。
27) レボノルゲストレルは長期使用の安全性がすでに証明されているので，将来性が期待される（我妻［2002：80］）。
28) 女性100人が1年間その避妊方法を使用した場合の妊娠率。
29) バイエル薬品工業のプレスリリースを参照（2013年6月23日アクセス）。http://byl.bayer.co.jp/scripts/pages/jp/press_release/press_detail/?file_path=2007%2Fre20070418.html
30) *Ibid.*
31) 銅付加IUDのCopper T 380Aなどが用いられる。

32) 1966年にアメリカ航空宇宙局（NASA）は，科学技術の発達を次のような歴史的な視野に置き換えた。「人類は800世代が5万年間生き継いできたが，そのうち650世代までは生涯を洞窟で暮らした。最後の70世代だけが本当の意味のコミュニケーションを手にした。最後の6世代だけが印刷された文字を目にした。最後の4世代だけが正確な時刻を測れた。最後の2世代だけが電気モーターを使用した。そして今の私たちの世界を形成するほとんどすべての製品は，人類の800世代目の段階でつくられた」（ギルボー［2001：3]）。
33) Unwanted pregnancyの訳。この語は結果を先取りしている（中絶に至った妊娠をこう呼んでいる）とも考えられ，代わりに「予定外の妊娠」（unplanned pregnancy），「予想外の妊娠」（unexpected pregnancy）などの語が使われることもあるが，本書ではこの点は争わず，基本的には最も一般的な「望まれない妊娠」を使用する。
34) ラーナー［1996］を参照。歴史学者の著者は男性支配を女性たち自身が追認してきた理由をジェンダーの視点で分析している。

第3章

中絶の技術とその変遷

1 中絶のニーズ

　カイロ宣言は，中絶を避妊代わりに使うことを否定し，すべての妊娠を望まれたものにするという理想を掲げた。それでも，現実に望まれない妊娠は日々生じている。望まれない妊娠が生じる最も一般的かつ根本的な原因は，ある特定の時点で，ある男女が抱く性交の欲望と，子どもを懐胎したいという意図と懐胎したくないという拒否との調和が，取れていないことである（WHO [2005a]）。この欲望と願望の調和を取ることは，実際には決して容易なことではない。当の男女が自分たちの生活のすべての側面にわたって完璧な調和を求めようと思うなら，両者ともに，個人的な諸状況や両者の関係のありかた，社会規範などに影響される非常に複雑な諸要因について，綿密な調整作業を行わねばならない。両者が望む子どもの数が少なければ少ないほど，そうやってすべてを調整することはさらに困難を極める（Guttmacher Institute [2012a]）。

　そのように欲望と願望の調和を取ることが困難であるがゆえに，100％の避妊がない現時点では望まれない妊娠は必ず生じうるものであり，中絶への需要も消えることはない。ベッツィ・ハートマンは，次のように述べている。

　今日の中絶をめぐる議論は的外れである。中絶を行ってよいのかどうかは，実のところ問題ではない。中絶クリニックにいくつ爆弾が投げ込まれようとも，教皇が何度非難しようとも，他の避妊方法がどれほど幅広く普及しようとも，中絶は行われ続けるだろう。望まれない妊娠は，減ることはあっても，

完全に消えることはないだろう。(Hartmann [1995：266-7])

　ハートマンが言う通り,「適切に行われる限り，中絶は女性にとっての安全網」であり，中絶を受けられるかどうかは，女性の人生においてしばしば重大な意味をもつ。また，中絶を法的に規制しても中絶の発生率には影響が及ばず，危険な中絶が増えるばかりだということも確認されている (WHO [2011：5-6])。人間にとって生殖コントロールは不可欠であり，避妊のみでは充分な生殖コントロールは不可能だということを前提としなければならない。そうであるなら，避妊を補完する機能を持つ中絶を受けられることは「何より最も重要なリプロダクティヴ・ライツの一つ」(Hartmann [1995：267])だと考えるのが適切である。

　ただし同じ「アボーション」(abortion)[1]と呼ばれていても，時代や社会によってその中身が大きく異なることに目を向ける必要がある（巻末用語集「堕胎と中絶」参照)。古代からしばしば危険で不確実な堕胎が行われてきたのに対し，比較的安全で合法的に行いうる医療処置としての人工妊娠中絶術が登場したのは，19世紀も終わりのことにすぎない。

　本書では，古代からあらゆる文明において行われてきた薬草[2]や物理的刺激[3]による流産誘発など，主に近代医療によって「人工妊娠中絶」が開始される以前の妊娠を終わらせるための営為を指す言葉として「堕胎」という語を用いている。かつての堕胎は確実性に乏しいばかりか，常に母体を感染症や後遺症，死の危険に曝した（ハイムズ [1936→1957：13])。膣座薬，経口薬（毒薬）から外科的器具を使ったものまで，方法は様々であっても，近世までの堕胎は「ほとんどつねに母体のいのちにかかわるもの」だった（ゴーマン [1990：15])。1900年前後のイギリスでは，望まない妊娠を終わらせるために，ヒ素，リン，鉛（単鉛硬膏，油酸鉛など）を飲む女たちのために，鉛毒症が蔓延した。鉛が下火になると，キニーネの他，アピオル（パセリ油の成分）やハーブなどが通経効果を期待して使われた（ゴーマン [1990：244])。医学史家エドワード・ショーター (Edward Shorter)によれば，パセリの種から抽出した油性物質のアピオルは，当初の開発目的だったマラリアの治療薬としては効果はなかったが，代わりに通経剤になることをフランスの開発者が1855年に宣言したことで，結果的に20世紀前半まで広く使われることになった（ショーター [1982→1992：235, 241])。

西洋近代医学の三種の神器とも言える消毒，麻酔，医療器具を備えた人工妊娠中絶が登場するのは，19世紀後半以降のことである。だが医学的な中絶が可能になるのと同時に，国家や宗教による中絶の規制も始まった。そのために，20世紀になってからも，外科的手術を回避でき，医師への告白が不要で，他人事のふりをして薬局に行ける薬草中絶は，その「匿名性と単純性のため」になくならなかった（ショーター［1982→1992：229］）。このことは，安全性や確実性の面でより優れた方法が存在していながら，文化的・社会的な要因によって女性たちのアクセスが妨げられた一例だとも考えうる。一方で，そもそも女性たち自身は安全性や確実性ばかり追求していたわけではなく，よりパーソナルで密やかに自分の裁量が及ぶ範囲で処置することを求めていたのだと受け止めることもできる。つまり，処罰を恐れたり，自らの行いを恥じたりして堕胎の事実をひたすら隠そうとしたばかりではなく，その一方で自分の妊娠を自分で処置したいという自律（autonomy）への指向性がすでに働いていた可能性もあることを見落としてはならない。

2　拡張掻爬術の開発と普及

　拡張掻爬術（Dilation and Curettage：略D&C）とは，しばしば単に「掻爬」と呼ばれる外科的中絶手術のことである。19世紀には妊娠初期に確実に妊娠を終わらせる手段はまだなかったが，子宮ゾンデや拡張器などの医療器具を用いる手段の模索はすでに始まっており（荻野［2001：8］），キュレットと拡張器が考案されたことで徐々に外科的中絶が広まっていった。キュレット[4]は元々1723年に外科の医療器具として考案されたものだったが，1840年代にはフランスの婦人科医ジョセフ・レカミエ（J. Récamier）が膣用スペキュラムとともに子宮キュレットを使って子宮壁から「キノコ状腫」を掻き出したことを報告している（ショーター［1982→1992：225］）。1870年代にはドイツ人医師アルフレッド・ヘガール（Alfred Hegar）が開発した道具が「ヘガール型拡張器」と呼ばれて広まり，同じ頃，キュレットも「軽くて柔軟な改良品」が出回るようになっていたため，この二つの道具は医師が行う外科的中絶に使われるようになった（ショーター［1982→1992：225］）。

D&Cとは，上述のヘガール型拡張器またはラミナリア桿[5]と呼ばれる海藻を原料とする拡張器具を用いて子宮口を開大しておいたところへ，サラダサーバー様の胎盤鉗子などを差し込んで子宮内容物をつまみ出し，最後にキュレットという匙状の器具で子宮内壁を手探りで掻き出す技法で，しばしば妊娠初期の中絶に用いられる（図表3−1，3−2）（ショーター［1982→1992：224-7］）。D&Cは日本では子宮内容除去術[6]，頸管拡張子宮内膜掻爬術といった名前でも呼ばれる小手術であり，中絶に限らず流産後の処置などにも用いられることがある。施術は局所麻酔[7]または全身麻酔下で行われ，多くの場合入院の必要はない。現在では，中絶全般の死亡率は10万件に1件だが，出産による死亡率はその10倍も高い（Reymond, E. G. et al. ［2012：215］）。

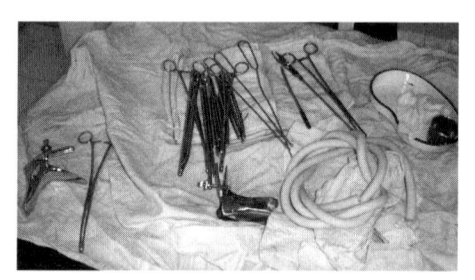

図表3−1　D&Cに使用する器具
（画像提供：Marie Stopes International社）

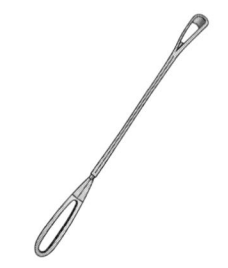

図表3−2　D&Cに使用するキュレット

　D&Cが欧米の医療のなかで用いられるようになったのは，19世紀末から20世紀初頭にかけてのことらしい。中絶が禁止されていた当時の欧米では，女性の生命を守る治療的中絶[8]としてのみ行われた。治療的中絶が許容されるようになったきっかけは，1850年にA・グリソーレ（A. Grisolle）が「妊娠は結核を悪化させる」ことを明らかにして，古代からの論争に決着をつけたためだと言われる（Khilnani［2004］）。その背景には，D&Cの安全性を高める消毒や麻酔の発達もあった。元々産科には感染による産褥熱のリスクがつきまとっていたが（Luker［1984：5］），1867年ジョセフ・リスター（Joseph Lister）の消毒法の発見以降は産婦死亡率が低下する傾向が見られたという（ショーター［1982→1992：113］）。また，19世紀後半にはエーテルやクロロホルムなどの麻酔が産科で使われるようになり，1900年頃からより安全な鎮痛薬や麻酔薬が登場し始めた（シ

ョーター［1982→1992：162-4］）。こうした消毒や麻酔の手段は，治療的中絶にも使われたと推察される。つまり，正規の医師たちは19世紀末から20世紀初めにかけて，後にD&Cと呼ばれる外科的中絶を行うための「器械」，「消毒」，「麻酔」の三つの手段をすでに獲得していたと考えられる。

　医師たちが安全な初期中絶の手段を獲得していったことで，「医師と中絶を望む女性のはりつめた闘い」が始まった。女性たちは，結核を初めとする医療的理由を口実にして，医師たちに「器具中絶」を求めたのである（ショーター［1982→1992：225］）。中絶医療の進化と普及によって女性たちが「（望まない）妊娠に対応しやすく」なり，「19世紀末にはじめて中絶が急増した」ことを，ショーターは劇的な変化と見なして〈第一次中絶革命〉と呼んだ[9]（ショーター［1982→1992：226］）。

　もちろん上記の変化は地域によって誤差があるに違いない。ショーターの記述はそうした地域差については若干曖昧だが，1980年代までのアメリカの中絶の技術史について，より詳細で豊富な資料によってまとめられたタンファー・タンクの記述から，少なくともアメリカについてはショーターの見方がおおむね正しいことを確認できる。タンクによれば，最初のD&C提唱者の一人であるT・ゲイラード・トマス（T. Gaillard Thomas）は，1889年からコロンビア大学医学部でこの技法を教え始めており，おおむね1920年代までに医療従事者のあいだでD&Cが初期中絶の標準になったと推測できる。すでに当時，技術の変化に対して最も保守的な産婦人科のテキストの中でさえD&Cに夥しいページが割かれており，多くがこの技法しか載せていなかったためである。また，あまりにも頻繁に使用された方法だからこそ，D&Cという略称が使われ，定着したのだとタンクは見ている[10]。D&Cは1920年代初期までに医師が初期中絶に用いる重要な手段としての地位を獲得し，さらに1930年代までに初期中絶の「唯一確実で，間違いのない，安全な方法」になったのである（Tunc［2008：32-9］）。

　正規の医師たちが安全で確実な中絶技法を積極的に求めた背景には，19世紀の違法堕胎師たちによる「堕胎の商業化と可視化」（荻野［2001：7］）がある[11]。アメリカでは，儲け狙いの違法の堕胎師たち[12]を牽制するために，医学を修めた正規の医師たちは堕胎非合法化キャンペーンをくり広げた[13]。堕胎を基本的

に禁止することで，医師たちは堕胎師を排除し，その一方で，医師のもつ科学的な生命観に基づいて人々の「迷妄」[14]を晴らすことこそ自らのつとめとして「生命の破壊」に対して警告を発することで，倫理的優位性を確保した．それと同時に，堕胎が許される唯一の例外は，女性の生命を救うために人工流産が必要な場合に限られるとして，そうした判定を下せるのは医学的訓練を受けた正規の医師（regular doctors）だけだと，自ら主張したのである（荻野［2001：14-5］）．医師たちの主張は受け入れられ，それ以降，中絶を受けられるかどうかは医学的な判断に委ねられるようになった．この現象をフェミニスト社会学者のクリスティン・ルカー（Kristin Luker）は，「中絶決定の医療化」（Luker［1984：35］）と呼んだ．

ただし，D&Cが安全だというのは，それ以前の伝統的堕胎と比較してのことである[15]．また，偏見もすぐには消えなかった．堕胎／中絶に対する罪悪視やそれに基づくスティグマも相まって，20世紀半ば頃まで医師たちのあいだには，〈へぼ中絶〉（botched abortion）[16]や子宮穿孔，無用な子宮摘出があまりに多いこと，器具による感染症への嫌悪感や危機感などを反映した「反D&C」意識が見られた（Tunc［2008：46］）．1970年前後に中絶合法化があいついだ欧米の医師たちが，より良い手段を求めた動機の裏には，この「反D&C」意識があったと考えられよう．

やがてWHOもD&Cを真空吸引（Vacuum Aspiration：略VA）または内科的中絶[17]（Medical Abortion：略MA）に置き換えることを指導するようになった．2003年の『安全な中絶』では，D&Cは「他に安全な方法が使用できない場合」の代替策といったん位置付けられたが（WHO［2003：20］），2012年の『安全な中絶 第2版』では，D&Cは「廃れた」（obsolete）外科的手法と位置付けられ「VAおよび／またはMAに置き換えるべき」と明記されるようになった（WHO［2012a：31］）．

3　真空吸引の開発と普及

本節では，妊娠初期の外科的中絶方法として拡張掻爬術（D&C）に置き換わった真空吸引（VA）を取り上げる．「はしがき」に示した通り，D&CからVA

への移行は劇的だったが，この技術開発の裏には，20世紀後半の世界各地における中絶合法化という大きな流れがある。1967年にイギリスが欧米諸国の先鞭を切って中絶を合法化したことは，欧米諸国に多大な影響を与えた。同じ年にアメリカでもカリフォルニア州で一部の中絶が合法化され，カナダでもそれまで人道主義者として活動していたヘンリー・モーゲンテイラー（Henry Morgentaler）医師が迷いを振り切って中絶を手がけるようになった（Baird-Wilde and Bader [2001：29-30]）。1970年代に入ると，さらに多くの国や地域が次々と中絶合法化に踏み切っていった。その結果，突如として大量の合法的な中絶手術を一手に引き受けるようになった医師たちは，より良い中絶方法の探索に乗り出すことになり，VAはそうした過程で再評価され，洗練されていった。また，その洗練された技術が医師たちの中絶への抵抗感を引き下げ，積極的にサービス改善に向かわせるという好循環を生んだようにも思われる。

　VAは，広くは一般的な外科的処置としての吸引除去術の一つであるが，しばしば中絶や流産後に行われる子宮内容物除去を目的とした「吸引中絶」[18]を指して使われる。現在行われているVAには，電動の吸引装置を用いる電動真空吸引（Electronic Vacuum Aspiration：略EVA，図表3-3）と，シリンジなどの簡便な器具を用いて手動で行われる手動真空吸引（Manual Vacuum Aspiration：略MVA，図表3-4）と呼ばれる方法の二つがある[19]。吸引中絶は医師ではないが中間レベル以上の医療スタッフであるパラメディカル[20]によって「プライマリ・ケア[21]の場面で容易に行える」処置であり，その安全性と簡便性ゆえに他

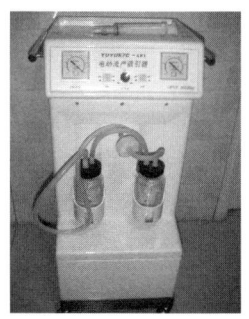

図表3-3　EVAに使用する装置
（画像提供：Marie Stopes International社）

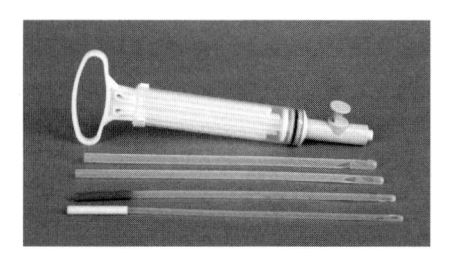

図表3-4　MVAに使用する器具
（画像提供：Marie Stopes International社）

の侵襲的な「外科的中絶」とは区別すべきだと主張する人々もいる（Weitz et al. [2004]）。

　アメリカの全国中絶連盟（National Abortion Federation：略 NAF）によれば，VA の導入と普及は「現代の中絶技術の中でも最も重要な発展」（National Abortion Federation (NAF) [2010]）である。「はしがき」で述べた通り，アメリカでは1971年にウィスコンシン州マジソンで開かれたシンポジウムを契機に，初期中絶の方法はD&CからVAへと一斉に切り替えられたわけだが，一部にはD&Cが慣習的に残存している（Dayananda et al. [2012]）。そこでWHOは1995年に，『中絶の合併症――予防と治療のための技術管理ガイドライン』を発行し，第一トリメスターの緊急中絶における子宮内容除去術としてVAやD&Cを紹介しながら，「過去25年間の臨床試験により，第一トリメスターの不全流産および誘発流産[22]のどちらでも，真空吸引が最も安全な手法であることが確認された」としてVAを奨励している（WHO [1995：49]）。すでに述べた通り，後にWHOは，2003年と2012年に発行した『安全な中絶』の第1版から第2版にかけて，D&CをVAに置き換えるべきだとする態度を強めた。

　ここでVAの技術史を簡単に振り返ってみよう。VAはいたって単純な原理であり，電動の吸引機械が発明される以前から，人力を用いた吸引方法が世界各地で開発され用いられてきたと言われる[23]。たとえばマルコム・ポッツ（Malcom Potts）らは，子宮頸と自分の口の間にビンをおき，単に口で吸うだけで妊娠を非合法に中絶した外科医の例や，大きなビンにアルコールを入れて燃やすことで部分的な真空を作り，手動のポンプと吸引注射器で器用に真空吸引を行っていた中国の農村の例を挙げている[24]（ポッツ他［1977→1985：141］）。現代産婦人科医学に吸引技術が初めて導入されたのは，19世紀の産婦人科医ジェームズ・ヤング・シンプソン（James Young Simpson）による「子宮内部の乾性吸角法」（dry cupping）だとされる（Joffe [1995：43]，ポッツ他［1977→1985：140-1］）。当初はアルコールを燃やして真空状態をつくることで吸引効果（陰圧）を得ていたが，のちにチューブと吸引用シリンジが用いられるようになった。1920年代に世界に先駆けて中絶を合法化したソビエト連邦のロシア人医師S・G・バイコフ（S. G. Bykov）が1927年に紹介したことが，吸引中絶が英語圏に知られるきっかけとなった（NAF [2010]）。ソビエト連邦では1936年に中絶は

再び禁止されたが（United Nations [2002]），1950年代後半に次々と中絶合法化に踏み切った東欧や中国において改良が重ねられることになった（ポッツ他 [1977→1985：140-2]）。

VAの英語圏の医師たちへの普及を支えたのは，二つの技術的進化である。一つ目は局所麻酔の導入で外来ベースの中絶手術が可能になったことであり，二つ目はカーマン式カニューレの導入でVAの安全性と簡便性が高まったことである。

上記の局所麻酔の開発は，東欧圏で進められた。1966年に，ユーゴスラビアのB・M・ベリク（B. M. Beric）は，父親がD&C用に開発した局所麻酔法[25]をVAに用いやすいように改良した（Tunc [2008：73]）。ベリクは1971年に，傍頚椎ブロック（paracervical block）と名付けたこの局所麻酔を用いて外来ベースで行った通算2万件にのぼる12週以内の合法的中絶のデータを発表した（Beric and Kupresanin [1971：619-21]）。ほとんどの患者は2時間以内に帰宅できたとされ，この局所麻酔法は，従来の方法に比べてよりシンプルで迅速，失血量が少なく安全だとベリクらは強く推奨したのである。ベリク親子が二代に渡って開発したこの局所麻酔法は，安全性，手術の容易さ，地方の健康管理サービスへの応用可能性など，さまざまな利点を備えていた。たとえば，局所麻酔なら2分から数分以内で子宮内容を除去できるEVAにも適している（Chalker and Downer [1992：79]）。

アメリカでは局所麻酔が主流になったことで外来ベースでの中絶が可能になり，入院施設のない中絶クリニックを民間で開設する道が開かれた。初期の独立系中絶クリニックで医師として働いたダニエル・フィールドストン（Daniel Fieldstone）によれば，1972年までにニューヨークで開設された独立系クリニックの多くが傍頚椎ブロックを用いていた（Joffe [1995：136]）。WHOのガイダンス『安全な中絶』によれば，電動・手動のどちらのVAも局所麻酔で安全に行える（WHO [2003：23]）。

局所麻酔の採用は，全身麻酔に伴う医学的なリスクを回避し，クリニックの回転率を上げただけではなく，中絶手術を受ける女性自身の主体化を促すことにもなった。女性たちは全身麻酔のように意識が失われることがなくなったことで，「医師の行動を監視し，介助者と言葉を交わし，異様な痛みや不快感が

あるときなど，自分の感じていることを伝える」ようになり，それと同時に医療スタッフから「常に敬意をもって取り扱われる」ようになった（Chalker and Downer [1992：80]）。また中絶処置の最中に女性たちが覚醒しており，一部始終を知るようになったことは，メンタルケアの重要性を高めた。アメリカの独立系中絶クリニックは，中絶を求める女性自身と彼女の決定について話し合い，処置について説明し，処置のあいだじゅうつきそう中絶カウンセラーが，患者中心主義的な質の高い中絶ケアを提供するために重要な役割を果たすようになった[26]（Creinin et al. [1997：20]，Joffe [1995：133-5]）。つまり，女性に優しいケアが導入されるのと同時に，女性の主体化も促進される結果になったのである。

　VAの普及を支えた第二の技術的進化は，VAそのものの改善である。1967年に中絶を合法化したイギリスでは，ドロシア・カースレイク（Dorothea Kerslake）がVAの研究を発表し，英語圏の人々にこの方法を紹介した（Joffe [1995：43-4]）。1968年に「中絶研究協会」の後援でアメリカのホットスプリングで開かれた会議[27]には，カースレイクとともにユーゴスラヴィアの産科医フランク・ノヴァック（Franc Novak）も参加した。ノヴァックは，自らの本国での経験を元に，この中絶技法は従来の方法に比べて出血が少ないばかりか，子宮穿孔のリスクがはるかに低いと報告した（Joffe [1995：43-4]）。この1968年のホットスプリング会議において，VAは従来のD&Cより優れていると，関心のある医師たちに熱狂的に受け入れられた（Joffe [1995：43-4]）。産婦人科研修医として会議に参加したダニエル・フィールドストン[28]は，「吸引に目を開かれ，あまりにも優れた技法であることに――ショックを受けた」と語り，カリフォルニア大学サンフランシスコ校医療センターの産婦人科教授バリー・メッシンジャー（Barry Messinger）も「真空吸引装置の簡便さと安全性に非常に感銘を受けた」と述べている（Tunc [2008：76-7]）。そして「はしがき」で述べた通り，1971年のマジソンで開かれたシンポジウムにおいて，カーマン式カニューレを用いたVAのD&Cに対する優位性が決定的になったのである。

　VAに重要な技術的転換をもたらしたカーマン式カニューレについて，ここで簡単に説明を加えておこう（図表3-5）。このカニューレは，中絶合法化直前のアメリカで違法の中絶に関わっていた心理学者のハーヴィー・カーマン（Harvey Carman）によって考案されたものである。カーマンは，1950年代から

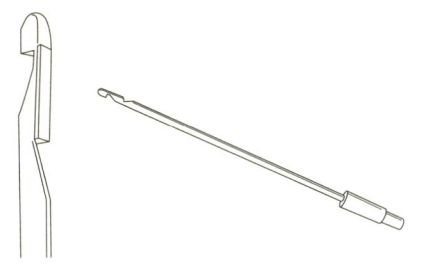

図表3-5　カーマン式カニューレ

カリフォルニア州で非医師の堕胎師として中絶を提供した活動家であり，何度も逮捕されながらも技術を磨き，フレキシブルなプラスチック製のカニューレを考案するに至った。カーマンは自らの経験を通じて，妊娠12週までの吸引に使われるごく細い管ならば，頸管拡張も麻酔も鎮痛剤も抗生物質さえ不要であることに気付き，新しいカニューレのデザインと組成を見直した。それまでの固い金属製や固いプラスチック製の筒状のキュレットとは違って，カーマンが考案した透明でフレキシブルな管状のポリエチレン製カニューレは，VAの3大問題とされていた「子宮穿孔，頸管の拡張と麻酔，管の閉塞」を一挙に解決した[29]（Tunc［2008：79］）。やわらかく柔軟なプラスチック製で使い捨てのカーマン式カニューレは，消毒が不要で，開口部を二つ設けたことで閉塞しにくく，細く柔軟であることから子宮頸の拡張が不要であり，局所麻酔または無麻酔で初期の吸引中絶を行えるばかりか，子宮穿孔の恐れも激減したのである（Henshaw［1994：406-36］）。カーマン式カニューレを用いたVAで行う初期中絶は，出産まで妊娠を継続することと比べてもはるかに安全な処置になった（Henshaw［1999：11-22］）。1970年代初めの医師たちにとって，カーマン式カニューレを用いた機械式真空吸引中絶は，当時の中絶の社会的，政治的，医学的，経済的，法的文脈に適合した「技術的奇跡」であった。その画期的な導入をタンファー・タンクは〈カーマン革命〉と呼んでいる（Tunc［2008：81］）。本書では，1970年代前後の中絶合法化とともに真空吸引が普及したことを〈第二次中絶革命〉と位置付けることにしたい。

　当初，違法の中絶師が開発したこの器具を疑念の目で見ていた医師たちも，最終的にはこの優れた器具を受け入れるようになった。医学の素人が開発した

器具が医師のあいだで幅広く受け入れられたのは非常に珍しい出来事である。この異例の導入についてアメリカのNAFは，中絶合法化が急速に広まっていくなかで，正規の医師たちが素人であろうと医者であろうと違法の中絶師たちのアドバイスを求めざるをえなくなったのだと説明している（NAF [2010], cf. Karman [1972 : 379-87]）。だがその一方で，素人の開発した器具が医療に採り入れられたという事実によって，中絶は医師でなければ行えないという「中絶の医療化」以来の中絶観に亀裂が入ることにもなった。これについては，後でもう一度触れることにしよう。

このように，局所麻酔とカーマン式カニューレを用いたVAは，中絶が合法化されたアメリカ各州の医師たちの歓迎を受けた。D&CからVAへの転換は急速に進み，1965年には合法的中絶（ほとんどが治療的中絶）の71％でD&Cが用いられていたが，1972年には72.6％がEVAに変わっていたという（Tunc [2008 : 67]）。1993年のロウ裁判の最高裁判決文（Roe v. Wade 410 U. S. 113, U. S. Supreme Court [1973]）の中にも，1970〜71年にアメリカ12州で行われた合法的中絶全4万2598件のうち2万9588件が吸引使用（うち局所麻酔を用いたのが1万617件）で，D&Cはわずか1321件（同1245件）であったことや，1971年にノースカロライナ州で行われた4378件の治療的中絶でも吸引が最も頻繁に使われていたことが記載されている[30]。1979年の医学雑誌『ランセット』は，イギリスでは1968〜1973年までに25万件ものVA手術が行われたが死亡事故はわずか6件だったと報告し，「妊娠12週未満の真空吸引（VA）は，ほとんどの国で第1三半期における中絶の標準的手段」になったと宣言した[31]。

欧米の医師たちがVAを導入した理由は，D&Cより手早くすみ，出血も穿孔の危険も少ないという術式としての優位性だけではなかった。VAは，「医師の審美眼にとってもうけいれやすい」ものだったのである（ポッツ他 [1977→1985 : 150]）。ぴかぴかの機械を使うVAは，手探りで行うD&Cよりスマートな方法に思われた一方，D&Cには違法の堕胎でもっぱら使われていたという悪いイメージがあった。さらに，中絶に慣れていない医師たちのあいだでは鋭い刃をもつキュレットを体内にさし込むことへの忌避感も強かった。また合法化に伴う急激な需要増で供給が追い付かないという側面もあった。アメリカでは，1967年にカリフォルニア州で一部の中絶を許可する法改正が行われたのに引き

続き，1970年にはハワイ州，ニューヨーク州など全米10州で中絶法が撤廃された。ニューヨーク州には合法的な中絶を受けようとする女性が殺到したが（水島［2006：104-5］)，D&Cを正しく行える医師の数は限られていたため，困惑した医師たちは「素早く清潔」なVAに目を向けたと言われる（Tunc［2008：66］)。カーマン式カニューレを用いた機械式真空吸引中絶は，「ノータッチ・テクニック」とも呼ばれ，「非トラウマ的」だとされた[32]（Tunc［2008：81］)。

現在では，VAの中絶成功率は95～100％と高く（Greenslade et al.［1993］)，機械式でも手動式でも効果は変わらないとされる（Westfall et al.［1998］)。D&CはVAに比べて安全性が劣り，女性にとってはるかに痛みが強く，重要な合併症の発生率が2～3倍にのぼり，時間もかかり，出血も多いなどと報告されている（Cook, Dickens and Horga［2004：79-84］)。先にも述べたように，2003年と2012年のWHOのガイダンス『安全な中絶』においてD&CをVAとMAに置き換えるべきことが示されたのは，こうしたエビデンスに基づいてのことである。また，2004年のイギリスの産婦人科医向け中絶医療ガイドラインも，初期中絶の手段としてVAとMAの二つを挙げている（Royal College of Obstetricians and Gynaeclologists（RCOG)［2004：10-1］)。

4　月経抽出法と手動吸引

妊娠初期のVAが必ずしも医師を必要としない単純で安全な処置であることは，素人の女性たちが吸引器具を開発し，使用した1970年代初頭のアメリカの事例からも明らかである。当時，女性の健康運動に関わるアメリカの女性たちは，後に月経抽出法（Menstrual Extraction：略ME）と呼ばれるようになった一種のMVAを自ら開発した。発端は1970年，全米女性機構（National Organization for Women：略NOW）ロサンゼルス支部の中絶委員会のメンバーで，6人の子持ちの主婦であるキャロル・ダウナー（Carol Downer）が，友人の娘がIUDの挿入を受ける場面に出くわしたことである。処置のために装着されたスペキュラムの中をのぞき込んだダウナーは，「自分たちの身体の仕組みがこれほどシンプルで手の届きやすいものだと知ってショックを受け」ると同時に，携帯吸引器のアイディアを思いついた。ダウナーはさっそく試作にかかり，カニュー

レと呼ばれる管と注射器を用いた携帯吸引器の原型を1971年4月7日にロサンゼルス郊外の女性の本屋で開かれた「セルフヘルプ・クリニック」のイベントで紹介した。これを見た公立学校教員で4人の子持ちでもあるロレーヌ・ロスマン（Lorraine Rothman）は，すぐに逆流の問題などに気付いて器具に改良を加え，次の「セルフヘルプ・クリニック」にDel-Emと名付けて発表したのである（Chalker and Downer［1992：114-6］）。

Del-Emは子宮内容物を収める携帯用の真空シリンジとカーマン式カニューレ等の柔軟な管，子宮内に空気が入るのを防ぐ弁から構成されるシンプルな器具であり（図表3-6），正常な月経を数分で終わらせる「月経抽出法」（ME）の道具というふれこみで紹介された（Chalker and Downer［1992：114-6］）。ロウ判決が出る以前にこの器具の特許を申請したロスマンは，中絶には全く言及しないまま，月経予定日以降8週間まで「月経を調節」できる器具だと説明している[33]（Tunc［2008：86-7］）。

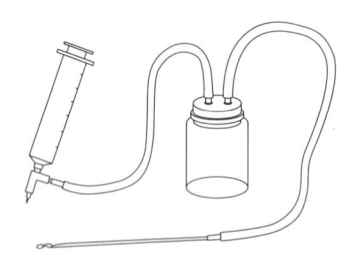

図表3-6　Del-Emに使用する器具

その後，ダウナーとロスマンは違法の中絶を行っている医師の元で観察と訓練を受け，1971年8月にサンタモニカで開かれたNOWの会議の会期中に，非公式的にDel-Emを公表した。実のところ，会議の主催者たちはMEのコンセプトはあまりに衝撃的だと見て彼女たちに発表の場を与えなかったのだが，ダウナーとロスマンが自らのホテルの部屋でデモンストレーションを行ったところ，大勢の女性たちが「自己エンパワーメント[34]の威力」に引きつけられて詰めかけることになった（Chalker and Downer［1992：117-8］）。その翌年，二人は「おもちゃ」と書かれた箱の中に道具を入れて全国キャラバンを実施し，「妊娠しているかどうかに関わらず，次の月経を起こさせる方法」としてMEを各地で

紹介した（Chalker and Downer [1992：114-20]）。合法的に実質的な初期中絶を可能にしたDel-Emの「潜在的な需要は大」きかったし，その公開は強い「インパクト」を与えた（水島 [2006：103]）。なぜなら，この時，女性たちは史上初めて，自分たちだけで行える確実で安全な中絶手段を手にしたからである[35]。

ところが，翌1973年のロウ判決によって，アメリカ全域で実質的にオンデマンド（要求しだい）の初期中絶が合法化されたため，女性たちは公然とウィミンズ・ヘルスクリニックを開設できるようになった。結果的に，個々の女性が草の根ネットワークに参加して万が一の妊娠に備えておく必要性は薄れてしまい，結果的にアメリカ国内ではMEへの熱意は急速に失われていくことになった。

一方，原理的にはMEとほとんど変わりのない手動吸引（MVA）は，医師以外にも手軽に行える方法として，倫理的な議論を招きながらも，資源の乏しい発展途上国に広まっていった。WHOがVA等で行われる初期中絶をパラメディカル・レベルの医療と位置づけたことも，新たな中絶提供の道を開いた。簡便で低コストのMVA[36]は，現在，中絶が規制されている開発途上国の女性たちのリプロダクティヴ・ヘルスに寄与するものとして期待されている（NAF [2010]）。MVAは，妊娠のごく初期まで（妊娠9週未満）という限界はあるが，電源や麻酔などを要さない物資的なメリットに加えて，パラメディカルでも安全に提供できるという人的なメリットがある。1966年の『中国産婦人科ジャーナル』[37]も，MVAの一種について，「この中絶方法はかんたんで便利でコントロールしやすいだけでなく，下級衛生員にもすぐに教えられるという利点がある」と記していた[38]（ポッツ他 [1977→1985：141]）。

類似の方法がいくつもあるため，ここで若干，言葉の整理をしておこう。1970年代にアメリカの女性たちが〈中絶〉ではないものとして開発した月経抽出法（ME）は，医療内で行われるMVAと原理的にはほぼ同じである。これら手動吸引は，開発途上国の保健衛生の文脈ではしばしば月経調節法（Menstrual Regulation：略MR）と呼ばれる。MRも手動の吸引器を用いる点ではMEやMVAと変わりがないが，MEは女性のセルフヘルプ・グループのなかで仲間同士が施す処置であるのに対し，MVAは医療の中で行われる処置であり，さらにMRは保健ワーカーなどの準医療職の専門家が行うという点で位置付けが異なる。また，あえて妊娠を確認することなく「月経調節」（MR）を行うことで，

中絶禁止法の網の目をかいくぐっている国々もある。たとえば，女性に生命の危険がある場合を除いて全面的に中絶が禁止されているバングラデシュでは，1979年に前月経の開始日から10週未満でのMRが許可され，「通常は妊娠を医学的に確認する前に」国立病院もしくは家族計画サービス・センターで，月経不順の治療という名目のもとに盛んに行われている（Nashid *et al.* [2007：392-8]，cf. Women's Health Project [2001：74]）。

医療の中におけるMVAは，助産師など訓練を受けたパラメディカルでも行える処置であることから，女性に対する総合的なヘルスケアの一部として見直そうとする動きもある。2003年の『安全な中絶』でプライマリ・ケアとしてのVAサービス提供者の筆頭に挙げられているのは，「看護師，助産師，保健業務助手（health assistant）」といった中間レベル以上の医療スタッフであり，補足的に「場合によっては医師[39]」とされているのが目を引く。これらの専門家のうち，すでに内診とIUD挿入の技術を持つ者ならVAの訓練を受ければ実施可能だという[40]（WHO [2003：60, 69]）。実際，2008年，国際助産師連盟（International Confederation of Midwives：略ICM）はWHOの要請を受けて，中絶関連ケアを助産師の業務に含めることを決定した（ICM [2008]）。

一方，最近になって，先進国でもMVAを見直そうとする動きが見られる。たとえば，アメリカのジェリー・エドワーズ（Jerry Edwards）医師は，妊娠検査で陽性が確認されたら，すぐさま携帯真空シリンジによる中絶を行うといったプロトコルを構築し，提唱している（Creinin and Edwards [1997：1-32]）。妊娠検査薬の精度向上もあって，早期に妊娠に気付く女性はますます増えている。MVAは，次節で取り上げるMAと並んで，従来の外科的手法よりも早い時期に妊娠を終わらせることを可能にする[41]。つまり，こうした手法の導入は，中絶医療へのアクセスを高め，医療のコストを下げるのに加えて，望まれない妊娠による女性の心身の負担を最小限に抑えるためにも重要なのである。

5　中絶薬の導入

20世紀後半に，人類史上初めて，安全で確実に初期妊娠を終わらせる中絶薬ミフェプリストンが登場し，薬による内科的中絶が実現した。ミフェプリスト

ン（Mifepristone）とは物質名で，開発名はRU486，さらに製品名としてヨーロッパではミフェジン（Mifegyne），アメリカではミフェプレックス（Mifeprex），中国では息隠（米非司酉同片）の他，様々な名称の一群のジェネリック製品が中国やインド等で作られている。

この薬が登場するまで，薬草や鉱物を用いた様々な「堕胎薬」も存在してはいたが，正規の医療で使われることはなく，常に日陰の存在だった。たとえば，近世ヨーロッパでは，子宮の滑らかな筋肉を刺激し，強い収縮を引き起こすサビナという堕胎薬が女性たちのあいだで広く使われた[42]が，18世紀には「身勝手な人間や貧乏人」が中絶で命を落とすことを理由にサビナの売買は禁じられた（シービンガー [2004→2007 : 246-7]）。民間療法的な堕胎薬は，不確実で後遺症を残すこともあり，時に女性の命を危険にさらすと見られていたため，為政者によって禁止されたり，一般に忌まわしいものと見なされたりしていたようである。

18世紀のヨーロッパの医療関係者が堕胎薬を断固として受け入れなかったのは，多くの婦人病と同様に，堕胎も産婆の領域だと考えられていたためでもある（シービンガー [2007 : 246-7]）。当時，産婆術はいかがわしく，専門性にも健全性にも欠けると思われていた（シービンガー [2007 : 306]）。19世紀になって医学的知見に基づいて堕胎が禁止されるようになると，ヨーロッパ中の法律関係者は堕胎の規制を厳格化し，堕胎薬に関する研究は困難になった（シービンガー [2007 : 306]）。

20世紀半ばに開発された避妊ピル同様に，ミフェプリストンの登場も決して偶然ではなかった。先に述べた通り，避妊ピルはサンガーという活動家の〈独創の申し子〉（brain child）だった（Kramarae and Treichler [1985 : 339]）。サンガーの依頼を受けて避妊ピルを開発したのは，避妊薬の父と呼ばれるグレゴリー・ピンカスであり，そのピンカスが1960年代初期に受胎調節の後継者候補として見出したのが，後にミフェプリストン（RU486）の後見人となるエティエンヌ＝エミール・ボリューだった。RU486はフランスのルセル・ユクラフ社の研究者たちによって1980年に合成され[43]，人工流産を引き起こす特性が発見された時，ボリューは「しめた！」と叫んだという（バス [1995 : 181-2]）。当時，同社のコンサルタントだったボリューは，粘り強い研究者でもあったが政治的な策

略家でもあった。カトリック信者の社内役員や中絶反対派の反対を退け，この薬を生産ラインにのせ，1983年には特許を取得し，フランス厚生省の認可も得たのは，ボリューの功績だとされる（バス［1995：179-83］）。

ところが発売を目の前にした1988年，親会社であるドイツのヘキスト社からの圧力で，この薬の生産はいったん停止されてしまう[44]。ヘキスト社の前身はナチスの毒ガス製造会社だったため，中絶と虐殺とが結び付けられ不買運動が展開されることを恐れたのである。これを聞いて，ボリューはリオデジャネイロで開かれた産科婦人科学会の世界大会で，2000人の医師が署名した嘆願書を振りかざしながら，薬の生産を停止したルセル社の決断を「道徳的にけしからん」と非難した。その2日後，ルセル社の株式の3分の1を所有していたフランス政府はRU486販売を擁護し，時の厚生大臣クロード・エヴィン（Claude Evin）は，「政府の承認が下りた瞬間から，RU486は製薬会社のみの財産ではなく，女性の倫理的財産になった」[45]という有名なコメントを添えて，RU486を市場に出すようルセル社に命じた。

1988年，議論に揺れるフランスに先駆けて中国が世界初のミフェプリストンの認可国になり，エヴィンの命を受けたフランスがそれに続いた。以後10年間に，この薬を用いたMAは世界中で広く許容されるようになった[46]（Guttmacher Institute［2009：20-1］）。一部の国では強い宗教的反発を受けながらも，ミフェプリストンは四半世紀後の2013年1月の時点で世界56ヵ国で認可されるまでになった[47]。なお，ミフェプリストンと併用されるミソプロストールは，胃潰瘍の予防と治療のためにすでに世界80ヵ国以上で承認されており，単独でも76～96％の初期妊娠中絶を引き起こすことが知られている（Reproductive Health Supplies Coalition［2012］）。

ミフェプリストンは，妊娠を維持する黄体ホルモンの働きを妨げる薬である。妊娠7週未満であれば単独使用でも6～8割は流産を引き起こすが（Gynuity Health Project［2009］），子宮収縮剤としてミソプロストールを併用することで，妊娠7週未満での中絶失敗率を1％まで引き下げることができる（Speroff and Darney［2011：408］）。薬の分量と投与間隔については様々な処方があり，妊娠期間によっても変わる[48]。WHOが2006年に発行した『薬剤による中絶——臨床上の一般的な質問』（WHO［2006→2013］）によれば，妊娠9週未満の場合，

200mgのミフェプリストンを経口投与してから，36〜48時間後に0.8mgのミソプロストールもしくは1mgのゲメプロストを経腟投与する組み合わせで，96％が中絶（流産）に至るという（WHO［2006：17］）。副作用としては，子宮収縮痛，性器出血（最高30日間），胃のむかつき，頭痛，嘔吐，下痢，めまい，倦怠感，骨盤痛，失神などが報告されている（松本・早乙女［2005：222］）。

ミフェプリストンは，受精卵の着床に必要なホルモンを遮断することで妊娠を阻害する働きを持つ。そのため，ボリューは中絶薬ではなく「抗妊娠薬」(anti-pregnancy drug) と称していた（バス［1995：180］）。様々な処方があるが，典型的には200mgのミフェプリストンの錠剤を経口投与してから，24〜48時間のうちに子宮収縮剤ミソプロストールを投与することで流産が誘発される。ミソプロストールの投与法は様々で，妊娠7週（LMP）までならミソプロストール400μgの経口投与が可能だが，それ以降はミソプロストール投与の量と回数が増え，経口ではなく経腟，口腔，舌下のいずれかで投与する[49]。ボリューによればミフェプリストンは避妊薬や事後避妊薬として使うことも可能であり（バス［1995：207］），現在は妊娠24週未満の中期中絶や妊娠中期の外科的中絶の事前処理薬としても推奨されている（WHO［2012a：3-5］）。

MAとVAは，妊娠初期の中絶を求める女性たちに選択肢を提供している。VAの登場でD&Cが駆逐されたのとは対照的に，ミフェプリストンが認可され，MAが実用化された国々でも，かなりの数の女性たちがなおも外科的中絶（主にVA）を受けている。2002年の報告では，すべての初期中絶のうちMAを用いたケースがフランスでは56％，スコットランドでは61％，スウェーデンでは51％であった[50]（Wind［2002］）。だからといって，MAを使わなかった女性たちがVAを好んでいたと結論するわけにはいかない。医療提供者がVAしか提供していなかった可能性が残るためである。最近の研究によれば，MAとVAの選択肢を与えると，選択肢がなかった時に比べてMAを支持する女性の比率が高まることが明らかにされている（Moreu *et al.*［2011］）。

2003年に発行されたWHOのガイダンス『安全な中絶』では，妊娠9週までという制限付きではあったがミフェプリストンとミソプロストールを組み合わせたMAをVAと並んで安全で有効性の高い初期中絶技法として推奨した（WHO［2003：29］）。この時WHOは，「プライマリ・ケアのレベルで初期中絶を提供で

きるようにすることは，女性たちのアクセスを非常に高めるため重要」だという基本認識も示した（WHO [2003：20, 59]）。つまり，子宮内妊娠の確認さえ取れる医師であれば，産科医に限定する必要はないということである。さらに2005年には，「国内法で許可され文化的に許容されるところに限る」と「医療者の綿密な管理が必要」の但し書き付きではあるが，この二つの薬の組み合わせはWHOの必須医薬品（essential drug）モデルリスト[51]に指定された（WHO [2005b], WHO [2005c], WHO [2012b]）。2012年に発行されたWHOのガイダンス『安全な中絶 第2版』では，9週までという妊娠週数の制限がなくなり，ミフェプリストンとミソプロストールは妊娠初期から妊娠中期まで長期間に渡って安全に使用できる中絶薬として推奨されるようになった（WHO [2012a：3-4]）。

　ミフェプリストンによる中絶は，VAよりも時間がかかり，痛みもあり，通院回数も多くなる。それにも関わらず，この薬は多くの女性に支持されている（Moreau et al. [2011]）。そればかりか，自由のきく自宅に戻ってからミソプロストールを服用する〈自宅中絶〉の支持者も少なくない。アメリカで〈自宅中絶〉を経験した女性は，第2薬を用いてから排出が終わるまでのあいだの出血と痙攣がいちばん耐えがたかったと言いながらも，この時期にリラックスできる自宅にいられたことを肯定的に評価していた。実際，ミフェプリストンを選んだ女性たちが理由として挙げているのは，従来の方法に比べて「より自然である」，「よりプライバシーが保たれる」，「より痛みが少ない」，「中絶というより流産に近い」などであり，この薬が女性たちに好まれているのは医学的な有効性のためではなく，女性自身にとっての受け入れやすさと自己コントロール感であることが窺える（Simmonds et al. [1998：1313-23]）。使用後の感想を聞いた調査でも，「自分で状況をコントロールできる」ことが最も重視されていた（Fielding et al. [2002：34-40]，cf. Beckman and Harvey [1997：253-62]）。

　院内ではなく自宅でMAを行うことは，女性たちに新たな経験をもたらした。自宅中絶を行った女性たちは，受胎産物をその目で見，その手で処理することになる。プロチョイス派のレリジャス・トレランス（Religious Tolerance,「宗教的寛容」の意）は，女性たちが自分で処理することになる〈胚〉を次のようにリアルに描写している（Religious Tolerance org. [2006]）。

受精後3週間の時点[52]で自宅中絶を行った場合、第2薬によって排出される胚は2ミリメートル長であり、鉛筆の芯の先ほどの大きさである。さらに1週間遅れた場合は、数ミリメートルに成長しているが、まだ後に頭部に成長する部分としっぽから成る小さなオタマジャクシに似た形をしている。もう1週間遅れて、通常ミフェプリストンの使用可能時期の終わりが近づいてきた頃[53]には、小さな手足になる部分が芽生えるが、指の間には水かきがあり、顔は「明らかには虫類の特徴を備えている」。さらに1週間経った受精後6週目には1センチメートル強の大きさになり、顔の両側に目ができ、鼻と口になる部分に切れ目ができてくる。その翌週、通常、ミフェプリストンの投与が控えられる時期に入って、ようやく魚のしっぽのようなものは消え、顔つきも「豚に似た」ものに変化してくる。排出されるものは非常に小さく、たいてい胎嚢にくるまれているため「血の塊」として認識される[54]。それが大量の血液とともに出て来るため、しばしば「重い月経」のようだと表現される。

〈自宅中絶〉で女性たちが排出物を目の当たりにするようになったことを、人類学者のイレーヌ・ゲイル・ガーバー（Elaine Gale Gerber）は、「卵[55]を見る」と表現している。彼女によれば、「卵を見る」経験は、中絶を行う女性の罪悪感や悲しみを強める一方で、卵の〈死＝通過（passing）〉を儀式的に捉えたり、困難な状況の結末をその目で確認したりするのを可能にすることである種の安堵ももたらしている。想像された〈胎児〉ではなく、〈卵〉にしか思えない受胎産物を目の当たりにするようになったことは、むしろ女性たち自身をエンパワーしており、それと同時に社会全体に対しても、女性自身の経験の重要性と権威を高めることになったのである。そのように女性自身の経験が重視されるようになることは、胚／胎児をもっぱら赤ん坊として見る胎児中心主義イデオロギーを相対的に弱める効果をもたらす結果になるとガーバーは言う（Gerber［2002：104］）。

ガーバーが正しければ、自己コントロールを実感できるミフェプリストンは、この方法による中絶を選んだ女性を主体化し、エンパワーする可能性をもつ。その可能性に気付いているからこそ、アメリカのプロライフ派は、1990年代に

ミフェプリストンの有効性と安全性の報告が相次ごうと、なおも強硬な反対を続けたのかもしれない。プロライフからの強い抵抗にあったアメリカのFDAは、慎重な議論を重ねることを余儀なくされたが、最終的に国際的な潮流には逆らえず、ついに2000年に認可に踏み切った。

　それでも、アメリカのプロライフ派は少しでもこの薬へのアクセスを狭めようと攻撃の手を緩めなかった。2003年9月にカリフォルニア州でミフェプレックス（RU486のアメリカにおける商品名）を服用した18歳の少女が敗血症性ショックで死亡した事故は、プロライフ派がミフェプリストンの「危険性」を主張するための格好の材料にされた。この事故を皮切りに翌年にかけて敗血症の報告が複数続いたことで、プロライフ側はますます声高に規制を求めるようになった。

　こうした批判に応じて、FDAは2004年7月19日に「ミフェプレックスとミソプロストール使用後の敗血症で4人の女性が死亡した」事実を認め、同時に、「敗血症はどのような種類の中絶でも起こるリスクがある」、「今回のケースは通常の敗血症と症状が異なる」、「ミフェプレックスまたはミソプロストールが死因とは特定できない」と慎重な姿勢を示しながら、ミソプロストール服用後24時間以内に異変が生じた場合は受診するよう呼びかけた。さらに同年11月15日、FDAはいったんミフェプレックスの製品ラベルに前記の内容を含む警告文を追加するよう命じた（U. S. FDA [2004b]）。ただし、この事件は速やかに調査され、製品ラベルは早くも2005年7月に再度改訂されて、敗血症への警告を残しながらも、ごく稀にしか存在しないクロストリジウム・ソルデリー（Crostridium Sordellii）と呼ばれる細菌が原因の「非典型的」な例だったという説明が加えられた（U. S. FDA [2005b]）。「稀な感染症」としての敗血症に関する警告は、2009年版のラベルまで掲載されていた。

　ところが2011年になって、2000年のミフェプレックス合法化以降、2011年4月30日までの推定152万人の使用者中、死者は14人（0.0009％）[56]で（U. S. CIA [2013]）、深刻な感染症が生じたケースは48件（0.003％）にすぎなかった（U. S. FDA [2011b]）という統計的事実が発表された。ここまで少ない数値では、この薬との因果関係は証明できない。そのためか、2011年に改訂された現行のラベルからは、ついに敗血症にまつわる警告がすべて消去されることになった。

ちなみに，歴代のラベルの記録は「認可の歴史」というページに保管されている（U. S. FDA [2013a]）。

その一方で，FDAは，インターネットを通じてミフェプレックスを購入し，自己投与するのは危険だという警告は発し続けている。それは医師による処方を経て正規品を入手するといった安全なルートを取らないことへの注意喚起に他ならず，この薬自体を危険視してのことではない。この「FDAの警告」の情報が，日本で不適切に扱われた事実については，第4章で取り上げる。

ミフェプリストンは，すでに中絶が合法化された国ばかりではなく，いまだに中絶が禁止されている国々の女性たちの経験までも変えつつある。英国産婦人科ジャーナルは，ウィミン・オン・ウェブ（Women on Web：略WoW）と名乗る人道的支援団体が，中絶が規制されている国々における「危険な中絶による死亡数を引き下げるために，世界中の女性が安全な内科的中絶に手が届くように助ける」オンライン・メディカル・アボーション・サービスを提供していると報じている（British Journal of Gynaecology [2008：1171-8], Women on Web [2013]）。このサービスは，一回の中絶に必要なミフェプリストン1錠（200mg）とミソプロストール6錠（200mg），ならびに妊娠検査薬のセットを，中絶規制の厳しい国々の妊娠9週未満の女性に1回につき「最低90ユーロ〔1ユーロ＝130円として1万2000円弱〕の寄付」で送達するというものである。同グループのサイトは，英語の他，スペイン語，フランス語，オランダ語，ポーランド語，ポルトガル語でも読める[57]。このサービスを受けるには，子宮内妊娠の確認，妊娠週数，全妊娠の1～2％（日本産科婦人科学会・日本産婦人科医会 [2008：47]）と言われる子宮外妊娠（異所性妊娠）の恐れがないことの確認[58]などを含む細々としたスクリーニング・セッションをクリアしなければならない。スクリーニング項目の一つに送達先の国名があり，WoWが「安全な中絶が受けられない」と評価した国の女性でなければ支援を受けることができない[59]。

WoWの活動は一種の「遠隔医療」（telemedicine）にあたる。WoWの医師たちは細かいスクリーニング項目を設けて服用方法もていねいに指示することで，98％という高い成功率を誇っている（Women on Web [2013]）。WoWの医師が英国産婦人科ジャーナルに寄せた論文では，この方法が「従来の妊娠中絶（TOP〔Termination of pregnancyの略〕）と同程度に」安全であることを強調していた

(Gomperts et al. [2008:1171-8])。しかし，WoWの活動を報じたイギリスのテレグラフ紙は，子宮外妊娠等のリスクを排除できない限り，医療従事者が全く介在しないまま「サービス」を受けることは危険であると懸念を表明している[60]。WoWのオンライン・スクリーニングでは，医療者のもとで「子宮内妊娠」をしているかどうか確認することをチェック項目に入れているのだが，虚偽の申請をしても分からないという意味ではテレグラフ紙の懸念は妥当かもしれない。

いくらMAが安全であろうとも，医療の介在をやみくもに拒否することは得策ではない。女性のリプロダクティヴ・ヘルスを守るためには，女性の意思を尊重し，必要なときには常に保健医療サービスが得られる体制が作られることが望ましい。その一方で，医療の中で女性の主体化を保障するために，医療従事者の介入を最小限に留めることも重要である。また，従来，医療従事者が気付いてこなかったような女性たちのニーズに対応していくことも必要である。

MAは外科的中絶に比べて通院回数も増え，時間もかかり，痛みも伴う。それにも関わらず，この中絶方法を選んだ女性たちの大多数が，「再度中絶をするならこの方法を選ぶ」と答えており，その比率は従来の器具中絶の手段よりもはるかに高い (Jensen et al. [2000:1292-9])。これまでのように，医療提供者が効率と安全性といった基準だけで提供するサービスを決めていては，こうした女性たちのニーズに応えることはできない。MAを好む女性たちが挙げる理由は，医療統計的なリスクの低さではなく，医療従事者による侵襲性が低いことや，女性が自らコントロールできる余地が大きいために主体としての女性の自律が守られることなのである (Fielding et al. [2002:34-40], cf. Mabel et al. [2008:150])。

リプロダクションに関する個人の考えは，実のところ非常にバラエティに富んでいる。中絶を必要としていても，外科的な手術を恐れている女性もいれば，自分のプライベートな部分を医療従事者に触れられたくないと感じている女性たちもいる。一方で，能動的に自分の〈中絶〉と向き合いたいと考えている女性たちもいる。外科的方法以外に選択肢がなかったこれまでは，女性たちの多様な意識や願望はほとんど見落とされてきた。だがMAの登場で事情は変わった。医療に管理された出産を拒否し，自宅出産を好む女性がいるように，プライベートな性行為の結果である胎児との別れについても，プライベートな体験

にしたいと考える女性がいてもおかしくはない。自分なりの儀式を行いたいと考える女性もいるかもしれない。自宅で薬を飲むことで中絶を終わらせることが可能になるなら，愛を交わしたときと同じベッドの上で，相手の男性とともに"そのとき"を迎えることも可能になる。ミフェプリストンが導入されれば，中絶というクリティカルな出来事に自分に納得のいく形で向き合える可能性が広がる。

　従来の中絶方法では中絶を受ける女性が状況をコントロールすることはほとんど不可能だったが，MAや自宅中絶を導入することで医師への依存度が減れば，その分だけ女性自身による裁量権は広がる[61]。このことは，19世紀末にD&Cの登場で外科的な初期中絶が可能になったことや，20世紀半ばにVAが普及したことに匹敵するほどの大きな，そして質的に異なる変化をもたらすかもしれない。D&Cが危険な堕胎による死のリスクを遠ざけ，VAが医療の中における合法的中絶を推進したのに続いて，MAは医療の介入を抑制しながら女性を主体化していくという新たな方向性を提示している。この変化は，まさに〈第三次中絶革命〉と呼ぶにふさわしいように思われる。

6　生殖コントロール技術の発展

　今や子どもは計画的に「つくる」ものになった（荻野［2008：v］）。その裏側には「つくらない」ための予防手段が幾重にも張り巡らされるようになったという事実があり，そうした手段へのアクセスを妨げているのは法的，社会的，経済的，文化的または心理的な障害のみである。

　ここで生殖コントロール技術の現状を整理しておこう。現時点で最も安全で確実な避妊方法は第3世代の超低用量避妊ピルと銅付加IUDだと考えられるが，避妊成功率を劇的に高めたミレーナという新しいステロイド投与法も注目されている。ただし避妊ピルやミレーナなどのステロイド投与法は女性の体内のホルモンバランスに影響を及ぼす方法であり，この点に不安を感じる女性たちもいる[62]。また避妊ピルは過去50年間にますます安全性が高まり，海外の多くの国では医師の処方なく店頭で購入できるためにアクセスもぐんと高まっているが，女性自身が毎日欠かさず服用しなければならず，人為的ミスの確率も高く

なる。一方，IUDとミレーナは長期間に渡って何もしなくとも避妊効果が続くが，医師によって子宮内に装着してもらう必要があり，他の避妊方法に比べて侵襲性が高い。一方，男性用または女性用のコンドームに代表されるバリア法は，ステロイド投与法に比べて避妊率は落ちるが性感染症（STD）予防の効果もある。AIDSを含むSTDの蔓延を背景に，現時点では避妊ピルとコンドームを併用することで避妊とともにSTDも防止する「二重の保護」が，最も安全で信頼性の高い方法だと考えられている。

　だが，いくら技術が進展しても人為的なミスや怠慢の可能性はつきまとうため，避妊が100％確実になることはない。妊娠を望まない人が避妊を怠ったりその効果に不安を抱いている場合には，性交後72時間以内にIUDまたはホルモン剤を用いた緊急避妊（EC）を用いることで，万が一受精卵が形成されていてもその着床を妨ぐことができる。さらに，もしECを行えるタイミングを逃しても，次の月経が予定される時期に月経抽出法（ME）または月経調節法（MR）を行うならば，もし妊娠していても，妊娠初期の胚は人為的に排出される経血とともに体外に排出されることになる。

　以上の手段にアクセスできなかった場合は，妊娠5週頃から妊娠反応検査で妊娠を確認することが可能であり，妊娠6週目以降は超音波検査でより確実な診断を受けることができる。そこで妊娠が確認され，妊娠継続を望まない場合には，薬による内科的中絶または外科的な中絶手術のいずれかを利用できる。妊娠9週未満という妊娠早期にはミフェプリストンと子宮収縮剤を組み合わせた内科的中絶（MA）や手動吸引（MVA）が可能であり，妊娠12週未満ならMAか電動の吸引中絶（EVA）で安全に中絶できる。妊娠12週から22週未満の期間についても，拡張除去術（D&E）と呼ばれる外科的中絶や従来の陣痛誘発剤に加えて，今ではミフェプリストンとミソプロストールの組み合わせによる妊娠中期のMAが可能になっている（巻末用語集「中期中絶」参照）。

　このように，現代では望まれない出産を回避するための避妊や中絶の手段が何段階にも渡って存在している。かつての「堕胎」とは違って，合法的で医療保健の文脈で行われるこれらの避妊や中絶の手段は，女性にとってのみならず，それを取り扱う医療従事者にとっても，より倫理的な抵抗感の少ない形で望まれない妊娠を管理できる方向へと進化してきた。より早期に，より避妊に近い

形へと変化する生殖コントロール技術は，女性たち自身の選択肢を大きく広げたばかりか，社会にとってもますます容認しやすいものへと移行しつつある。しかも，そうした技術進展の結果として，避妊と中絶の垣根がよりいっそう曖昧になりつつあることは，社会における中絶観や胎児観にも影響を及ぼしているように思われる。

さらに重要なのは，こうした一連の新しい生殖コントロール技術が，女性の人権意識の高まりを背景として，女性の人生を制約してきた大問題に対する「具体的な解決の可能性」を女性たち自身に提示したということである（スュルロ［1965→1966：33-4］）。「産む／産まない」が真に選択可能なものになれば，もはや女性たちにとって生殖の負担は宿命として堪え忍ばねばならないものではなくなる。意図せぬ不都合な妊娠のために，女に生まれたことを呪うしかなかった時代はすでに過去になったのである。かつてのスティグマまみれの堕胎が新しく安全な生殖コントロール技術に置き換えられたことは，女性が自らの生殖を管理する技術を自分たちのものだとみなす〈エンタイトルメント意識〉を養うのにも寄与したように思われる（巻末用語集「エンタイトルメント意識」参照）。また，そうした技術を用いるかどうかの「選択」を行うのは自分たち自身であるという意識が女性たちのあいだに広まり，その意識が社会の承認を受けるようになるにつれ，リプロダクションをめぐる法や倫理も変化せざるをえなくなっている。

しかし，日本の生殖コントロール技術は国際的な水準から大きく立ち遅れており，またそうした技術をめぐる法制度のあり方も議論の指針も国際的な動向とかけ離れているというのが実情である。第Ⅱ部では，世界とは様々な意味で状況が異なる日本独特のリプロダクションの現状を見ていこう。

注
1）日本語ではこの語が「堕胎」とも「中絶」とも訳されていることに注意。
2）「毒薬」とされるものも含む。
3）胎児を排出しようと腹部をきつく縛ったり，叩いたりする残酷なやり方も含まれる。
4）キュレット（currette）はフランス語の「きれいにする」（curer）が語源だとされる。

5）「国内でラミナリア桿の製造はもはや行われていない」との噂を耳にして，日本ラミナリアに問い合わせたところ，同社は1982年以来2013年4月現在までフル生産でラミナリア桿の製造を続けているが，6年前に同業者の水谷ラミナリアが廃業したとの情報を得た。
6）流産処置の場合，健康保険対象となり子宮内容清掃術と呼ばれる。初期中絶に用いるdilation and curettageは子宮内膜搔爬術，中期中絶に用いるdilation and evacuationは子宮内容除去術と訳し分けられることもある。日本の産科医ではD&CとVA，さらには中期中絶に用いられるD&Eまで網羅した概念として「子宮内容除去術」が使われているようであり，若干の混乱が見られる。なお本書ではD&C（Dilation and Curettage）を拡張搔爬術，D&E（Dilation and Evacuation）を拡張除去術と訳すことにする。なお，dilationの代わりにdilatationと綴ることもある。
7）産科学の定番教科書の一つPritchard and MacDonald [1976] は，D&C時の麻酔として子宮頸部への注射による局所麻酔を採用している。
8）英語ではtherapeutic abortionで，日本語では「治療的堕胎」，「治療的（人工）流産」，「治療的中絶」の訳語が当てられた。妊娠が進むとD&Cは行えず，治療的中絶の枠内で穿刺法（羊膜に穴を空けて早産させる）や注入法（液体を注入することで子宮収縮を起こさせる）が治療的中絶の枠内で行われることもあったようである。
9）なお，ショーターは明示していないが，後述の通り欧米社会に吸引中絶が普及した1970年前後に〈第二次中絶革命〉があったと見て差し支えないだろう。
10）略号が好まれたのは，いかにも専門用語的な響きのためでもあろう。アメリカの医師たちは，民間療法的な堕胎に対し，D&Cをれっきとした外科手術として位置づけようとしていた（Tunc [2008：15-40]）。
11）ここで言う「可視化」とは，宣伝などにより堕胎ビジネスが目につくものになったことを指す。
12）19世紀半ばの違法堕胎師と正規の医師が行う堕胎は，方法そのものにおいては大差がなかった。
13）正規の医師による違法堕胎師を駆逐しようとする動きについて，詳しくは荻野 [2001：6-34] を参照。なお荻野によれば，19世紀初頭には既婚女性による堕胎はそれほど一般的ではなく，未婚女性が主流であったため，堕胎は重大な社会問題とは見なされていなかった。既婚者が堕胎をするようになって，利己的な女たちが家族や夫婦関係という「社会の根幹」を危うくしているのだと人々は危機感を持つようになった（荻野 [2001：6, 12]）。
14）当時は「胎動」が起きるまでは胎児には生命がないものとするコモンローの考え方が一般的であった。その考えに基づき，商業的堕胎師のもとで女性たちが安易に（つまり自由意志で）堕胎することを医師たちは批判したのである。
15）ショーターは「1930年代の技術革命の申し子」である"比較的安全"な中絶というのは，「1780年代に対してであり，1980年代ではない」と述べている（ショーター [1982→1992：226]）。

16) 惨憺たる結果をもたらした女性自身や下手な堕胎師による堕胎を指す。
17) 内科的中絶とは，従来の外科的な中絶と対比させた言い方である。イギリスではEarly Medical Abortion（EMA）という呼び方がしばしば用いられており，VAとの時期的差異をさらに際だたせている。薬剤を使うという意味で薬剤中絶（pharmacological abortion）と言われることもある。
18) 「吸引中絶＝aspiration abortion」だが，aspirationだけでも「中絶」の意味とされる。
19) しばしば手動吸引（manual aspiration）とも呼ばれMAと略されるが，内科的中絶（medical abortion, MAと略される）と紛らわしいため本書ではMVAで統一する。
20) パラメディカルは「医療支援行為や，医療従事者・補助者の総体を指す言葉」（日本パラメディカル協会［2010］）で，英語ではparamedic staffなどと言う。日本では「コメディカル」と呼ばれることもあるが，こちらは和製英語であり，定義もまちまちであるため，本書では「パラメディカル」で統一する。
21) すべての患者が最初にかかる総合医（ジェネラリスト）が行う保健医療活動のことで，日本にはまだ制度がない。日本プライマリ・ケア連合学会は，プライマリ・ケアを「国民のあらゆる健康，疾病に対し，総合的・継続的に，そして全人的に対応する地域の政策と機能」と定義しており（日本プライマリ・ケア連合学会［2013］），「身近にあって，何でも相談にのってくれる総合的な医療」を意味するとしている（日本プライマリ・ケア連合学会［2013］）。
22) induced abortion＝人工妊娠中絶のこと。
23) 日本の初期の例では小山田勝保の1955年の報告がある（小山田［1955：610］）。1950年代に中絶を合法化した東欧諸国でも盛んに研究されていた。
24) 手動の真空吸引器は，必ずしも医学研究者によって開発されたわけではなく，世界各地でローカルな発展を遂げている。「月経抽出法」のほか，「月経調節法」（menstrual regulation）や「ミニ中絶」（mini abortion）など様々に名付けられている事実からも，それぞれ独立して発達したことが示唆される。
25) ベリクの父の麻酔法は，麻酔そのもののためにVAの処置以上の時間がかかったため，ほとんど顧みられなかった。
26) 1996年にアメリカのケーブルテレビ用に作成された映画「スリーウイメン——この壁が話せたら」（Nancy Savoca（Dorector), "If These Wall Could Talk," Home Box Office Home Video. 邦訳版はギャガ・コミュニケーションズ）の中では，違法の堕胎師によるD&Cと，合法の中絶クリニックにおける人道的なケアを伴うVAが対比されている。
27) この会議では「1960年代の医療文化では珍しく」，「パネリスト全員が女性」の特別セッションが開かれたという（Joffe［1995：43-4］）。これは会議の主催者の側に「中絶がジェンダー不平等の問題だという意識」があったしるしだと，ジョッフは見ている。
28) フィールドストンは1950年代から60年代にかけて非合法中絶を手がけ，当時はAlan Guttmacherの指導下でマウント・シナイ病院の研修医として働いていた

(Tunc [2008：26]）。
29) カーマンは，1961年に「望まぬ妊娠をした少女達の悲惨さに肝をつぶし」て以来，非合法中絶に真摯に取り組むようになり，自ら考案した細くて柔軟なプラスチックの吸引キュレットと携帯シリンジを用いて非合法手術を行っていた。
30) 同州では1973年の中絶合法化に先駆けて治療目的の中絶を合法化し，届出を義務づけていた。
31) "Avoidance of Late Abortion," in *The Lancet*, 1979, 2(8152)：1113-4.
32) 「ノータッチ」と「非トラウマ的」は，ともに医師にとっての抵抗感が下がることを意味しているように思われる。
33) 中絶合法化後のアメリカでは，もはやこの方法が初期中絶の手段であることを隠す必要はなかった。1990年に原著がアメリカで出版された『新版 ウーマンズ・ボディ』には，「妊娠し着床してしまった場合」に用いる手段として「月経抽出」が紹介されており，「これは実際上ごく初期の中絶です。このため行なわれていない国もあります。通経手段としても知られ，月経が遅れてから2週以内に行われます。子宮内膜ともしあれば胎芽の組織を吸収します。約10分で終り外来治療ですみます」と説明されている（ダイヤグラム・グループ編著［1990→1992：366］）。なお，MEの発案者たちは鋭いキュレッテージ(sharp curettage)という異名をもつD&Cの「カミソリのように鋭い」，「ナイフ」のようなキュレットに対して，明らかに嫌悪と拒否感を示している（Chalker and Downer [1992：11, 83]）。
34) 自分の「パワー」を自ら強化すること（cf. 若尾［2004：290-1］）。
35) 女性のセクシュアル＆リプロダクティヴ・ライツの実現を目指す国際組織であるIpasは，1980年代から2000年までアメリカでミフェプリストンの認可をめぐって保守派から強い圧力がかけられた時期にも，この技術を再発見して普及を図ろうとした（Ipas [2008]）。
36) 簡単な器具さえあればよく，電気も不要で，麻酔も最小限ですむ。現在使われている器具の例は，43ページの図表3-4を参照。
37) 先述のロレーヌ・ロスマンも，中国の医学ジャーナルに掲載された手動の吸引器具に関する記事の英訳を参考にしたと言われる（Tunc [2008：85]）。
38) 彼らは日本にも言及している。「第2次大戦中，多くの日本人医師が中国にわたり，この方法を知ったと思われ……〔手動吸引法は〕中国人よりむしろ日本人による再発見とも言える」。1950年代後半と60年代初期に「日本，ロシア，東ヨーロッパでこの方法が普及」した（ポッツ他［1977→1985：141]）という記述もあるが，この時期に日本に吸引法が普及していたと考えうる証拠は添えられておらず，著者たちの誤解であったように思われる。
39) Surgeon（外科医）ではなく，Physician（内科医）とされている。
40) 同じスタッフが内科的中絶の処方と監視も担当する。
41) オランダでは，胎盤が形成される前の時点（妊娠6週と2日まで）のMVAを「超過時処置」(overtime treatment) と呼び，中絶ではない処置として合法的に行われているという（オランダの産科医Gunilla Kleiverdaとの個人的な談話による）。

42) そもそもサビナ（savina）という名前がついたのは，若い女性を恥辱から救う（saving）ためだったとも言われる（シービンガー［2007：169］）。
43) 実のところボリューはルセル社のアドバイザーであり，実際の開発作業を手掛けたのは同社内の研究者たちだった。しかし，ボリューがいなければRU486は世に出ていなかったであろう（cf. バス［1995］）。
44) このパラグラフは主にバス［1995：182-3］による。Chalker and Downer［1992：216-7］，Ulmann［2000：117-20］も参照。
45) *The New York Times*, "France Ordering Company to Sell Its Abortion Drug"（1988年10月29日付）．Reprinted in http://www.nytimes.com/1988/10/29/world/france-ordering-company-to-sell-its-abortion-drug.html（2013年12月20日アクセス）．
46) 当時プロライフ派のブッシュ政権下にあったアメリカは，1989年に輸入を禁止したが，激しい議論の末，2000年に解禁した。
47) 2013年1月24日バンコクで開かれた2nd International Congress on Women's Health and Unsafe Abortion（IWAC）2013 "Plenary 4：Medical Abortion" におけるHelena von Hertzen医師の口頭発表による（Second IWAC［2013］）。
48) メソトレキセートとミソプロストールなど，ミフェプリストン・ミソプロストール以外の組み合わせでMAが行われることもあるが，後者の組み合わせが最も成功率が高いとされている。
49) アメリカでは2004年の死亡事故がミソプロストールの経膣処方と関連があると見られたため，今では経口が主流である。
50) これらの国々で，中絶薬が導入されたことに伴う中絶率の上昇は見られなかった。
51) 各国が必須医薬品を選定する際のモデルとして，WHOが作成しているリスト。人々の健康を保つために必要不可欠なものと位置づけられている。
52) MLPでは「妊娠5週」にあたる。
53) この描写が行われたミフェプリストンの導入初期は，妊娠49日未満（7週未満）が使用期限と考えられていた。今でも国によっては使用可能期間が制限されている。
54) The Boston Women's Health Book Collective［2005：396］も参照。
55) 受精卵（胚，胎嚢）のこと。
56) 妊産婦死亡率（出産10万件につき21人≒0.02％）と比べてもはるかに低い率である。
57) 2013年6月現在，一部情報については日本語のページも見られる。
58) ミフェプリストンは子宮外妊娠には無効であるため，この薬を使って中絶したつもりでいて，子宮外妊娠が続行すると非常に危険である。
59) 以前，日本はこのサービスの対象から外されていたが，日本の実情が同団体に知られるようになった結果，2012年から日本もサービスの対象にすることに決めたという。第4章第1節で後述する。
60) *Telegraph*, "Women Risk Health by Using Abortion Websites."（2008年7月18日付）．Reprinted in http://www.telegraph.co.uk/news/uknews/2284965/Women-risk-health-by-using-abortion-websites.html（2013年6月29日）．
61) ただし，すべての女性が内科的中絶によって排出される胚／胎児を自分で処理す

ることを望むわけではないだろうし，充分な情報提供やカウンセリングがないままにそれを体験させるのでは心理的トラウマの原因にもなりかねないことは注意を要する。
62) 日本人の場合は，ピルに対する「副作用」への懸念が非常に強く，この点については今後，海外との比較研究などにより要因を明らかにしていく必要がある。なお，ミレーナの避妊成功率は著しく高く副作用も少ないと言われているが，最も新しく開発された方法であるため，他の方法に比べて長期使用による影響はまだ不明だと言わざるをえない。

Ⅱ　日本における中絶の現状

第 4 章

生殖コントロールをめぐる日本の状況

1 日本の中絶傾向

　少子化への警鐘が鳴らされ続けている日本とは対照的に，世界の人口は今も増加傾向を見せている。2011年，世界の人口は70億人に達し（United Nations [2011b]），2050年までには90億人を超えると見込まれる（国連人口基金 [2012：17]）。世界全体では，合計特殊出生率は緩慢ながらも継続して低下しているとはいえ，先進地域と途上地域の間には大きな格差があり，世界平均2.5に対し，先進地域では1.7，開発途上地域2.8，後発開発途上諸国では4.5，サハラ以南アフリカでは5.1である（国連人口基金 [2012：17]）。2001年には，年間2億1000万人の女性が妊娠し，そのうち出生に至るのは3分の2弱の1億3500万超件，残りの3分の1強にあたる7500万件は死産や自然流産，人工妊娠中絶に終わっていた（WHO [2011：11]）。2008年の推計では，世界中で4380万人の女性が中絶を受けており，そのうち600万人が先進国で，残りの8割以上が発展途上国で暮らしていた（Guttmacher Institute [2013b]）。2008年の中絶率（15～44歳の女性1000人についての中絶数）でみると，先進国の24に対し，発展途上国は29と，先進国の方が低いとはいえ，驚くほど大きい差だとは言えない。先進地域のなかでも，西ヨーロッパの中絶率は12で世界で最も低く，北欧は17，北米は19である（Guttmacher Institute [2013b]）。

　ところが，上記に比べても日本の中絶率ははるかに低い。平成23（2011）年度の統計で7.5（ただし女子15歳以上50歳未満）であり，調査対象年齢が若干広いことを考慮に入れてもかなり低いレベルである（厚生労働省 [2012]）。他の国別

比較を見ても，日本の中絶率は世界で最も低い部類にあることが確認される（シーガー［2005：34-35］）。

　ただし，日本で実際に行われているすべての中絶が統計に反映されていない可能性は残る。医学雑誌『ランセット』によれば，中絶件数については「通常，政治的および宗教的指導者からスティグマと取り締まりを受けるため，合法的に中絶を受けられる国々でも過少報告は常に行われている」[1]。実際，日本の中絶実数が統計よりはるかに多いのではないかという疑念はしばしば示される（Brasor and Tsubuku［2012］）。実際に何倍なのかは不明だが，ある統計学的な試算では，日本における中絶実数は厚生省への届け出件数の約1.6倍だと推定されている（高澤［1999：108］）。一方，岩本はアンケート調査を踏まえて，「医師－患者間」で生じた中絶の実数は届け出数の「多くて1.3倍」と見積っている（岩本［2007：101］）。ただし，仮にこれらの試算を採用したとしても，日本の中絶率は世界の中ではまだ低い方である。

　続いて中絶の理由を見てみよう。世界の女性たちが挙げている中絶選択の理由は，基本的に似通っている。世界27ヵ国での調査をまとめた結果によれば，出生のタイミングを先送りしたい出生延期（spacing）や希望挙児数に達しているなどの理由による出生停止（stopping）といった出生調節の都合の他，教育や雇用の都合，子の父親から支援が得られない，すでにいる子供たちにちゃんと教育を受けさせたい，貧困，失業，これ以上子供を育てる余裕がないなどの社会経済的懸念が頻繁に挙げられ，それ以外にも，夫やパートナーとの関係性の問題，若すぎるためなどの理由もしばしば挙げられていた（Bankole, Singh and Haas［1998：117］）。

　一方，木村好秀が日本国内で行った調査で挙げられた中絶の理由を見ると，希望しない妊娠[2]と経済的理由がともに33.7％で最多であり，続いて結婚前の妊娠，健康上の理由，避妊の失敗，相手の反対などである（木村好秀［1996］）。調査項目の違いのために厳密な比較はできないが，産み育てていく条件が整っていないことに起因しているという意味では，世界の傾向と際立った違いは見られない。

　もう一つ，日本の中絶状況で特筆すべきことは，第二次世界大戦の直後，他国に先駆けて事実上中絶が合法化されたことである。戦後日本の中絶件数は，

1948年の優生保護法制定ならびに1949年と1952年の法改正によって急速に増大し，110万件台を記録した1955年をピークに，1960年代初めまで毎年100万件を超える時代が続いた（図表4-1）。冷戦当時の西側諸国でこれほど早い時期に中絶を合法化した国は日本のみ[3]であり，事実上，中絶が避妊代わりに使われることで避妊政策の後れを補ってきたことが，1950〜60年代に大量の中絶がもたらされた一要因だと考えられる。既婚夫婦の出生歴を分析した佐藤龍三郎らは，「我が国においては不妊手術，子宮内避妊器具（IUD），経口避妊薬（ピル）など効果の高い避妊法の普及度が欧米諸国に比べて非常に低いという状況にもかかわらず」，「出生停止意図」が，「夫婦の出生コントロール行動に大きな影響を及ぼしており，その目的達成において人工妊娠中絶が重要な役割を演じていることが示唆される」と述べている（佐藤・岩沢［1998：42］，cf. Sato and Iwasawa［2006：52］）。

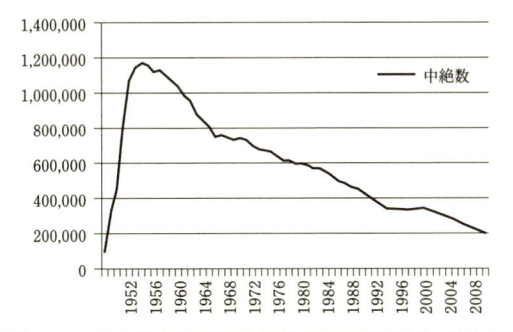

図表4-1　日本の人工妊娠中絶数の変遷（1949-2011年）
（出典：国立社会保障・人口問題研究所『人口統計資料集（2008）』の「表4-21　人工妊娠中絶数および不妊手術数：1949〜2011年」を元に作成）

日本人の最近の中絶率が世界に比べて高率でないことは先に述べたが，女性たちの中絶経験率に関する国内の報告には若干のばらつきがある。国立社会保障・人口問題研究所が1997年に実施した第11回出生動向基本調査[4]によると，中絶経験回数は平均0.32回であり，女性対象者の22.8％が経験者である。ただし年齢を重ねるほどに経験率が高まるため，45〜49歳では41.7％が経験ありとなり，平均回数は0.62回まで上昇する。一方，1999年にNHKが行った性行動・性意識に関する全国調査[5]では，16〜69歳までの女性1082人中妊娠経験のある

者が68％で，そのうち中絶経験のある者が42％を占めており，全女性にならすと約3割が経験者であった（NHK「日本人の性」プロジェクト［2002：231］）。一方，厚生労働省研究班（主任研究者＝佐藤郁夫・自治医科大学名誉教授）と日本家族計画協会の共同調査によれば，16～49歳（890人）のうち中絶経験者は6人に1人（16.3％）である[6]。なお，そのうち3割が複数回の経験があり，20歳以下で初めて手術を受けた人が経験者の31.7％を占めていた。2012年の出生数は約103万3000人であり，2012年度の中絶件数約20万2000人と合わせた数を仮に全妊娠数と考えても，対妊娠比の中絶率はおよそ16％ということになる。

日本の人工妊娠中絶の実数は，最新の厚生労働省の統計[7]によると年間20万2,106件で，前年度より減少している。図表4-1を見れば，年間報告数が100万件を超えていた1950年代のピーク期以来，日本の中絶数は減少の一途をたどっていることが分かる。しかし，それでもまだ平均すると1日に550件強，2～3分間に1件近くの割合で中絶が行われていることになり，決して少ない数とは言えない。実際，中絶は日本の女性にとって「全身麻酔を伴う手術としては最多」であり，産婦人科医が行う手術としては「分娩後の裂傷縫合を除けば最も多く行われるもの」である（樋口［1991：1535-8］）。

続いて中絶時の妊娠週数を検討してみると，過半数が妊娠7週以前に中絶しており，これと妊娠8週から11週以前までとを合わせた初期中絶の比率は全体の94％にも達する（図表4-2）。満12週以降21週までの合法的な中期中絶の比率はわずか6％である。妊娠12週あたりが境目となる初期中絶と中期中絶とでは

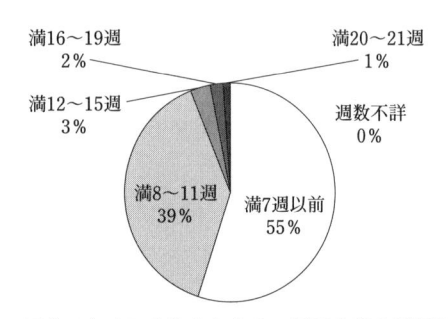

図表4-2　平成23年度に実施された人工妊娠中絶の妊娠週数別割合
（出典：平成23年度衛生行政報告例「第64表　人工妊娠中絶件数，年齢階級・妊娠週数・事由別」を元に作成）

中絶技法も違ってくるし，胎児に対する女性自身や周囲の反応も変わる。そこで以下では，日本で圧倒的多数を占めている初期中絶について，国内でどのような方法が採用されているかを検討する。

　日本の初期中絶で使われている方法は，後述する2010年の調査まで一度も調べられたことがなかったが，『日本産婦人科学会雑誌』(略『日産婦誌』)を初め数々の記述から (cf. 木村好秀 [1998]，河野 [1999]，森冬美＆からだのおしゃべり会 [1998])，拡張掻爬術 (D&C) が主流であることが容易に推察された。たとえば，1998年に発行された『21世紀のキーワード リプロダクティブ・ヘルス／ライツ——性と生殖に関する健康と権利』では，妊娠12週までの中絶方法として子宮内容除去術[8]が詳述されている一方，吸引中絶には全く言及がない (木村好秀 [1998])。2002年の『日産婦誌』の「研修医のための必修知識——子宮内容除去術 dilatation and curettage」には，「吸引を用いる場合もあるが，主に胎盤鉗子（流産鉗子）とキュレットの組み合わせで行われることが多い」としてD&Cの手技が説明され，吸引の説明はない[9] (高橋剛 [2002：65-6])。2005年の日本産婦人科学会の「研修医のための必修知識と追補」のリストには「子宮内容除去術」の記述しか見られない (日本産科婦人科学会 [2005])。2008年の『日産婦誌』では，産婦人科医が「子宮内容除去術 (Dilation and curretage)」を説明している一方，やはり吸引中絶には全く触れていない (仲村・岡村 [2008])。他の国内の産婦人科のテキストブックやマニュアルも同様で，もっぱらD&Cを取り上げるか，VAが紹介されている場合もD&Cに準ずる二次的手法として扱われている (塚原 [2005：83])。つまり，日本では中絶といえばD&C (掻爬) というのが〈当たり前〉になっているようである。日本では，指定医制度によって，産婦人科医の中でも特に訓練を受けた人々しか中絶を行えない。その排他的制度の中でこの手法が継承されている可能性もある。

　D&Cが当たり前のように使われていることは，2010年に行われた産婦人科医を対象とした国内初の中絶実態調査[10] (以下，「2010年指定医調査」とする) で裏付けられた。この調査の結果，実に9割近くもの医師がD&Cを単独でもしくは吸引との併用で使用していることが確認されたのである (図表4-3)。このようにもっぱらD&Cが行われているばかりか，日本人はD&Cに適した器具を独自に開発してきたようである。日母型ヘガール子宮頸管拡張器や日母型有窓鈍

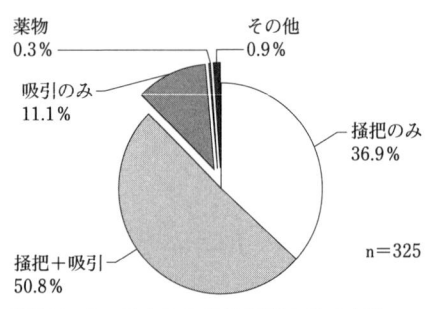

```
              薬物       その他
              0.3%      0.9%
          吸引のみ
          11.1%
                                    掻把のみ
                                    36.9%

                                      n=325
        掻把＋吸引
         50.8%
```

図表4－3　日本における初期中絶の方法

(出典：杵淵恵美子・水野真希・塚原久美「医師を対象とした人工妊娠中絶の医療実態調査」(2011年9月30日，日本母性衛生学会ポスター発表) の図表を元に改訂)
＊調査時には別カテゴリーであった「掻把後吸引」と「吸引後掻把」は「掻把＋吸引」にまとめた。

匙など，D&C用の医療器具の中には「日母型」と名の付いたタイプが散見される。日本の中絶技術は孤立した環境で独自に進化してきたという意味でまさに「ガラパゴス化」していると言えるかもしれない。日本の中絶技術について詳しくは，第4節で再び取り上げる。

中絶の費用については，日本の中絶は自由診療扱いであるため各医院で好きに料金を設定することができる。先進国では健康保険や民間の医療保険で対応している例が少なくないため，日本のケースは比較的珍しいと考えられる。

2010年指定医調査によれば，日本の初期中絶の費用は6万〜20万円で平均10万1000円（回答数＝309）であった[11]。これに比べると，アメリカの家族計画協会（Planned Parenthood）の調査によれば，アメリカでは，院内で行うMAで350〜900ドル（1ドル＝100円として3万5000〜9万円），自宅で行うMAは350〜600ドル（同3万5000〜6万円）であり（Planned Parenthood Federation of America [2013a]），D&Cが主である日本よりもかなり安い。フランスでは公立病院での中絶は最大400ユーロ（1ユーロ＝130円として5万2000円，うち自己負担額は50〜80ユーロ＝6500〜1万400円）ともともと低価格だったが，2013年4月1日からは全面的な公費負担となり患者にとって中絶は無料化された（Phelan [2013]）。イギリスでは，マリー・ストープス・インターナショナル（Marie Stopes International）の場合9週までのMAが464ポンド（1ポンド＝150円として6万9600円），外科的中絶（VA）は14週までが麻酔なしで562ポンド（同8万4300円），鎮

痛下で643ポンド（9万6450円），全身麻酔下で707ポンド（10万6050円）である（Marie Stopes International［2013］）。イギリスの料金は比較的日本に近い水準にある[12]が，MAを導入すれば安くなり，また同じ外科的中絶でも全身麻酔を慣例にすることで中絶料金が高めになることが見て取れる。

そもそも他の先進国に比べて男女間賃金格差が非常に大きい日本[13]において，中絶費用が高く，また公費負担も皆無であることは，女性の主体的な選択を損ねる要因になりうる。学生など若い女性の場合，費用集めのために中絶のタイミングが遅れぎみになるといった問題も懸念される。経済的な心配をすることなく，必要な場合は速やかに中絶を受けられるようにするためにも，コストの安い中絶方法への移行は重要であろう。

最後に，現在の日本では全体的に中絶数も中絶率も減少傾向にある中で，20歳未満の中絶率が比較的高いことが懸念されている。20歳未満の中絶率の急上昇が注目されるようになったのは2000年前後のことである。平成15年度の「保健・衛生行政業務報告結果の概要」によれば，1989（平成元）年を100とした指数で2003（平成15）年の中絶実施率を示すと，全体では75（30歳以上では50）へと減少していたが，20歳未満では195とほぼ倍増していた。ちょうどそのころがピークであって以後は漸減傾向に転じたものの，長期的に見ると明らかに高いレベルに留まっている（図表4-4）。

10代の中絶増加傾向を問題と見た日本産婦人科医会は，2002年に10代で中絶

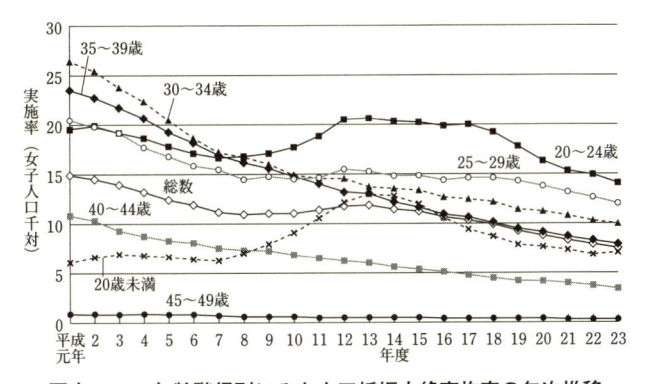

図表4-4　年齢階級別にみた人工妊娠中絶実施率の年次推移
（出典：『平成23年度 保健・衛生行政業務報告（衛生行政報告例）』「結果の概況」）

を受けた女性626名に対してアンケート調査を行った（日本産婦人科医会医療対策委員会［2002］）。その結果，「避妊については女性自らが積極的に避妊している人は殆どなく，今回の妊娠についても相手がコンドームをつけなかった等，男性まかせ」であることが分かった[14]。また，避妊の方法も「コンドームや膣外射精等不確実な方法を選択」していた。さらに，「避妊知識の入手方法は学校が最も多く，以下，雑誌・TV・友達から」だったが，「詳しく知りたいと答えた人が56.7％もおり，従来の教育では不充分と考えられ」た。以上より，同医会は「少なくとも中学生になったら男子生徒・女子生徒双方に対して」性教育を行う必要があると結論している[15]。この結果は，まさに次節に示す劣悪な避妊状況とも呼応している。ただし，妊娠と中絶の低年齢化は日本だけのことではない。10代の妊娠は今や多くの先進諸国が抱えている問題であり，その多くは性教育に力を入れたり，妊娠中に通える学校を作ったりすることで対応している。日本でもこうした対応が求められるだろう。

　なお，第3章第5節でも触れたように，「安全な中絶が受けられない国」の女性たちを支援する非営利の国際的女性運動グループであるウィミン・オン・ウェブ（WoW）は，日本は実質的に自由に中絶が行われている国との認識から従来は日本を被支援国のリストに入れていなかったが，2012年頃から日本人の受け入れを開始したという[16]。このグループは，安全な中絶を求めている世界中の女性たちに中絶薬ミフェプリストンとミソプロストールのセットを送付する活動をしている。多くの場合，対象は中絶が禁止されている国だが，中絶が合法の国でも安全な手段へのアクセスが不充分な国も対象になる。日本の場合は，おそらく妊娠初期のMAが導入されていないこと，中絶の価格が高いことなどを理由に，WoWから「安全な中絶へのアクセスが不充分」と判断されたと考えられる。しかし，日本国内の女性がこのシステムを使って自分で中絶を行ったことが知れれば，もちろん刑法堕胎罪に問われる。そのリスクにも関わらず，日本人女性の問い合わせは少しずつ増えていると聞く[17]。どうやら，日本人女性にもMAのニーズはあるらしい。このサービスを受ける女性たちは，引き換えに90ユーロ（1万2000円弱）の寄付を送るきまりとなっているが，日本の高い中絶費用を考えればこの寄付額は安価であり，経済的な理由が強く働いている可能性がある。またそれとともに，海外の女性たちと同様に，薬の方

が侵襲性が低いと感じていたり，プライバシーや自律を保てることに惹かれたりする女性もいるに違いない。WoWの扱う正規品はインターネット販売されている中国製等の薬よりも成功率が高いというメリットもある。

　ただし，WoWのスタッフは，自分たちのサービスは一時的な救済策にすぎず，最終的には各国政府が正式にミフェプリストンを導入し，正規の医療ルートを通じて内科的中絶（MA）が行われるようにすべきだと考えている[18]。日本でも危険な非正規品を不法に販売するインターネット店舗の取り締まりをするよりも，正規の安全なルートを確保していくことが最優先されるべきだろう。しかし，WHOの必須医薬品モデルリストに指定されている薬であるにも関わらず，日本にはミフェプリストンを導入しようとする動きはまだ見られず[19]，むしろ政府には〈反中絶薬〉という姿勢が見られる。この問題については，本章の最後に取り上げる。

2　日本の避妊状況

　中絶の裏には，予定外の妊娠または望まれない妊娠があり，そうした妊娠の発生は避妊の有無や避妊方法の選択に大いに関連している。前節で日本人の中絶率は比較的低いことを示したので，日本人の避妊の使用率はさぞかし高いのだろうと思いたくなるが，実のところ，世界の中で日本の避妊率はかなり低い方であり，まだまだ改善の余地がある。国連がまとめた世界の避妊状況の資料を見ると，世界中で何らかの避妊手段を実行している人の比率は平均62.7％，高開発国では72.4％，中開発国で61.2％，低開発国では31.4％であるのに対し，日本は54.3％にすぎず，先進国としてのみならず，世界平均と比べても日本の避妊実行率は低いというのが実態である（United Nations [2011a]）。

　また，第2章で示した通り，今や世界では避妊とSTD防止を兼ねて避妊ピルとコンドームを組み合わせたダブルプロテクションが望ましいとされている。これに関連して高開発国ではピル18.4％，男性用コンドーム17.8％の使用率が示されているのに対し，日本ではピル1.0％，男性用コンドーム40.7％とかなり偏りがある。さらに世界の避妊方法として最もよく使われている女性不妊手術（18.9％）とIUD（14.3％）も，日本の使用率は順に1.5％，0.9％で軒並み低い。

	避妊実行率	避妊ピル	不妊手術（女性）	不妊手術（男性）	IUD	男性用コンドーム	抜去法
世界	62.7	8.8	18.9	2.4	14.3	7.6	3.1
高開発国	72.4	18.4	8.2	5.5	9.2	17.8	6.7
中開発国	61.2	7.3	20.6	1.9	15.1	5.9	2.5
低開発国	31.4	10.7	3.0	0.5	0.7	2.3	1.7
日本	54.3	1.0	1.5	0.4	0.9	40.7	11.8

図表4-5　世界と日本の避妊実行率と避妊方法（％）
（出典：United Nations [2011] より作成）

　また，現代的な避妊手段に入らない不確実な方法であり世界の使用率も平均3.1％にすぎない抜去法（膣外射精）の使用率が，日本では11.8％と高い。つまり，避妊と言えば男性用コンドーム一辺倒で，次いで抜去法に頼っているというのが日本の実態である（図表4-5）。さらに，6年前の同じ国連調査と比較すると，日本の避妊実行率は55.9％→54.3％，ピル使用率2.3％→1.0％[20]，男性用コンドーム使用率42.1％→40.7％と全体的に低下傾向にあることも留意すべきである（United Nations [2005]）。

　家族計画協会が2012年に実施した「第6回男女の生活と意識に関する調査」（家族計画協会 [2013]）においても，現在避妊を実行している日本の既婚女性のうち，コンドーム使用が74.9％で群を抜いて多かった。日本のコンドーム使用率は，戦後に急速な普及を見せて以来（cf. 松本彩子 [2005：208]），大きな変化は見られない。次に多かったのは，性交中絶／膣外射精（21.7％）である。厳密には避妊とは言いがたいこの方法は，2000年に前年より20ポイント近い伸び（26.6％）を見せ，以後は10％台で推移してきたが，2012年は再び上昇の気配を見せている。一方，経口避妊薬の普及率はやはり低く，1999年の低用量ピル導入以降も低迷し，2012年の時点でも3.4％に留まっている。

　一方，最近の日本の避妊事情の変化として，事後避妊専用薬の導入があった。2011年5月24日付で，あすか製薬の緊急避妊薬「ノルレボ®錠 0.75mg」が発売されたのである。提携先の親会社の案内に，「ノルレボは，望まれない妊娠が危惧された場合に，性交後72時間以内に女性が服用することにより避妊効果が期待される緊急避妊薬です。有効成分 levonorgestrel（合成黄体ホルモン）は，WHO（世界保健機関）により緊急避妊用のエッセンシャルドラッグとして指定されております」[21]とあるように，世界では中絶薬と並んですでに必携とされ

ていることが窺われる。なお，厚生労働省はこの薬が「計画的な避妊に使用されないよう」注意を喚起している（厚生労働省医薬食品局審査管理課長［2011］）。

　緊急避妊の専用薬であるノルレボが発売される以前の日本では，一部の医師が中用量ピルを使ったヤッペ法などで実質的な緊急避妊を手掛けてはいたが，副作用がひどく，使い勝手が悪かった。この点は，専用薬が認可されたことで状況はかなり改善されたが，海外とは異なり未だ店頭販売は行われておらず，産婦人科医に処方してもらう必要がある。ノルレボの導入1年後の報道によれば，これまでの処方数は約5万件にも上るが，健康保険はきかず，医療機関によっては1万5000円程もかかるため，費用の問題で「従来の方法」が用いられている可能性も指摘されている[22]。

　それでも，2012年の家族計画協会の調査では，緊急避妊への認知の伸びがめざましいことが明らかにされている（家族計画協会［2013］）。「あなたは，『緊急避妊法』『モーニングアフターピル』『性交後避妊』のいずれかの言葉を聞いたことがありますか」の問いに対して，33.2％（男性 27.5％，女性 38.1％）が「聞いたことがある」と過去最高の認知率が示された。さらに，「過去1年間に緊急避妊法を利用したことがあるか」に対して，4.6％（男性 5.4％，女性 4.2％）が「ある」と回答したという。調査者によれば，「これを15歳から49歳の生殖可能年齢で換算すると，実に42万人余の女性が使用していることになる」。

　この42万人という数値は，現在年間20万を数える中絶件数の2倍にもあたる。もちろん，緊急避妊を受けたすべての人が妊娠していたとは限らないが，低迷する避妊率の一方，中絶数が減少傾向を示している裏には，緊急避妊によって妊娠が妨げられたケースが相当にあるとも考えられよう。前節で取り上げた2002年の日本産婦人科医会の調査によれば，少なくとも10代で中絶を受けた女性たちには避妊方法を男性まかせにする傾向が見られたことから，緊急避妊についても，男性がそれをバックアップと考えて避妊を回避するようなケースも出ているのではないかと疑われる。

　いずれにせよ，緊急避妊も中絶も女性側に大きな負担のかかる方法である。もともと避妊率が低く，避妊しても不確実な方法が多い日本の避妊状況は，緊急避妊を受けたり予定外の望まない妊娠に至って中絶したりする女性を増加させている可能性がある。男女に早くから正しい性教育を行うのと同時に，女性

が自分自身の身体と健康を守るために主体的に避妊に関われるようエンパワーしていく必要がある。

　女性が主体的に避妊に関わるためには，女性用コンドームは重要なツールの一つである。だが，この方法は一時期日本にも導入されたものの，今は使用できなくなっている。具体的には，日本では1999年に女性用コンドームが低用量経口避妊ピルや銅付IUDと同時に認可され，2000年に大鵬薬品は初の国内産女性用コンドーム「マイフェミィ」を発売したが，2004年に製造を中止した。2006年には不二ラテックスが女性用コンドーム「WO+MAN フェミドーム」を新発売したが，やはり2010年3月をもってこの製品の販売を中止した[23]。両社が製造販売を取りやめたのは，おそらくニーズが少なく採算が取れなかったためであろう。結局，日本国内から女性用コンドームは消え，女性が主体的に選べる避妊手段は一つ減ってしまった。ニーズが少なかったのは，避妊について主体的に振る舞えない日本女性が多いことに起因していると考えられる。

　一方で，2007年にレボノルゲストレル放出子宮内避妊システム（IUS）のミレーナが日本に導入されたことを付記しておきたい。メーカーによれば，「ミレーナ52mgは子宮内膜に作用して内膜をうすくして着床（妊娠の成立）を妨げたり，子宮の入口の粘液を変化させて精子が腟の中から子宮内へ進入するのを妨げたりすることで避妊効果を発揮」するという[24]。しかし，ミレーナの導入についても女性たちの側から何らかの働きかけがあったわけではなさそうだ。女性が主体的になれる避妊手段が企業から提供されても，自らの心身を守るために避妊に対して積極的な態度を取れる女性たちがいなくては，それが活用されることはない。

　こうした状況に対して，日本政府は女性が自分自身の身体や健康を守るための自律性を持てるように，早い時期からの正しい性教育の導入や新しい避妊方法の周知などを率先して行うべきである。しかし，実際はそのような動きは見られず，むしろ政府は女性を産む性としてよりよく機能させることばかりに関心を持っているように見える。事実，2013年に安倍政権は少子化対策の一端として「生命と女性の手帳（仮称）」を導入しようとして，女性からの強い反発を受けて頓挫した[25]。これは，少子化の一因である晩産化に対処するために，「一般的に30代後半になると女性は妊娠しにくくなり，妊娠中毒症などのリスクも

高まる」といった情報をまとめた手帳を配布しようとしたものである。この試みはさすがに新式の「産めよ増やせよ」の人口増加策かと強い反発を招いて破たんした[26]。後に，コラムニストの北原みのりは『朝日新聞』オピニオン欄に寄せた意見のなかで，政府の一方的な情報提供について次のように批判している。

 10年ほど前，中学生向けの性教育冊子「ラブ＆ボディBOOK」が一部の国会議員の批判を受けて，絶版，回収になりました。性の自立や望まない妊娠を防ぐことを，きちんとした情報で載せていたのに。政府は性に関する情報を封じてきた。それなのに，女性手帳で卵子や子宮の情報をインストールしようとしたのは，バランスが悪すぎました。[27]

 さらに北原は同じ文章において，日本は「女性の性に抑圧的で，男女関係がいびつ」であり，「性を楽しむとか，主体的に避妊をするとか，産む産まないを自分で決める。こういう女性を語る上での大前提の話すら，難しくなってい」ることを指摘し，「女性が声を上げる力すら奪われている危機的な状況」と強い危惧を表明した。この数年前に，Satoらが，日本女性の避妊率が先進諸国の中では最も低い部類であることを指摘しながら，「妻と夫のパートナーシップや男女の関係性の裏にある文化的社会的背景もさらに検討すべき」だと主張していた（Sato and Iwasawa [2006：51]）。女性が主体となった避妊が行いにくい原因にもっと目を向けていく必要がある。

 日本の避妊状況を改善するには，単に避妊実行率を上げるとか，より確実な避妊方法を導入するといったことだけを目指していっても不充分である。女性のリプロダクティヴ・ヘルス＆ライツの向上という観点から，女性自身がもっと自分の身体に関心と誇りを抱けるようになり，「男性まかせ」から脱していく必要がある。そのためには，女性たちの自尊とエンタイトルメント意識を高揚させるような教育・啓発活動が求められるし，その一方で，男性や社会の側も女性の性と生殖を尊重することを学んでいかねばならない。

3　中絶胎児の可視化

日本はかつて諸外国から「中絶天国（堕胎天国）」と呼ばれていた。1948年の優生保護法制定とその翌年の経済条項[28]の追加等の法改正を経て、他国に先駆けて1950年代前半には実質的にオンデマンドの中絶が可能になったためである。その結果、二つの意味で〈中絶胎児〉が一般の日本人の目にさらされることになった。第一に、合法的中絶による胎児の遺骸が実際に大量に存在するようになった[29]。第二に、生活水準が全般的に上昇していく一方で経済的理由による中絶の正当化可能性が薄れていくにつれ、メディアの中で中絶の被害者としての〈胎児〉が描かれるようになったのである[30]。

第1章に述べた通り、1965年のアメリカの『ライフ』に掲載されたレナート・ニルソンによる胎児写真は〈胎児の可視化〉の発端となった。だが日本では、それ以前の1962年に、「摘出された実物の胎児写真」が週刊誌に掲載されていたことを、自民党の横山フク議員が証言している[31]。横山によれば、その写真には「死産胎児——捨てられた小さな生命」[32]、「年間、三百万の小さな生命が、ボロのように捨てられている人工妊娠中絶」といったキャプションが付いていた[33]。さらに上記の『ライフ』と前後して発行された『婦人公論』（1965年5月号）にも、剣持加津夫による「カメラがとらえた人工中絶児」の写真が掲載され、すでに人間の形をしている胎児の姿は「読者に中絶の罪深さを如実に示し、大きなショックを与えた」（松田［1965：249］）。翌1966年、カメラマンの剣持が著した『99／100 消えゆく胎児との対話』[34]には、「一年以上にわたって中絶現場を取材したルポルタージュで、D&Cによりバラバラの断片となって掻き出された胎児の手足をつぶさに描写するなど、ニルソンのものよりはるかに衝撃的な写真が多数掲載されていた」（荻野［2008：274-5］）。剣持は単に胎児の写真を撮ったのではなく、殺された胎児がすでに人間になっていたことを強調するために意図的に無残な亡骸を可視化したのである（剣持［1966］）。後述する通り、そうした剣持の胎児写真は1970年には三大紙の一つ『朝日新聞』のコラムに掲載されて、より多くの人々の目に触れることになった[35]。本書では、胎内で生きている（とされる）胎児を可視化したニルソンの写真の類と区別して、剣持

第4章　生殖コントロールをめぐる日本の状況　85

が行ったように中絶批判の意図を持って本物の中絶胎児の遺骸を写真や映像などを通じてアピールした現象を〈中絶胎児の可視化〉と呼ぶことにする。実際、〈中絶胎児の可視化〉は、アメリカのプロライフ運動においても中絶の残虐さを強調するために多用されている。

　ここで注意すべきなのは、「『人間生命』という抽象的な概念を具体的に示すために」（ドゥーデン［1993：33］）演出されたニルソンの胎児写真と剣持の生々しい中絶胎児の残骸の写真では、読者が「写真という知覚のなかに再発見するように勧められている」（ドゥーデン［1993：27］）メッセージがあらかじめ異なることである[36]。荻野によれば、「胎児の『人間らしさ』を強調した」ニルソンの写真は、「『生命の神秘』の感動的表象として世界中に流通」したものである。そうした写真がプロライフ運動のシンボルとして「徹底的に利用」（荻野［2008：274］）されたのは確かである。だが、そもそもそれが作られた動機は直接的に中絶の残虐さを非難するためではない。これに対して剣持は、「胎児は、一つの生命である。……いかなる事情、理由、動機であるにせよ、受胎という厳粛な事実、胎児の生命の尊厳は、まもられなければならない」との信念から、中絶の悲惨さと残虐さを伝えるという明らかな意図を持って、中絶された胎児の「断片をひろい集め」て可視化したのであった（剣持［1982：56］）。

　両者の背景に、中絶事情の違いがあることも忘れてはならない。欧米で初めて中絶を合法化したのは1967年のイギリス妊娠中絶法であり、ニルソンの胎児写真が『ライフ』に掲載された1965年の時点では、西側諸国において中絶（堕胎）は基本的に禁止されていた。日本は西側諸国で唯一の例外として合法的かつ大々的に中絶が行われていたため、海外から「堕胎天国」[37]として非難を浴びていたくらいである。1959年にインドで開催された第6回国際家族計画会議の席上では、敗戦後の日本が人口調節に成功したのは「すべて堕胎によるものではないのか」との批判が相次ぎ、日本は「堕胎天国」として「つるしあげ」られたと言われる（荻野［2008：258］）。こうした外圧に対し、佐藤栄作首相が「中絶天国許さぬ」と中絶に対する規制強化の姿勢を示したのは1967年のことであった（田間［2001：122-3］）。ちょうど欧米各国で女性解放運動（women's liberation movements）が盛んになり、中絶合法化の方向へ政策が転換されていく中で、日本政府は正反対の方向へ政策を転換したのである[38]。

1970年，アメリカで女性たちがデモやロビー活動をくり広げた末に，ニューヨーク州が「中絶を選択し，医療の支援を受ける女性の権利を初めて体現した法」（Friedan [1998：155]）を導入したまさにその年に，日本では女性の「実質的な中絶の自由」に対する逆風がにわかに強まってきた。4月には保守派の自民党議員から優生保護法の経済条項削除を求める動きが起こり，『朝日新聞』は「ゆれる優生保護法」と題したシリーズを7月8日の朝刊から全7回にわたり連載し始めた[39]。「カメラマンの告発／『生理汚物』の胎児たち」という見出しで剣持による中絶胎児の詳細な描写とそれが下水管に流されていく実態を暴いたシリーズ第1回目の記事は，田間泰子によれば「おそらく最も印象的に人々に中絶の否定的イメージを伝えるもの」だった（田間 [2001：165]）。7月12日第3回目の記事には9週目の胎児の写真が掲載され，読者の感情を揺さぶった。ここから中絶を「胎児を抹殺する行為」，「母性の喪失」などと訴えるキャンペーンがはられた（松崎 [2001：15]）。日本における〈中絶胎児の可視化〉は，胎児への憐れみをかきたてたばかりか，それと同時に母を責める言説を当初から伴っていたのである。田間泰子によれば，1973年には中絶と子捨て・子殺しという元々は異質な問題が「母性喪失」の名の下に一緒にくくられて報道される「カテゴリー統合」が生じた（田間 [2001：172]）。それまで中絶は「決して殺人罪とは見なされず堕胎罪も死文化した長い歴史」をもっていた国において，この「中絶の位置付けは注目に値する」（田間 [2001：97-8]）。

中絶胎児への関心の高まりとともに，水子供養もにわかに広まっていった。死産や中絶，流産などで亡くなった〈胎児〉を供養するという発想に基づく水子供養[40]もまた〈胎児の人間化〉の一つの形態にほかならない[41]。現在，日本の各地に点在する水子供養寺の多くがこの頃に作られたものである[42]。なかでも特に有名な寺の一つである紫雲山地蔵寺が開山されたのは1971年9月で，初代住職には右翼の橋本徹馬が就任し，落慶式には当時の佐藤栄作総理や荒船清十郎衆議院副議長などの大物政治家も参列した[43]（ラフルーア [1992→2006：220]）。こうした事実から，水子供養は単に宗教的な慰めを求める人のための儀式ではなく，合法的中絶の制限に向かおうとする保守派の政治家にとって重要なアピール活動でもあったことが窺える。

また，水子供養という比較的新しい宗教儀式が短期間に日本社会に定着した

のも，優生保護法改正の是非を問う政治的な論争を背景に，マスメディアに胎児が頻繁に登場するようになったことが影響したと考えられる。カウンセラーの嶺輝子は次のように述べる。

マスメディアが流す情報の中に中絶を否定するイデオロギーがたくみに隠されている場合もある。たとえば子宮内の胎児の様子の映像が紹介される際，10cmに満たない胎児にも生まれ出てきた赤ん坊とほとんど同じ姿が備わっており，手や足を動かしている様子が示されることで，見るものは衝撃を受け中絶への抵抗感を育てることになる。（嶺［2004：84］）

マスメディアによる生命礼讃的な〈胎児の可視化〉と中絶を批判する〈中絶胎児の可視化〉は，ともに中絶の罪悪視とそのスティグマを急速に広めることに寄与した。その結果，中絶をしたばかりの若い女性のみならず，10年～20年前に中絶を受けて中高年にさしかかっていた女性たちにも水子供養ブームが広まっていった。そもそも，1950～1960年代に中絶を受けた女性たちの中には，「周りもしていたし，特に悪いことをしたとは思わなかった」という感想がしばしば聞かれたものだ。しかし，水子供養が急速に広まった1970年から1980年にかけて，突然，「中絶は悪いこと」という観念が社会の主流となり，中絶を受けた女性たちはにわかに罪悪感を抱くようになったのである（cf. Hardacre［1997］，溝口［1991］）。

水子供養は，戦後にわかに檀家離れが生じた寺院にとって新たな，そして重要な収入源になっていった。オカルトブームに乗って雑誌や書籍やテレビなどのメディアも水子供養ブームをあおり，その中で胎児イメージも急速に普及していったようである。雑誌に掲載された水子供養関連記事を調べた森栗茂一によれば，1960年頃から中絶関連の記事が増加し始め，1970年代から1980年代前半にかけての15年間に「オジサン雑誌」と女性雑誌を中心に合わせて185本の記事が掲載される水子供養ブームがくり広げられた（森栗［1995：62-73］）。男性誌は「中絶を国家の危機・性モラルの崩壊」と捉えるキャンペーンを展開したが，女性雑誌は自己の身体に関わる日常的な問題として取り上げたという。女性雑誌の中では，『女性自身』が「ブームのリード役」として中絶をセックス

に関連して取り上げた一方で、『週刊女性』は「旅情水子シリーズ」のように中絶を水子供養に結び付けていった（森栗［1995：70］）。1980年代前半には水子の祟りを喧伝した本が何冊も出版され、話題になった（ex. 中岡［1980］、杉浦［1983］）。

ちょうどその頃、アメリカでは中絶反対派のレーガン大統領政権下で熱狂的なプロライフ運動が展開されており、プロライフ派が用いる胎児の写真や映像は優生保護法改正派（反中絶派）によって日本にも輸入された。第1章で紹介したアメリカのプロライフ運動家が制作した『沈黙の叫び』（1984年）は日本でもよく知られ、反中絶派の集会や性教育に用いられた[44]。さらに、1980年代になると妊娠時に超音波検査を行うことが急速に広まり、その精度も上がっていったことで、人々は超音波検査による胎児像にも慣れ親しんでいった。このように様々なメディアを介して、子宮のなかで胎児が生きているというイメージはますます浸透し、定着していったと考えられる。

21世紀に入ってからも、胎児の遺骸にまつわる複数の事件が起こり、その都度マスコミを賑わせた。たとえば2001年、ハンセン病政策における国の責任を認めた熊本地裁判決において、3000体を超える胎児が中絶されていた事実が確定された。2004年7月には死亡胎児の幹細胞利用に関する指針案が出され、京都大学の福島雅典が『朝日新聞』紙上で反論したことで議論が沸騰するかに思われた。ところがそれからわずか数日後の7月20日に、横浜の伊勢佐木クリニック事件[45]が発覚したことで、胎児の遺骸を敬意を持って扱うべきだとの世論がにわかに高まった。そうこうするうちに、2005年1月には「ハンセン病問題に関する検証会議」によって計114体の胎児・新生児[46]の標本が保管されているとの報告書がまとめられ[47]、以後、標本にされた胎児の供養に関する報道が繰り返し行われた[48]。

こうした事件はそれぞれ別個のものであり、胎児をめぐって全く異なる利害が絡んでいたにも関わらず、世論に対しては間違いなく「被害者として具象化された胎児」への憐れみをかきたてる効果を及ぼした[49]。またいずれの事件でも、その裏には苦悩する女性たちが存在していたはずだが、中絶を強要されたハンセン病患者だけを例外に、女性たちの被害者性はほとんど注目されなかったし、その反面、女性の権利に注目した議論もほとんど行われず、女性たち自

身は沈黙していた[50]。結果的に，こうした一連の事件は中絶胎児の可視化と具象化によって中絶に対する反感や罪悪視を強める効果を持ち，同時に，中絶のスティグマを強める結果をもたらしたように思われる。

4　改善されない日本の中絶技術

『アメリカの中絶問題——出口なき論争』の著者である緒方房子は，日米の中絶事情を引き比べて，日本では中絶が「非常に当たり前に」行われているとコメントする（緒方 [2006：335]）。激しい反中絶運動のために中絶サービスへのアクセスが物理的に困難なアメリカに比べて，日本は妊娠22週までならば「合法」で「いとも簡単に受けられる」し，「アクセスの問題はまずない」，さらに費用工面の苦労を別にするなら「中学生でも簡単に」手に入る医療手段になっているというのである（緒方 [2006：335]）。

中絶を受けた当の女性たちが沈黙している一方で，緒方が言うように日本では中絶が非常に気軽に，時に「安易に」行われているとの見方が今も幅広く共有されている[51]。しかし，日本の女性たちが質の良い中絶医療に「易々と」アクセスできているかと問うなら，話はまた別である。中絶ケアの質には大きく二つの意味がある。第一は治癒や身体的な安全を保障する医療としての側面であり，第二はメンタルケアも含めて患者当人の満足を保障するケアである。

第一のケアについて，戦後すぐの日本の医師たちが中絶事故の減少を目的として改善の努力を払ったことは正当に評価すべきだろう。優生保護法によって中絶が解禁された後の日本では，一時期，アブレル氏法による中期中絶が流行した。アブレル氏法とは，羊膜内に高濃度の塩水を注入することで胎児死をもたらす中期中絶術で，「サリン法」とも呼ばれる（Pritchard and MacDonald [1976：504]）。しかしこの中絶技法の流行は，多くの犠牲者を出す結果を招いた。田間泰子によれば，1950年頃には全国で800人ほどが死亡，障害は800〜6000人にも上り，「大きな問題として主張できる数値であった」（田間 [2006：54-5]）。その頃の日本産科婦人科學會雑誌には『アブレル氏法への批判』という書籍のタイトルが見出され，当時の医師たちのあいだですでにこの方法が問題視されていたことが窺われる（澤崎・富澤・加賀山 [1950：443-50]）。巻末用語集に示す通り，

中期中絶専用の陣痛誘発剤が開発されることで，比較的安全に中期中絶を行えるようになったのは1980年代である[52]。それより30年以上も前の日本で妊娠24週までの中絶が認められてしまった事実が，母体を傷つけたり死に至らせたりするばかりか，胎児の悲惨な死を目撃することにもなる[53]アブレル氏法に頼らざるをえなくなった悲劇の根幹にある。

一方，アブレル氏法の苦い経験は，日本の産婦人科医に「安全第一」の意識を高めたようである。1960年頃の日本の産婦人科学の研究には，rupture（破裂／穿孔／裂傷），suture（縫合），accident（事故）といった言葉が目立ち，1971年には医学誌『婦人科の実際』で子宮穿孔の特集が組まれている。またこの頃に，日本の産婦人科医によって吸引中絶との比較研究が複数行われており，当時の医師たちがより安全な方法を求めて悪戦苦闘していた様子が忍ばれる（塚原［2005：83］）。

ところが，日本の指定医たちの中絶方法の探求はプロスタグランジンが中期中絶に使われだしたことでほとんど終了してしまい，残りは方法論ではなく精神論で解決を図ったように見える。日本では今もなお子宮穿孔への注意が呼びかけられている。2002年の日本産科婦人科学会の「日本産科婦人科学会の研修医のための必修知識」で子宮内容除去術について次の注意書きが添えられているのは，おそらく子宮穿孔を意識してのことだろう。

> 慣れてくると比較的容易な手技としてとらえられがちであるが，それ故に依然としてトラブルが絶えないこともまた事実である。研修の初期に覚えた技術が良くも悪くも生涯「クセ」としてつきまとう。したがって初期研修の段階できちんとした手技を学び，実際の手技を行う際には細心の注意を払う必要がある。（高橋・岡村［2005：65］）

実際，子宮穿孔の事故率は近年でも比較的高いレベルに留まっている。1994年7月から2000年4月の産婦人科の医療事故476件中，人工妊娠中絶の事故は32件だったが，そのうち子宮穿孔が最多で18件を占めていた（市川［2001：1273-80］，cf. 竹村［2004：142-7］）。2009年の『日産婦誌』に載った報告によれば，「D&Cは産婦人科医が日常診療の中で取り扱う頻度が最も多い小手術の1つであり，

比較的短時間で終わる処置であるが，D&Cに伴う医療事故はくり返し報告され」ており，「日本産婦人科医会が昭和58年〜平成14年の間に収集した1687件の産婦人科医療事故の分析によると，D&C時の医療事故は８％を占めていた」（牧野［2009 : 435-8］）。同報告によれば，D&Cの医療事故の４割が子宮穿孔である。

ただし一部の日本人医師は，早くからD&Cより吸引（VA）のほうが安全だと主張していた。たとえば石浜淳美は1980年代に，D&Cより吸引のほうが安全であることは確認されていると述べながら，「長年掻爬手術をしてきた医師」が「自らの経験的手腕のほうを信用」して掻爬を選んでいることを嘆いていた（石浜［1981 : 21-2］）。木村好秀は1998年に，吸引器で内容除去すると「胎盤鉗子法に比べて子宮穿孔や子宮壁の損傷も減り出血量も少ないなどの利点がある」と紹介している（木村好秀［1998 : 129］）。だが，このように掻爬（D&C）と比較して吸引優位の指摘が行われること自体，今もD&Cを用いている医師が多いという事実の裏返しであろう。

では，D&Cはいつ日本に導入されたのか。実のところ，D&Cは西洋医学の導入とともに日本に入ってきたと考えられる。大正時代の国内の医学書には，すでに金属製拡張器やラミナリア，鉗子などを使った「用手的排除法」と並んで，流産鉗子やキュレー（有窓鋭匙）[54]を使った「掻爬」の術法が登場している（塚原［2005 : 81］）。とはいえ，〈堕胎〉が厳しく取り締まられていたあいだは，流産の後処置以外に[55]医師たちが中絶（流産）手術を行う機会は乏しく，産婦人科医の行う中絶も未熟な点が多かった（上坪［1979→1993 : 168］）。ところが敗戦後の日本政府の急激な方針転換によって，医師たちは大量の中絶を行わざるをえなくなった。敗戦直後に強姦された引き揚げ者に対する処置として，人道的理由から，あるいは政府の指示に基づき〈堕胎〉を密かに行った医師たちは[56]，それまで教科書の中でしか知らなかった掻爬を試行錯誤で身につけた（武田［1985 : 33］）。だが，ほどなく優生保護法によって大っぴらに合法的中絶が行われるようになり，医師たちは回数を重ねて熟達することで技術的なリスクをカバーしていったものと推察される。

皮肉なことに，日本の産婦人科医たちがD&Cに熟達し，事故が減っていったことは，かえってVAという新しい方法への移行を遅らせる要因になった。他の国々に先駆けて中絶が行われるようになった東欧や日本の医師たちが，古

くてリスクの高いD&Cを使い続けたことについて，ポッツらは次のように説明している。

> すでにD&Cに熟達してきた婦人科医の多くが，真空吸引でも同じような熟練ぶりを発揮できるとは限りません。真空吸引の利点はたしかですが，圧倒的といえるわけではなく，東ヨーロッパや日本ではD&Cがもっとも一般的な手段になっています。手先の熟練が必要な手術のほとんどは，手術法より医師の経験がものをいいます。（ポッツ他［1977→1985：150］）

ただし上記のコメントは1970年代のものであり，超音波診断装置の導入などでさらに安全性を増した現代のVAや手動吸引（MVA）と昔と変わらぬD&Cとを比べるのであれば，ポッツらの意見は違っていたかもしれない。

以上の通り，日本の妊娠初期の中絶の大半で今もD&Cが用いられているが，それによるもう一つの問題は，D&Cには最適だとされる妊娠週数があることだろう。つまり，主にD&Cを使用している医師により，D&Cに最適な週数まで中絶が先延ばしにされている可能性がある。

では，いつが最適だと見られているのか。1981年の『産婦人科治療』には，「我が国における妊娠初期の人工妊娠中絶……の術式は，ほとんどDilatation and curettage（D&C）である」とし，それを「原則として妊娠8週まで待って行っている」と記されている（塚原［2005：83］）。現在でも，ある産婦人科医院は，（中絶できる期間は限られているが）「早すぎるのもよくありません。異常出血を来したり，再手術が必要になったりすることが多いから」として，「妊娠6週から10週までが最適な時期」とホームページに記している[57]。別の産科医も，「予定月経を1週間位過ぎた頃に，手術を希望される方が少なくない」が「あまり早いと子宮頸部が堅く，開口しにくく，子宮内部の状況の確認が難しいなどの問題があり……子宮内容物の遺残」が起こりやすくなる，「より良い結果を得るためにも，時期尚早の手術は出来れば避けたい……しかし，遅過ぎてもだめなので，最適の時期は，妊娠7週から8週まで」としている[58]。どうやら8週あたりが最適だという見方がある程度共有されているようである。だが，こうした認識は，性能が大幅に改善された妊娠検査薬のおかげで女性たちが妊娠に

気付くタイミングが早期化されている事実のために，新たな問題を生じさせている。妊娠に早く気付いたのに，手術を先延ばしにされるという問題である。

実際，予定された月経が来なかったので検査薬を使い，陽性だったので産婦人科で中絶を求めたところ，妊娠5週だからまだ早いとして2週間ほど待たされたといった話を，著者は一度ならず聞いている。予約が詰まっていたか，子宮内妊娠を確認できない時期に来院したというケースも考えられるが，単に医師のやりやすさや慣習のために中絶が先延ばしにされた可能性も疑われる。

そのように手術を先延ばしにされることは，辛い気持ちで中絶を受けにきた女性にとって酷である。私が聞いただけでも，中絶するつもりの"胎児"が子宮の中で育っていくという事実にショックを受け，「わざわざ大きくしておいて中絶するなんて」と泣いた人もいる。待たされているあいだ，悪阻に悩まされ罪悪感を募らせていった人もいる。つまり女性の精神衛生上も問題がある。

薬剤で行う内科的中絶（MA）や極細のカニューレを用いたVA[59]（特にMVA）が導入されれば，「中絶の先延ばし」は不要になるはずである。MAやMVAを用いれば，妊娠5週くらいに子宮内妊娠の確認ができたら即座に中絶を実施できる。そうすれば，現在よりも全体的に中絶が早期化される可能性も高まる。中絶の時期が早い方が，より心身の負担も少なくなり，医学的なリスクも減ることは言うまでもない。

なお，昨今の妊娠検査薬の感度は非常に優れており，第1章第5節で説明した通り，次の月経予定日以前に妊娠が判明することさえある。今やかなり早い時期に妊娠に気付く人が相当にいるのは事実である。妊娠情報サイト「e－妊娠」によれば，生理予定日より1週間前に妊娠に気付いた人は9.2%，生理予定日頃に気付いた人が46.4%，生理予定日から1週間後までに気付いた人は36.3%を占めており，妊娠5週目の時点で実に9割以上の女性が妊娠に気付いていることになる[60]。

D&Cしか提供しておらず，妊娠8週あたりがやりやすいなどと考えて手術を先延ばししている医師がどれほどいるかは今のところ調べようがない。しかし，手術の先延ばしは，その頻度はともかく，おそらく現実に起きている。この問題に対応するためにMAやMVAを導入しないのは，医学的なリスクを最小限に食い止めるという意味でも，女性のメンタルヘルス保護の観点からも，

リプロダクティヴ・ヘルス&ライツの原則に反しているのは明らかである。

日本の中絶手術では，超音波診断装置で確認しながら施術することが慣行になっていないことも大きな問題である。妊娠して特にやわらかくなっている子宮内膜を「すべて手探りで……血液とともに絨毛や胎児や子宮内膜を掻き取る」手術は，「かなりの危険性」をはらんでいる（河野［1999］）。D&CであろうとVAであろうと，欧米の医師たちのように超音波診断装置下で処置を行うことを，費用や効果など日本なりの事情に照らして検討していくべきだろう[61]。

また日本におけるD&Cの慣例化に伴って，もう一つ懸念されるのは，全身麻酔も同時に慣例化していることである。医学的には，全身麻酔よりも局所麻酔のほうが合併症のリスクが低くコストも下がる（Donati［1996：145-9］）。ところが日本では，『日産婦誌』の「子宮内容除去術」の解説に示される通り，通常は静脈麻酔すなわち全身麻酔が使われている（高橋剛［2002：65-6］，仲村・岡村［2008：12-4］）。また，「個々の症例に応じ，自分が使用しやすい慣れた方法で行う方が安全」として，「多くは静脈麻酔が選択される」（仲村・岡村［2008］）とあることから，麻酔についてもD&C同様に科学的エビデンスよりも医師の経験と慣れが重視されていることが窺える[62]。さらに，2010年指定医調査でも，初期中絶を「局所麻酔のみ」で行っているのは回答者343人中わずか2人（0.6％）であり，静脈麻酔との併用者を合わせても5人（1.5％）にすぎなかった[63]。一方，同じ対象者で静脈麻酔単独使用は265人（77.3％）で，他の方法との併用者を合わせると，295人（86.0％）と圧倒的多数を占めている。初期中絶において全身麻酔（静脈注射）は不要であるとWHOが明言しているところから，これについても最低限，若くてこれから経験を積む段階の医師たちには，安全性の高さがエビデンスで裏付けられている局所麻酔を最初から学ばせるようにすればよい。

さらに，医師にとっての施術のしやすさが優先されることで，患者にとっての快適さやメンタルケアが後回しにされてきた点を指摘したい。著者は当初，医師が全身麻酔を選択しているのは，手術の様子が分からない方が女性の心理的ダメージを防止するためによいというパターナリスティックな配慮のためかと推測していた。しかし，元愛育病院院長で産科医の堀口貞夫医師にお尋ねしたところ，「そういった〔女性の心理的ダメージを防止するためだという〕議論は聞

かない。あくまでも技術的な問題」、「局部麻酔は技術的に若干難しいが、全身麻酔は失敗がなく、効果が現れるのも早いため」との率直なご回答をいただいた（塚原［2005：87］）。実際、反復中絶を防止する目的で中絶手術を受けた女性に取り出した胎児の遺骸を見せることを提案している医師もおり（樋口［1991：1535-8］）、少なくとも一部の医師には女性が受ける心理的ダメージをケアするという発想が欠落しているように思われる。

　こうした女性のメンタルケアに対する無関心は、看護師長の小竹久美子が反省的に述べる通り、中絶を受けに来る女性をついつい「命の大切さを感じていない人」（小竹［2003：9］）と見てしまう医療従事者の側の思いこみが影響しているのかもしれない。一方、中絶カウンセリングを行っている長谷瑠美子は、「話を聞いている中では安易な気持ちや簡単に中絶を選択している女性は『いない』と断言してよい」と述べている（長谷［2003：14］）。また、「（中絶）カウンセリングのなかで一番困難な課題は……罪責感と、どのようにつきあっていくか」だと述べるように、女性たちは命の重みを深く受け止めるがゆえに苦悩しているのだと考えられる（長谷［2003：17］）。中絶は時に女性のメンタルヘルスに甚大な影響を及ぼす。カウンセラーの嶺輝子によれば、中絶の「罪悪感や恥辱感」のために自罰的な行動に出たり、自己の混乱や分離を来したりするなど深刻な問題を生ずることもある[64]（嶺［2004：82］）。

　従来、中絶による女性たちのメンタルヘルスが問題にされてこなかったのは、中絶医療そのものに——つまり医療従事者の側に——特に不都合がなかったためではないだろうか。従来、日本の中絶では慣例的に全身麻酔を行っている。患者が意識を消失している全身麻酔下では、手術中の女性の心理に関心をもつ必要はほとんどなく、身体的な安全さえ確保しておけば何も問題はない。だが、WHOの『安全な中絶』（WHO［2003：28］）が初期中絶について推奨している吸引法（VA）や内科的中絶（MA）を採用するなら、患者が覚醒している状態で処置が行われることになる。VAの術中に患者が興奮して暴れたりするようでは危険であるし、MAでも患者の側が精神的に混乱して第2薬を飲まなかったりすれば不全中絶になりかねない。そうした危険を冒さないためにも、VAやMAを導入する医療従事者は必然的に患者のメンタルケアにも配慮せざるをえなくなる。患者が自らの選択に納得し、安定した精神状態にあることが重要に

なるのである。そこではカウンセリングが非常に重要になってくる。

　日本の中絶医療に吸引中絶（VA）や内科的中絶（MA）が採用されるなら，中絶医療の担い手も変わっていく可能性がある。現にWHOは，VAとMAはともにプライマリ・ケア・レベルの施設で提供すべき標準医療と位置付けながら，具体的なケア提供者としては，医師ではなく，膣内診や妊娠判定，IUD挿入などの技術をすでに身につけている助産師などのパラメディカルに専門の訓練を施して登用することを提案している。

　VAがパラメディカルでも行える処置だということは，かつてのアメリカで素人の女性たちが月経吸引法（ME）を開発し，実施していたという事実を思い起こせば不思議ではない。またMAについても，アメリカやフランスでミフェプリストンとミソプロストールを使った〈自宅中絶〉が実現していることから，事前の診察さえきちんと受けておけば実施時に医師の立ち会いが必須ではないことが分かる。WoWの「遠隔医療」の実例をみても，きちんとした手続きさえ踏めば，医師でなくともリスクの高い患者をスクリーニングすることはある程度可能である[65]。つまり，今や技術的進歩によって，中絶処置の専門性が引き下げられているのである。

　となると，優生保護法立法当時，D&Cやサリン法など〈危険な中絶手術〉を前提に，その実施者を母体保護指定医のみに限定してきた日本の法律のあり方は，VAやMAの標準化が進む今の時代には適合しないことになる。危険で熟練を要するD&Cから簡便で安全なVAやMAに移行していくのと同時に，母体保護法指定医制度を見直し，訓練を受けた助産師や特別看護師などに任せるようにすれば，同性の施術者を増やすことも可能になるし[66]，近年の厳しい産科医不足の解消にもなる。

　だが，日本の中絶は「儲かる仕事」だと言われて久しい（Brasor and Tsubuku [2012]）。中絶の処置をパラメディカルに移行させることに対しては，母体保護法指定医たちからの強い反発が予想される。しかし，いかに抵抗があったとしても，国境を超えて情報や物の流通が可能になっている現在，日本の中絶医療もいずれ他の国々と足並みを揃えていかざるをえないだろう。実際，2004年には日本産科婦人科学会の卒後研修の項目に「吸引法」[67]が加えられるようになっており，遅ればせながらも変化の兆しが見られる。最近は患者の安全や快適

さのために「吸引法」を用いているとわざわざ宣伝している産婦人科医院もしばしば見かける[68]。また海外で学んでくる医師が増えてくるに従って，徐々に変化していくのかもしれない。最近の産婦人科の女性医師の増加はめざましく（間壁［2006：242］），医師の性比率の変化によって女性中心の医療が推進される可能性にも期待したい。

　ただし，最近，欧米の医師たちのあいだで見直されつつある手動吸引（MVA）については，今のところ日本に導入される兆しは全く見られない。さらに，MAを実現するための中絶薬ミフェプリストンに至っては，国の行政機関が不正確な情報を流通させているような状況である。この問題については，次節で取り上げることにする。

　最後に，中絶方法を変更することにまつわり見落とされがちな重要なメリットとして，医療従事者の抱える罪悪感が和らげられることを指摘しておきたい。従来，日本では中絶を受ける女性の精神的健康も無視されてきたが，中絶手術を手がける医師や看護師，助産師などの苦悩にもほとんど目が向けられてこなかった。看護者の側も中絶ケアに関して葛藤を抱え苦悩しており，それは結果として中絶を選ぶ女性へのケアの質を悪化させている（大久保［2003：24-30］，水野［2008：26-7］）。もし中絶方法をより早期化することそれ自体によって医療従事者の苦悩が和らぐのであれば，結果的に女性たちに対するケアの質も向上するかもしれない。またさらに，中絶を受ける女性たちのメンタルヘルスのためにカウンセリング等をルーチン化することは，医療従事者の心理状態をも改善する可能性がある。看護師の小竹久美子は，以前は中絶を受けにくる女性に対して一方的に非難していた自分たちが，自院で中絶カウンセリングを導入した結果，患者たちの事情や思いが見えてきたことで自らの偏見に気付き，より良いケアへと動機付けられたという経験を報告している（小竹［2003：9-13］）。このように，中絶を早期化するとともにメンタルケアを導入することは，医療提供者と患者の双方を主体化するとともに両者の関係をも改善し，最終的により良いケアと，より良い結果をもたらすであろう。

5 中絶薬をめぐる日本政府の情報操作

本書で繰り返し論じてきたように,経口中絶薬による内科的中絶（MA）は初期中絶の安全かつ確実な方法であり,日本にもすみやかに導入すべきである。にも関わらず,実際の日本政府の対応はこれに逆行する動きを見せている。本節ではその問題点を具体的に見ていきたい。

2004年10月25日,厚生労働省医薬食品局監視指導・麻薬対策課（以下,「厚労省対策課」と略す）は,「個人輸入される経口妊娠中絶薬（いわゆる経口中絶薬）について」と題した通知（以下,「厚労省通知」と略す）を報道発表資料としてインターネット上にも公開し（厚生労働省医薬食品局監視指導・麻薬対策課［2004a］初版）,それと同時に各都道府県を通じて,判明している限りの個人輸入業者に対する「指導」にも乗り出した[69]。個人輸入へのこうした措置は異例であり,翌年,専門誌で発表された松本佳代子と早乙女智子の論文でも,「今回のmifepristoneの個人輸入の制限は非常に画期的な規制」としている（松本・早乙女［2005：217］）。この異例かつ画期的な規制の背景として,共同通信は「国内では２,３年前から『息隠』という中国製品がインターネットの個人輸入代行業者のページで宣伝されるようになった」ことを指摘している[70]。このように厚労省が経口中絶薬の個人輸入を抑制する動きに出たのは,当時すでに海外からの個人輸入が相当に行われていたことが背景にあるようである。実際,著者が2004年９月27日にインターネットの検索サイトで「RU486」（ミフェプリストンの開発名）をキーワードに検索をかけた結果,日本語によるRU486販売サイトが９件確認され,そのうち８件は中国産の製品を取り扱っているサイトであった[71]。

この「厚労省通知」の冒頭には,次のような主旨が示されている。

　国内では承認されていない経口妊娠中絶薬は,ときに手術が必要となる出血を起こすことが知られており,欧米でも医師の処方と経過観察が必要とされる医薬品であるため,安易に個人輸入され,使用されることによる健康被害が懸念されます。

そのため，医療機関を受診しないで個人で使用することの危険性を厚生労働省のホームページや報道機関を通じて呼びかけるとともに，個人で輸入して安易に使用されないよう，以下の措置を行うこととしましたので，お知らせします。(厚生労働省医薬食品局監視指導・麻薬対策課［2004］)

中国等の中絶薬に粗悪なものが見られることは別にして，正規品のミフェプリストンとミソプロストールを用いたMAは国際的には安全性の高い方法として位置付けられている。だから厚労省のホームページ情報は，あくまでも粗悪な製品をインターネットを通じて個人輸入することへの注意を喚起したのだとも考えられる。

しかし，この「厚労省通知」の表現はその曖昧さのために，その薬品自体が安全性の低い危険なものであるかのような誤解を招く結果となっている。上述の目的部分の第一パラグラフを見ると，「ときに手術が必要となる出血を起こすことが知られて（いる）」とあるが，この表現は「しばしば重大な（異常な／致死的な）出血が起こり，延命のための手術が必要になる」と誤読されてもおかしくないほど曖昧である。さらに「国内で承認されていない」と続くことで，出血のリスクがあることがこの薬が承認されない理由であるかのように読めてしまうのではないだろうか。さらに，「健康被害が懸念されます」と最後にまとめることで，全体として中絶薬の〈危険性〉を強く印象付ける結果にもなっている[72]。事実，この「厚労省通知」のホームページについて，Livedoorブログは次のように紹介している。

厚生労働省のホームページには「個人輸入される経口妊娠中絶薬（いわゆる経口中絶薬）について」という発表があります。これは飲む妊娠中絶薬の危険性について報告したものです[73]。

また，この「厚労省通知」では中絶薬の〈危険性〉の根拠としてアメリカ食品医薬品局（FDA）の情報を挙げているが，この情報の提示の仕方にも問題がある。FDAの資料のうち一部分だけを取り上げて，全体の主旨とは異なる含意を引き出しており，偏りがあると言わざるをえないのである。この点を具体

的に見ていこう。

　2013年5月現在，インターネットで確認できる2004年10月25日付とされている「厚労省通知」の内容は，実際には同年11月15日に「米国FDAからミフェプリストンに関する新たな注意喚起が発せられたこと」（日本産科婦人科学会［2004］）を受けて，その3日後に改訂されたことを著者は確認している。時差を考えるとFDA発表の翌々日であり，非常に迅速に改訂されたことになる。

　この時の改訂について，厚労省のサイトにある新旧対照表（厚生労働省監視指導・麻薬対策課［2004b］）で変更箇所を見てみると，次の3箇所に改訂された部分を示すとみられる下線が引かれ，強調されているのにまず目を引かれる。(a)「我が国では未承認の医薬品であり，譲渡・販売等は薬事法で禁止されています。」，(b)「インターネット上の個人輸入代行会社を通して本剤を入手し，個人で使用することは危険なので，やめてください。」，(c)「また，2004年11月に，米国では添付文書の警告欄に，敗血症等の重大な細菌感染症や子宮外妊娠患者への投与による卵管破裂が追加されました。」。

　これらの箇所において，(a)は中絶薬売買の〈違法性〉を示し，(b)と(c)は中絶薬の〈危険性〉に対して注意を喚起している。(a)は単なる事実のように見えるが，一般の人が見れば，「未承認の医薬品」という言葉自体が「問題のある薬」だということを仄めかしているように感じるであろう。また(b)にある「危険なので，やめてください」や(c)にある「警告」，「敗血症等の重大な細菌感染症」，「卵管破裂」といった言葉のように，非常に危機的な印象を与える表現が用いられているため，厚労省が中絶薬全般の〈危険性〉に注意を喚起しているように読み取れてしまいかねない。

　2004年「厚労省通知」の上記以外の修正箇所で特に重要なのは，「2004年11月に，米国では添付文書の警告欄に，敗血症等の重大な細菌感染症や子宮外妊娠患者への投与による卵管破裂が追加されました」との文章を加えていることである（厚生労働省監視指導・麻薬対策課［2004b］）。この追記は，元々の報道資料発表時よりも1ヵ月も後の情報が事後的に加えられたもので，そのこと自体，非常に不自然であるため，この情報を盛り込みたいという厚労省の強い意志が背景にあったのではないかと推測される。改訂後の「厚労省通知」において，この追記の出所は単に「米国では」とされているが，2004年11月当時，この記

第4章 生殖コントロールをめぐる日本の状況　101

述はアメリカ食品医薬品局（FDA）のホームページ中の「ミフェプリストンの改訂ラベル」のページにリンクされていたことを著者は確認している[74]。

　第3章第5節でも触れたように，この2004年の〈FDAの警告〉は，ミフェプリストンおよびミソプロストール服用後の感染症患者の死亡を報告し，警戒を呼び掛けたものであった。実際，それ以外にFDAが中絶薬に関して警告を発した例はないし，この警告も2005年のラベル改訂時に和らげられており，また，おそらくはその後直接的な因果関係が確認されなかったことを受けて，2011年の改訂ラベルから感染症のリスクに関する警告は全く記載されないようになったのである。ところが日本の厚労省は，そうしたFDAの動向に目を向けることなく，すでにアメリカでは過去の遺物になった2004年のFDA情報に基づいて，今も「中絶薬は危険だ」と警告を発し続けていることになる。

　さらに，厚労省の説明が恣意的であることは，「ミフェプレックス（MIFEPFEX）（わが国で未承認の経口妊娠中絶薬）に関する注意喚起について」という厚労省サイトにある注意喚起（厚生労働省［2005］）[75]の内容からも明らかである。この注意喚起には，「ミフェプレックスに関する情報（米国食品医薬品庁（FDA）の公表する，<u>一般消費者向け注意喚起より抜粋</u>）」として，次の2項目が示されている。

・インターネットを介して，ミフェプレックスを購入すべきではありません。
・ミフェプレックスには，その流通に関して，特別な安全性上の制限が設けられています。

　2013年5月現在，「一般消費者向け注意喚起」のリンク先は「page not found（ページが見つかりません）」になり，関連ページとして「2005年と2006年のミフェプレックスに関するFDAの警告と更新情報」の古いページが示される。そこをクリックすると，確かに上記の抜粋元とみられる文章が出てくる。それを訳すと，次の通りになる（下線は厚労省訳では消えている部分）。

・<u>あなたの健康（および他者の健康）を保護するための重要な安全措置を回避してしまうことになるため</u>，インターネットを介して，ミフェプレックス

を購入すべきではありません。
・ミフェプレックスには，その流通に関して，特別な安全性上の制限が設けられています。なお，海外のインターネット販売店から購入した医薬品はFDAが認可している薬のバージョンとは異なり，さらにFDAの製造管理下に置かれていないか，またはFDAによる製造施設の点検を受けておりません。(FDA［2005a］)

　このように比べてみると，これら下線部分を消してしまった厚労省の抜粋訳は，元の文章の文脈や意図と関わりなく，FDAがミフェプレックスの「危険性」を呼び掛けているかのように読めてしまうことが分かる。抜粋訳からは，FDAが自らの管理下にある正規ルートでミフェプレックスを購入するよう呼びかけていることや，そもそもアメリカではすでにこの薬が認可されており正規ルートで出回っていること——しかもその正規ルートには，産婦人科の病院や医院のみならず，中絶専門のクリニックや性教育や避妊指導など総合的なリプロダクティヴ・サービスを提供している家族計画協会[76]も含まれるというアメリカの実態を窺い知ることはできない。結果的に上記の〈抜粋〉は，アメリカでこの薬が基本的に安全に使われているという事実を隠ぺいし，この薬に規制をかけるために都合のよい箇所だけを意図的に抜き出した形になっているのである。これは，一種の情報操作が行われたものと言ってよいだろう。
　こうした不正確で恣意的とも疑われる厚労省情報を再び持ち出して，2013年3月7日，消費者庁傘下の国民生活センターは，改めて中絶薬の危険性と違法性をアピールし始めた。この日，同センターは「経口妊娠中絶薬の安易な個人輸入や使用は危険！」（国民生活センター［2013a］）とホームページ上で発表し，同時に『国民生活センター報告書』（国民生活センター［2013b］）を発行したのである。ホームページを開くと，まず次のメッセージが目に留まる。

　PIO-NET[77]には，日本国内で承認されていない経口妊娠中絶薬（「ミフェプリストン」あるいは「RU486」）をインターネットの販売サイトから購入した等の相談が複数寄せられている。
　経口妊娠中絶薬は，膣（ちつ）からの出血や重大な感染症等の健康被害を

引き起こすおそれがあることから，平成16年に厚生労働省が注意喚起を行い，数量に関係なく，医師の処方または指示書に基づいて必要な手続きを行った場合に限り輸入が可能となるよう，個人輸入が制限されている。また，指定医師以外の者（妊娠中の女子を含む）が堕胎（だたい）する行為は刑法の堕胎の罪に問われるおそれがある。

　医療機関を受診せずに経口妊娠中絶薬を購入，使用することは，法律に抵触するおそれがあるだけでなく，重篤な健康被害につながるおそれもあることから，被害の未然防止のため，消費者へ注意喚起することとした。

　このメッセージの内容を検討してみよう。第1パラグラフで同センターに届いたとされる相談事例三つは，報告書の中に示されている。事例1と事例2は代金を振り込んだが業者と連絡が取れない，事例3は購入をキャンセルしたかったが商品が届いてしまったという事例であり，基本的に売買をめぐるトラブルである[78]。ところが，そうした事実を知らないまま第2パラグラフを読むと，出血や感染症などの健康被害の問題があったために，厚労省が「注意喚起」を行ったのだと誤読してしまう。さらに第3パラグラフで中絶薬の〈違法性〉と〈危険性〉が繰り返し強調されることで，この国民生活センターの発表は2004年の「厚労省通知」と同様に，誤解を招く曖昧な表現を通して「中絶薬は危険だ」という事実に反する内容をアピールするものとなっているのである。しかも，そこに示される〈危険〉の根拠は，厚労省通知が依拠していた例の2004年のFDA情報なのである[79]。

　危険性に関する情報は迅速に知らせ，安全性に関する追加情報は知らせることなく放置するといった偏った情報提供[80]が行われることで，人々の薬に対する正しい認識が妨げられることは言うまでもない。経口妊娠中絶薬について厚生労働省と国民健康センターが行っている〈注意喚起〉は，結果的に，この薬の導入を抑制するために危険情報はどうにか伝えようと苦慮しながら，安全情報は一切国民に提供しまいとする一種の情報操作になってしまっていると言わざるをえない。

　国際的な趨勢に反してなぜこのような情報操作が行われているのかは，推論の域を出ない。少子高齢化にあえぐ現代日本の国家的生殖コントロール政策の

一環なのかもしれないし,あるいは女性に「安易な中絶」をさせない[81],あるいは何であろうと「産まない選択」をさせまいとする圧力の一形態なのかもしれない。日本政府の中絶観については,次章の第4節でも再び取り上げることにしよう。世界における中絶技術に関する正しい情報が伝えられていくことで,日本でも正規の医療ルートを通じて安全で安価な内科的中絶（MA）が受けられるようになることを期待してやまない。

注

1) "Unsafe Abortion : the Preventable Pandemic," in *The Lancet*, 2006, 368 : 1908-19.
2) 基本的に「出生調節」と考えられる。
3) ソ連も早期に合法化したが,政権交代で再び違法にするなど安定しなかった。
4) 全国の妻が50歳未満の夫婦を対象とする。
5) 全国民対象の層化二段階無作為抽出法による。
6) 『朝日新聞』2005年4月26日朝刊。
7) 平成23年度「衛生行政報告例の概要」による。なお,「母体保護統計報告」により報告を求めていた平成13年までは暦年の数値であり,「衛生行政報告例」に統合された平成14年からは年度の数値である。
8) 「子宮内容除去術」はDilation and Evacuationの訳語であり,厳密には妊娠中期（妊娠12週以上）で行われる手法であるが,日本では妊娠初期（妊娠12週未満）で行われる子宮内膜掻爬術（Dilation and Curettage＝D&C）を内包する概念として使われたり,混同されて用いられたりすることがしばしばある。
9) 掻爬はしばしば「手探りの手術」と言われるが,『日産婦誌』に掲載された「実際の手技procedure」の次の記述は,微妙な手の感覚や音に依存して行われている手術の様子をつまびらかに描写している。「……拡張した子宮頸管にゾンデを注意深く挿入する。……このとき,ゾンデを正しく,軽く持つことを忘れてはならない。子宮腔の向き,深さを確認したら拡張の程度に適した鉗子を軽く持って挿入し,子宮底に軽く当たった時点でわずかに戻し,鉗子を把持し直す。開閉,回転,索引の動作を組み合わせてできるだけ一塊に妊卵を摘出する。……内容がほとんど摘出されると,泡沫状の血液が排出されると同時に,鉗子の開閉に伴って独特の音がする。続いてキュレットをこれも優しく挿入し,子宮腔全周にわたって掻爬する。このときも,ほとんど子宮筋層に達したときには凹凸を削るような音がする」（高橋剛［2002：66］）。
10) この調査は,金沢大学医学部打出喜義講師を代表とする2010-11年度日本学術振興会科学研究費補助金の助成を受けて2010年9月に行われたもので,杵淵恵美子,水野真希,塚原久美が担当した。調査方法は,インターネット上の「ｉタウンページ」から抽出した全国932ヵ所の母体保護法指定医を有する産婦人科医療施設の医

師を対象に無記名自記式調査票を郵送し，回答を依頼した。その結果，343票の有効回答（36.8％）が得られた。調査結果は調査対象者に配布するとともに，2011年9月30日の日本母性衛生学会のポスター発表で公開した。調査の全容は追って論文にまとめられる予定である。

11) ちなみに中期中絶は9万～60万円で平均28万5000円（回答数＝156）であった。
12) ただし，イギリスにおいて「外科的中絶手術」とはVAを意味している。
13) 男女共同参画白書平成22年版の「男女間賃金格差国際比較」の図によると，日本における賃金比率は男性1に対して女性は0.678だが，他の先進国ではおおむね0.8前後かそれ以上である（内閣府男女共同参画局［2010］）。非営利団体「世界経済フォーラム」が毎年発表している「世界男女格差報告」で，2013年に日本は対象の136ヵ国中105位で，2006年の調査開始以来，最も低くなった（『朝日新聞』2013年10月27日朝刊）。
14) 「避妊責任の『共有』は避妊責任の所在があいまいであることも同時に意味し，それは結局『男性任せ』の避妊，ひいては望まない妊娠をひきおこす」（松本彩子［2005：225］）。
15) さらに同医会は，「相当数の10代女性が産みたかったが，止むを得ず人工妊娠中絶を選択している」こと，「こうであれば中絶しないで済んだ理由のトップは，育児と学業の両立」だったことから，「大学等における育児休学制度の制定や，学生を対象とした公的保育施設の設置等，学業と子育ての両立支援」が必要だとの結論にも達した。
16) 2013年1月26日にバンコクで開かれた第2回IWACでの，WoW代表レベッカ・ゴンパーツ（Rebecca Gomperts）博士との個人的な談話による。
17) WoWスタッフとの個人的な談話による。
18) 同上。
19) ミソプロストールについては，日本でもすでに認可され，サイトテックという商品名で胃潰瘍の薬として市販されている。
20) ただし，2006年の統計時には日本ではピルとIUDがひとまとめにカウントされていた。2011年には別項目に分けられているが，これを足してもやはり6年のあいだに使用率は下がっている。
21) そーせいグループ「緊急避妊薬「ノルレボ®錠 0.75mg」の発売に関するお知らせ」http://www.sosei.com/pdf/press_jp_20110523_323.pdf（2013年4月25日アクセス）。
22) 『朝日新聞』2012年5月24日朝刊「緊急避妊薬処方5万件／承認から1年／徐々に普及」。
23) 著者の問い合わせに対する2013年3月22日付不二ラテックスお客様相談室からの返信による。担当者によると，「私の知る限り，現在日本での入手はできません」とのこと。
24) バイエル薬品工業プレスリリース http://byl.bayer.co.jp/scripts/pages/jp/press_release/press_detail/?file_path=2007%2Fre20070418.html（2013年6月23日アクセス）。日本でも2007年に「ミレーナ®52mg」が日本シェーリングから販売さ

れた．

25)『朝日新聞』2013年5月18日朝刊「女性手帳配り妊娠出産啓発へ／政府『生き方介入でない』」．
26)『朝日新聞』2013年5月29日朝刊「女性手帳，配布見送り／『生き方に介入』批判で／内閣府」．
27) 北原みのり「耕論 産めよ増やせよ？／女に責任を押し付けるな」『朝日新聞』2013年6月4日朝刊オピニオン面．
28) 条文は「妊娠の継続又は分娩が身体的又は経済的理由により母体の健康を著しく害するおそれのあるもの」である．厳密に言えば「経済的理由による健康上の理由」であり，厳密には健康を害するほどの困窮状態でなければ違法性は阻却されないことになるため，実のところほとんどの中絶が該当しないと言われている．
29) 水子供養は胞衣業者が開始したという説もある（「水子供養の文化と社会」研究会［2004］）．
30) 後述する「水子供養」に関するメディアのキャンペーンも，殺された胎児の祟りを喧伝した．
31) 1962年3月22日，第40回次参議院予算委員会，議事録第17号．
32)「死産」という言葉から，中期中絶による胎児であることが推察される．
33) 1962年3月22日，第40回国会参議院予算委員会，議事録第17号．
34) ダニエル・キャラハン（Daniel Callahan）は，1970年の著書で日本の状況に触れた際に，優生保護法の反対派のあいだで「現実の中絶に関する一般人の無知を強調する」本として，助産婦西岡瓊子が中期中絶の悲惨さを訴えた『これをあなたは見てないのだ』とともに中絶現場を取材した剣持加津夫の『99/100 消えゆく胎児との対話』を紹介していた（Callahan, D.［1970：276］）．
35) 荻野によれば，ほかにも雑誌『新評』1970年10月号には「金属盤に入れられた『手も足ももがれて，この世にかきだされてきた約五ヶ月めの胎児』」などの写真が載っていたと言う（荻野［2008：275］）．
36) ただし，ニルソンの「胎内写真」と剣持の「中絶胎児写真」はいずれも，胎児と赤ん坊との連続性や類似性を強調し，想起させることが企図されている点では共通している．何が映っているのか分からない写真や，誕生後の赤ん坊を想起させないような胎児の写真では，1960年代のコマーシャリズムのなかでは用をなさなかった．だがドゥーデンが指摘するように，1990年代のマスコミでは，そうしたありようが変貌していく．人々は「何が映っているか分からない」写真でも，「指示されて見る」ことに慣れていくのである（ドゥーデン［1993：27］）．
37) 英語の"abortion paradise"は「堕胎天国」とも「中絶天国」とも訳されるため，ここではそれぞれの引用元に従う．
38) 人工妊娠中絶の計量的考察を行った高澤敦夫は，「語られざる中絶経験の『累積』が『変位点』に達した時，『水子』は社会的に顕在化し，『供養』という儀礼様式（心意装置）に表出された」として，1967年がその変位点にあたると分析している．この時点で，潜伏していた「負の経験（罪障感）」が集合レベルで飽和状態に達した

ことが，水子ブームの前提となっているというのである（高澤［1999：81-112］）．

39）その一方，女性たちも運動を開始し，11月には渋谷で第1回ウーマンリブ大会が開かれた．

40）臨床心理士の橋本やよいは，象徴としての水子供養には意味を見出しながら，形式的供養は批判している．「『水子供養』とは，生まれることのできなかった『水子』の恨みや怒りを鎮め，母親の罪責感を癒すだけでない．生まれ死んでいく基である，母なる『自然』との接触をはかり，新たな生命としての再生を体験させる象徴としての儀式である．」「現在巷を賑わしている『水子供養』は，形骸化して，献金のための形式的供養となっている．儀式が，先に述べたように『象徴』として働かない場合，心の癒しとはならないであろう．形式的な儀式には，母親の『個』の救済という視点が欠落している」（橋本［2000：28-30］）．

41）最近はインターネットのコミュニティ上で失った「赤ちゃん」への気持ちを書き込むといった行動が盛んに行われている（cf. 熱田［2011］）．

42）寛政5年に建てられたとされる東京都墨田区の回向院の水子塚などを根拠に，古くから日本には水子供養が行われていたとの主張もあるが，清水邦彦によればブーム以前から行われていたものはあくまでも無縁仏の供養の一環であり，「水子供養」とは呼んでいなかった（清水［1994：24］）．

43）紫雲山地蔵寺の公式サイトの「沿革」にこれら政治家の写真が掲載されている．「紫雲山地蔵寺落慶式」http://www.shiunzan-jizouji.com/enkaku.html（2013年6月29日アクセス）．

44）先に第1章第2節でも述べたように，このビデオは「中絶を受けようとした女性を脅すために」真実をねじまげていると，家族計画協会は糾弾している．また，あるカトリック系私立高校の教師は，このビデオを用いることに「賛否両論」があると知りつつ，「胎児が私たちと変わらない人間」であり「中絶は絶対しない」という気持ちを生徒に抱かせうるその「衝撃力」ゆえに自校の倫理教育に採用していると述べている（大原［2005］）．

45）通常，中絶された受胎産物は胞衣業者が回収し，処分するが，この医院では"中絶胎児"を切り刻み，一般ゴミとして捨てていたことを元スタッフが告発し，『朝日新聞』が2007年7月20日朝刊で報じた．

46）"標本"にされた胎児はすでに人の形をしていたためか，ここでは中絶された〈胎児〉と誕生後に殺された「新生児」が一緒に扱われている．

47）たとえば2005年1月27日付の『朝日新聞』朝刊には「ハンセン病6施設に胎児標本114本」「検証会議調査報告不法中絶，常態化」などの見出しが見られる．この記事では「新生児」であったはずのものも〈胎児〉としてまとめられている．

48）たとえば2006年8月20日付の『毎日新聞』朝刊「ハンセン施設で胎児標本を供養／入所者と国が初同意」など．なお，この胎児標本問題で「瓶詰めの胎児」のイメージが流布されたり，埋葬や慰霊が行われたことは，第1章第2節で述べたアメリカのプロライフ派による反中絶活動に酷似しており，人々の中絶に対する批判的な見方を強めた可能性がある．

49）そもそもの被害者であるハンセン病患者自身も自分の「子ども」が殺されたと訴えたために、胎児はますます人格化されることになった。
50）こうした沈黙こそ、〈中絶のスティグマ〉の結果であり、それを存続させる一因にもなっている。
51）こうした見方の表れとして、若年層の妊娠や出生前診断など様々な文脈において「安易な中絶」というキーワードがしばしば使われることが指摘できる。これは妊娠している女性自身の判断への不信の表れと見ることもできるだろう。本章の注81も参照。
52）50代のある看護師によれば、陣痛誘発剤がなかった頃はメトロイリンテル（風船状の袋をしぼんだまま子宮内に入れ、滅菌水を入れて膨らませることで子宮を刺激し陣痛を誘導する器具）がよく使われていたそうである。
53）医療従事者たちは、「その目で赤ん坊を見ることになる……看護婦の方が（医師より）つらい仕事をしている」、「一週間に二回、生きて生まれ……片方はしばらく生きていました」、「母親の苦痛があまりに大きい」、「何かを殺しているという思い。殺すのはいやだとみんな思っている」などと証言している（ディーンズ［1984：103, 123, 124］）。
54）キュレットのこと。
55）日本では、現在でも稽留流産の「治療」として「子宮内容除去術」すなわちD&Cが標準的手段だとされている（山本［2007：665］）。しかしD&Cは不妊症の一因である子宮腔癒着症を引き起こす最大の原因でもある（Hooker *et al.*［2013］）。大阪の産婦人科医東芳賢によれば、今後の妊娠を望んでいる稽留流産の女性にD&Cを施すことは禁忌であり、自然に排出されるのを待つか、待てない場合には薬か吸引で処置する方がリスクが低いという（個人的な談話による）。
56）優生保護法の制定以前に政府の方針転換は始まっていた。敗戦後の混乱の中、引き揚げ者の持ち込む「外国の性病」と「異民族のタネ」を「水際」で根絶すること――具体的には性病については隔離して根治し、妊娠については隔離して極秘裏に堕胎すること――が厚生省から大学の医学部に命ぜられた（武田［1985：14-20］）。上坪［1979→1993］も参照。
57）細田レディースクリニック「よくあるご質問――人工妊娠中絶について」http://www.hosodaladiesclinic.jp/faq/index12.html（2013年6月4日アクセス）。
58）ミヤモト クリニック フォア ウーメン「手術の時期」http://www.mcfw.jp/operation02.htm（2013年12月5日アクセス）。
59）「はしがき」や第3章第3節などで述べた通り、アメリカを初めとする諸外国では、簡便で安全で清潔な使い捨てのカーマン式カニューレが発明され、導入されたことで、1970年代にD&CからVAへと初期妊娠中絶方法の転換が起きた。日本ではVAの際に昔ながらの金属製のカニューレを毎回洗浄して繰り返し使用する慣習が残存しているため、日本にも最新式の使い捨てのプラスチック製カニューレが導入されることが望まれる。
60）e－妊娠「妊娠情報サイト」http://www.ikujizubari.com/data/symptom/

noticed.html（2010年5月17日アクセス）。
61) なおMAの安全性について2005年の北陸母性衛生学会で発表した時，若い女性の産婦人科医から「より良い中絶方法にしたら，避妊代わりに中絶を受ける人が増えるのでは」との質問を受けたことがあるが，そのような見方は妥当ではない。第一に，避妊と中絶の経済的コストや身体的負担の差は歴然としており，方法が改善されたからといって，避妊から中絶に切り替えるとは考えにくい。第二に，「より劣悪な医療」を提供していれば，その医療を受ける人が減るわけではない。医療の質が良くても悪くても，ニーズがある限り患者たちはやってくるだろう。
62) ポッツらは，「婦人科医は全身麻酔になれているので，婦人科系疾患が併発しているとは考えられない場合でも，局所麻酔だけでは中絶したがらない」（ポッツ他［1977→1985：147］）と指摘しており，そうした傾向も影響しているのかもしれない。
63) 杵淵恵美子のデータ提供による。
64) 産婦人科医の石浜淳美は1981年の著書で，妊娠中絶手術後の女性たちの「精神的後遺症」について警告を発している。石浜は少なくとも次の四つの精神的外傷を受けることが考えられるとしている。(1)望まなかった子どもを妊娠したという思い，(2)妊娠中絶をしようと決意し，その交渉を自ら行うための心の負担，(3)中絶を経験し，胎児を殺したという罪の意識をもつこと，(4)中絶後の後遺症の不安（石浜［1981：98］）。
65) 第3章第5節で触れた通り，WoWでは医師の監修により，中絶薬の供給を希望する相手に，数々の医学的禁忌に該当しないことを確認するほか，事前に医療機関で「子宮内妊娠」（子宮外妊娠でないこと）を確認できていることや，事後に問題があった場合に医療を受けられる環境にあることなどを，スクリーニング項目に入れている。
66) 平成22（2010）年医師・歯科医師・薬剤師調査の概況によれば，産科医は男性252人，女性423人で，だいぶ女性が増えてきたとはいえ，いまだに3人に1人は男性医師である。一方，助産師や専門看護師が中絶ケアを行うようになれば，ケア提供者の女性の比率は一気に高まる（厚生労働省［2011］）。
67) これは「真空吸引」（VA）による中絶術のことだが手動吸引は含まれていない。
68) たとえばある医院は，「日本では，ソウハ法という中絶手術が一般に行われています。当院では欧米で主流の吸引法による中絶手術を中心に行っております」といったメッセージをホームページに載せている。池ノ上産婦人科「中絶手術Q&A」http://www.sanfujin.com/abortion/abortionqa/（2013年6月4日アクセス）。
69) 2008年11月10日，厚労省対策課に電話にて確認。
70) 『共同通信』2004年10月25日「『のむ中絶薬』のまないで／厚労省が警告，輸入制限も」http://www.47news.jp/CN/200410/CN2004102501007707.html（2013年5月1日アクセス）。
71) 価格は1回分のセットで8500円〜39800円までと大きな幅があり，精力剤と並んで販売されるなど，男性向けのショップという印象が強かった。だが，最近は女性向けと思しきサイトも少なくない。ミフェプリストンには，数多くの後発薬（ジェ

ネリック医薬品）があり，そのうちインターネットで日本人向けに販売されているのは「息隠」を初めとする中国製の薬がほとんどである。しかし中国製のRU486の品質にはしばしば問題があり，中国製中絶薬の質の劣悪さを示す中国での研究もある（Wang et al.［2013］）。

72) この通知に関して，当時金沢大学大学院社会環境科学研究科の博士課程の学生であった著者は，同年10月28日に「2003年にWHO（国際保健機構）が出した"Safe Abortion"（安全な中絶）という報告書によれば，ミフェプリストンは初期中絶の安全かつ確実な内服薬として，吸引法と並んで推奨されている」旨を指摘し，日本でも認可されるべきだとする意見書を厚労省対策課にメールで送った。しかしこれに対して返答は全くなかった。

73) Livedoorブログ「経口中絶薬情報――中絶薬　危険性」http://blog.livedoor.jp/xtra07/（2013年5月30日）。

74) なおこのリンクは，おそらくFDAが当該文書を「認可の経緯」のページに移したために，しばらくのあいだリンクが切れたままになっていたが，2013年4月の時点で著者が確認したところ，厚生労働省側のリンク指定そのものが消えていた。

75) URL名から少なくとも2005年に初版が発行されたものと推測される。

76) 10年前には151か所の施設で外科的中絶を行っていた全米の家族計画協会は，薬による中絶が可能になったことで322か所のセンターで中絶を提供できるようになった（Crary［2010］）。

77) 国民生活センターのホームページは次のように説明している。「『全国消費生活情報ネットワーク・システム（PIO-NET：パイオネット）』は国民生活センターと消費生活センターに設置した端末機をオンラインで結び，複雑化する消費者問題に対応するため，1984年より運用を開始した。PIO-NETは，全国の消費生活センター等が受け付けた消費生活相談の中の『苦情相談（危害情報を含む）』を収集している」。

78) 事例の中に示されている「インターネットの書き込み等に危険性が載っていたので購入を取り消したい」という困惑も，厚労省情報とインターネット販売業者の情報が食い違っているために生じた問題である。

79) 松本と早乙女は，「インターネットによる医薬品の入手リスクは，健康被害，偽造医薬品など多くある」，「性と生殖に関わる医薬品は個人輸入のニーズが高いが，抗がん剤などと違い，専門家を通じて出されている情報を吟味する機会は少ない。ネット上の情報を監視し，信頼性の低いホームページの情報を制限していくことも難しい。薬事法68条で徹底的に規制をするとしても限界がある」などの理由から，基本的に厚労省の規制を支持している。確かに，誤解が生じないように，インターネットを通じて入手できるミフェプリストンに限定して危険を呼び掛けるのであれば問題はない。しかし，厚労省や国民生活センターの情報提供では，中絶薬一般が危険であるかのように読めてしまうのが問題である。現状では，「慎重に議論，吟味を重ね，科学的評価を行って適正に使用されれば非常に価値が大きい医薬品」が，二人が述べるように「不適正な使用により実際に健康被害が広が」ったためというよりも，むしろ不正確な情報の流通によって，「その価値を誤って評価される」結

果になっているように思われる（松本・早乙女［2005：217, 228］）。
80）2008年11月18日，著者は電話で厚労省対策課に問い合わせ，ミフェプリストンのラベルについてFDAの情報が更新されていることを指摘し，新しい情報を載せるよう主張したが，そうした修正は行われなかった。
81）「安易な中絶」への批判は繰り返し行われている。「安易な中絶」のイメージは，2004年の「厚労省通知」と同時に同10月25日付で厚労省対策課長から地方自治体の衛生主管部（局）長に宛てられた「経口妊娠中絶薬による健康被害事例の収集に関する御協力のお願いについて」と題した協力要請文書の中にも，「医療機関を受診することなく経口妊娠中絶薬を安易に服用することの危険性」という表現がある（厚労省対策課［2004c］）。2013年4月に導入された新型出生前診断の是非が論じられた文脈でも，『読売新聞』2012年10月5日朝刊「論点 新型出生前診断(1)／安易な中絶を認めない国際的な倫理基準に合わせる法改正が必要」，『日本経済新聞』2012年4月12日夕刊「遺伝子検査…日本産婦人科学会は『安易な中絶につながるケースが後を絶たない』と警告」，『朝日新聞』2013年2月22日朝刊「安易な人工中絶につながる心配」など，「安易な中絶」と関連付けた報道が多く見られた。

第5章

日本における中絶の法と政策

1　堕胎罪と儒教倫理

　現代の日本に，今も堕胎罪があることは，知る人ぞ知る事実であろう。1907年に成立した現行刑法は，第212条から216条にかけて〈堕胎罪〉を定めており，人工妊娠中絶を行う医師，助産師，薬剤師，医薬品販売業者などの専門家を罰するのみならず，自己堕胎をした本人も罰せられることになっている[1]。一見，中絶が自由に行われているように見えるのは，母体保護法（旧優生保護法）によって違法性が阻却されているためである。

　1880年に制定された刑法の堕胎禁止条項は，後述の通り日本独自の規範に則りながらフランスの刑法の形式に合わせたものだったが，日清戦争の頃からしだいに軍国主義に基づいた出生増強の人口政策としての性格が明確になり，1907年の改正刑法（現行刑法）ではドイツ法にならって堕胎罪はさらに厳格化された。ところが戦後は一転して軍国主義は放棄され，優生保護法が制定され，緩く運用されるようになって，日本国内の中絶はほとんど自由に行われるようになり，現在に至っている。

　では，なぜ堕胎罪は今もあるのか。今日的な堕胎罪の保護法益は，「まず胎児の生命それ自体，次いで母となる者の生命・健康上の理由」と解するのが「圧倒的な通説」だとされる（上田［2002：105］）。ほかに二次的な保護法益として，生まれる子に対して父母が共同にもつ利益や人口維持に対する国家の利益，性風俗の頽廃の防止などがあるといわれる（角田［1991：52］）。

　「胎児の生命それ自体」は後で検討することにして，ここでは先に女性の「生

命・健康」という保護法益について検討しよう。金城清子は，かつて人工妊娠中絶の禁止は宗教，倫理，国家の人口政策などに加えて「それが危険な行為であったことが，それを禁止する正当性の根拠の一つ」だったが，中絶が安全なものになったことでその正当性は薄れたと言う（金城［1991：290］）。角田由紀子も，「妊娠初期の中絶手術はその妊娠を継続して出産する場合よりも安全」であり「女性の健康を障害するおそれはない」という臨床医の意見を引いて現状を確認してから，「不同意堕胎罪は別として，それ以外の堕胎罪は，妊娠している女性が自分で堕胎するか，承諾したうえで他人にやってもらうわけだから，そのような場合にも『妊婦の生命・身体』を保護法益と考えるのはおかしい」と主張している（角田［1991：52-3］）。

　一方で，若尾典子は，近代法が自明としてきた自己決定の構図に孕まれるジェンダー構造を分析することで，堕胎罪の性差別性を指し示している。

　　近代法は，性関係・家族関係に端的に表れる共同関係を，個人の自己決定としてひとまずは構想した。女性も個人としての法的地位が認められた。しかし同時に，共同関係の安定性を確保する必要が生じた。とくに問題になることは，女性の身体能力である。個人主義に立ち，女性に個人としての地位を認めるとき，女性の妊娠・出産能力もまた，女性個人に属することになり，男性は関与できない。だが共同関係の維持とは，男性にとって子どもの所属を意味する。女性の身体能力を女性個人のものにせず，男性のコントロール下におくことが法制度の課題となる。（若尾［2004：306-7］）

　若尾によれば，それゆえ結婚制度では，契約（＝双方の自己決定による合意）という形式を採用しつつも，性的特質・性別役割によって，夫への妻の服従が固定化された。そして結婚制度に反する女性の性行動・妊娠については，女性個人の責任問題とした。結婚届がないまま妊娠・出産した子は，父のない子，すなわち非嫡出子（＝婚外子）となり，母の責任となるというのが民事上の非嫡出子の制度である。さらに若尾は言う。

　　そして刑事上は，姦通罪と堕胎罪が準備されている。堕胎罪は，性への自己

決定（望まない妊娠をするような性行為をすること）を女性にも認め，そのうえで女性のみが妊娠することに注目し，中絶という自己決定を女性の自己責任として，刑罰によって追求する。（若尾［2004：306-7］）

このように堕胎罪は女性の性を規制し，その規制に反する女性を断罪する。法制度そのものの中に女性差別的な見方が孕まれており，堕胎罪は母性に結びつかない性関係をもつ女性への罪悪視の源泉となって女性たちを苦しめ，むしろその「生命・健康」を脅かしている。また，これら法制度がもつ女性の性を規制しようとする傾向は，次節で取り上げる優生保護法／母体保護法による合法的中絶において，夫の承諾が要件とされていることにも端的に現れている。

さて，刑法堕胎罪の保護法益において女性の生命・健康に先んじて挙げられていたのは，「胎児生命それ自体」であった。もしそうなら，刑法における堕胎の罪とは，まさしくプロライフ派が主張しているような「胎児殺しの罪」に匹敵するようなものなのだろうか。この問題について，刑法堕胎罪の制定時にさかのぼって歴史的に検討してみよう。

日本で初めて刑法が制定されたのは1880年の旧刑法であり，〈堕胎罪〉もこのとき初めて定められたとされる。従来の歴史学では，明治政府の堕胎禁止はおおむね次のように説明されてきた。

日本近世の農村において堕胎・間引きは一般的風習であった。……明治元年である1868年12月，産婆に「売薬之世話又ハ堕胎ノ取扱」を禁じる太政官布告が発せられる。それは，近代国家がその草創から出生増強に意欲を示したことの現れであった。既に幕末に富国強兵のための出産・育児奨励という近代国家の発想が芽生えており，明治政府はこれを継承して政策化したのである。……堕胎が可罰的犯罪と把握され刑罰的制裁の対象とされるにいたったのは，1880年刑法（82年実施）の「堕胎ノ罪」によってであった。この刑法はフランスの刑法をまねたもので，その堕胎禁止条項は330条から335条にそのまま取り入れられた。これによってはっきりと堕胎は罪悪と規定されたのである。（藤目［1999：119-20］）

つまり近代国家として富国強兵策を採用したことが、堕胎禁止の動機であったというのである。こうした歴史学の定説に対して、石崎昇子は「日本には、旧刑法以前にも儒教的倫理を強要する可罰的堕胎罪があった」と反論している。「旧刑法堕胎罪は、その日本的法原理とヨーロッパの胎児生命論に立つ法原理との相剋のうちに制定された」のであり、「日本における堕胎罪の成立は、国家の出生増強政策ではなく、儒教的倫理の強要として展開されてきた」というのである（石崎［1997：53-4］）。石崎の言う「ヨーロッパの胎児生命論」とは、キリスト教倫理に基づいて胎児の生命身体を霊魂の主体とみなすような生命観であり、欧米ではこの生命観に基づいて堕胎は殺人に準じるものと捉えられていた。一方の「儒教倫理」とは、旧刑法の制定以前に明治政府が発布した新律綱領（1870年）と、それを受け継いだ改定律例（1873年）によって示された日本に特徴的な「堕胎ノ罪」の意識のことである（石崎［1997：65］）。

石崎の議論を、少し丁寧に追いかけておこう（石崎［1997：56-7］）。改定律例の「堕胎ノ罪」は、殺人を律する「人命律」ではなく家制度を守る「戸籍律」に含まれていた。第114条の「堕胎ノ罪」と同時に「戸籍律」に「新たに加えられた」第112条ならびに第113条は、ともに戸内の子女遺棄の禁止に関わるものだった。改定律例において、「堕胎は、戸内の親子秩序すなわち親の子どもに対する扶育義務に背反する行為であるから犯罪とされ、それゆえに戸内の秩序を決めた戸婚律に入れられた」。改定律例の規定によって「戸内の婚姻関係内の堕胎も含め堕胎行為そのものが、明文をもって犯罪とされた」のであり、「婚姻して子どもを産んで育てなければならないという倫理が法となった」。つまり、堕胎禁止とは、女は子産み・子育てを通じて家の存続に資するべきだとする規範に基づいているのである。

また石崎は、日本政府が雇ったフランス人法律家ボアソナードと日本人担当者の議論を詳細に追うことで、1880年旧刑法の懲罰が、フランス刑法ではなく改定律例に準じていたことを論証する（石崎［1997：56-7］）。すなわち、改定律例によって逮捕された人数や内訳を1880年旧刑法の堕胎罪規定のそれと照らし合わせた結果、いずれも「堕胎行為そのものを罰すること、処罰されるものの範囲も同じ」であることから、「旧刑法が作られる以前から、日本では旧刑法と同様な堕胎罪が適用されていたわけで、可罰的堕胎罪はヨーロッパ近代刑法

を輸入したものではない」と結論するのである。さらに，明・清律でも戸婚律に堕胎罪規定はないことから，上述の「子産み・子育て規範」に基づく堕胎罪規定はまさに日本に特徴的なものだとしている。

さらに石崎は，日本において「胎児生命論は，刑法学者，医者や一部のインテリ女性などを除いては，社会的に共通意識として定着することはなかった」とも指摘する（石崎［1997：66］）。事実，胎児生命が奪われることを根拠に堕胎を罪悪視する意識は，当時はまだ薄弱だったようで，刑法学者の中には「道徳感情」より実益を重視すべきとの意見も見られた。藤目ゆきの報告でも，1906年に法学博士の勝本勘三郎は，未婚女性や寡婦が「隠れたる行為の結果」として堕胎に追い込まれるとの前提から，堕胎罪廃止を行えば「道徳感情」は犠牲にされるが，「恥辱のための自殺や自己堕胎，犯罪増」を防止するなど「利益はきわめて大なるものがある」と述べており，胎児の生命についてはほとんど念頭にないかのような議論がくり広げられていたことが分かる[2]（藤目［1999：122］）。

石崎の説によるなら，日本の刑法〈堕胎罪〉が依拠しているのは近代西洋的な胎児殺しを否定する倫理ではなく，むしろ儒教的な家の存続の倫理とその範疇での女の規範に基づいていたと考えるのが妥当である。家の存続の倫理は「親の子どもの養育に関する倫理」を説くが，胎児殺し自体を諌めるわけではない。1907年の刑法改正の際にも，「日本では胎児生命論を持たないために，堕胎罪の存立基盤は薄弱であり，堕胎罪の存続そのものに対する疑問，さらには廃止案さえも刑法改正委員のなかから早くから出され」たと石崎は言う。ただし，「結局は近代刑法の立場から，立法の根拠を胎児法益論[3]と理解されて，堕胎罪は……存続した」のである（石崎［1997：66］）。そればかりか，1995年の刑法改正時にも堕胎罪削除の声が挙がりながら，結局，旧かな字の表記を現代的に修正しただけで，充分な議論も行われることなく内容はそっくりそのまま残されたのであった。

実際，第二次世界大戦後に制定された優生保護法のおかげで，堕胎罪が適用されて裁判になった事例はしごく稀である。空文化したと言われ続けながらも堕胎罪が存続してきたのはなぜだろうか。日本人に元々は「胎児生命論」がなかったのだとすれば，中絶を悪と見なす倫理観の本源は，旧刑法以来の堕胎罪

そのものにあるのかもしれない。〈堕胎罪〉の制定によって始まった中絶に対する罪悪視は，第4章第3節において論じたような中絶胎児の可視化や水子供養ブームのような様々な社会的な出来事の積み重ねによってしだいにイメージが固まり，強化されて現在の確固たるスティグマを形成していったのだと考えられる。むしろ堕胎罪が空文化することによって，「中絶の罪」は法律を離れて規範化しえたのかもしれない。日本においてこれほど中絶が容認されてきた実態に照らせば，もし刑法堕胎罪が厳密に執行され，中絶を行った医師や中絶を受けた女性たちが大勢検挙されるようなことがあれば，国民のあいだで刑法堕胎罪廃止論が一気にわき上がり，堕胎罪はとっくに消えていたのではないか。

なお，中絶罪悪視の強化に大きく貢献したのは，戦後の貧困と人口爆発の対策として制定された優生保護法であったとも言える。なぜなら，この法律の結果として現に社会で行われた大量の中絶と，それに対する国内外からの批判と反発，特にそこで行われた〈中絶胎児の可視化〉，それを経て形成された胎児観や中絶観などが複合的に絡み合いながら，現在の中絶罪悪視を形成してきたと考えられるからである。そこで次節では，経済的理由という状況依存的な理由によって刑法堕胎罪の違法性を阻却している優生保護法および母体保護法が果たした役割について検討してみよう。

2 優生保護法体制

優生保護法は，第二次世界大戦後の動乱期（1948年）に成立した法律である。当時は，復員兵によるベビーブーム，食糧難，住宅難のほか，連合軍による占領下での混血児出生などの問題が生じ，そうした諸問題を回避する方策として，中絶について「夫婦がこれを望む場合はあえて罰しないこと」としたのが優生保護法であった（末広［1981：4］）。

優生保護法は，最初に社会党から出された法案では産児制限に関する項目にも重点が置かれていたが，これは廃案になり，翌年に自民党の医師議員が中心になって再提出されたときには産児制限に関する項目を省き，優生思想を強化した内容となって通過した[4]。

優生保護法はドイツのナチス政権の法律を模した戦前の国民優生法を改正す

る形で制定されたもので，当初から数々の問題点が指摘されていた[5]。同法のもつ優生思想の問題に関しては，半世紀を経た1996年6月18日に優生保護法の一部を改正する法案が成立し，同年9月26日には母体保護法と名を変えた新法が公布された時点で一応の解決をみた。母体保護法では，優生保護法の前半を占めていた優生学的な内容がすべて削除されたからである。しかし，後半の「母性保護」条項の内容はそっくり残されることになった。そのため，末広敏昭が1981年に優生保護法について指摘した種々の問題——法の構成上の不整合性のほか，中絶を実施する要件として医師の免許の上にさらに優生保護法に基づく資格授与を必要とすること，任意加入の社団法人が審査し，決定・指定する権限をもち，その審査基準も曖昧であること，本人のみならず指定医と配偶者の同意が必要であること，中絶可能期間を通達レベルで定めていること（末広［1981：58-81］）——は母体保護法にもすべてあてはまる。しかし，今のところどの点についても改善される兆しは見られない。

　この母体保護法への改正を推進したのは，優生保護法から優生学的な内容の削除を求めた障害者等のグループであり，彼女たちは外圧を利用したアピール活動を行った。優生学的条項の削除を求める運動は，1990年頃，小規模な左翼のフェミニスト・グループと女性障害者グループのあいだで組織されたが，日本国内では自分たちの問題提起になかなか注目を集めることができなかった。そこでDPI女性障害者ネットワークや阻止連[6]のメンバーたちは海外に赴き，1994年のカイロ会議（国際人口開発会議）や1995年の北京会議（世界女性会議）でフォーラムやワークショップを開催した。その結果，優生保護法の時代錯誤的，差別的，かつ強制的な諸側面が，外国の参加者やジャーナリストの注目を浴びることになり，日本政府も対応せざるをえなくなったのである。結果的に，優生条項廃止に向けて日本政府に「外圧」をかけるという作戦は功を奏した（ノーグレン［2001→2008：133-5］）。優生保護法の優生条項はまるごと削除されることになり，いわゆる経済条項による中絶を違法性阻却する母性保護の部分だけが母体保護法という名の改正法として存続することになったのである。

　しかしノーグレンが言う通り，「外圧」戦略には限界があった（ノーグレン［2001→2008：133-5］）。外圧は政治的に力の弱い小集団が特定の問題に注目を集めるためには役立ったとしても，それだけで根本的な国の意思決定過程に切り

込むことはできなかったのである。母体保護法への改正時，削除されたのは優性条項のみで，刑法堕胎罪の見直しは議論すらされず，いわゆる「経済条項」によって中絶を許容するという法の枠組みは無疵で残されてしまった。「女性のリプロダクティヴ・ライツを認めるならば，『国家による出産強制』である刑法堕胎罪そのものが廃止されるか，不同意堕胎にのみ限定されるべき」(岩本［2008：393］) という岩本美砂子のフェミニストとして正統な意見は，日本の女性たちのあいだにはさほど広まらなかった。それは，日本の女性運動の弱さのためだとも言えようが，女性たち自身のあいだで胎児生命への配慮ゆえに中絶を権利だとは言えないという意識が共有されていたことが最も大きな理由であろう。端的に言えば，日本の女性の多くは中絶問題を胎児との関係性で捉える二項対立的な考え方に囚われていた。だがその見方は誰のものだったのか。女性が自らのリプロダクティヴ・ライツを推進するためには，中絶や胎児，妊娠などについて，既存法を初めとする他者に与えられた枠組みで考えるのではなく，自らの経験と信念に基づいて自己定義していく必要があったように思われる[7]。

　しかも，この"改正"によって，リプロダクティヴ・ヘルスの名で母体保護法に反対することは以前に増して困難になった。女性のリプロダクティヴ・ヘルスというのが妊娠した女性の健康といった程度の理解しか得られていない現状下では，名称からして「母体」を保護することをうたっている〈母体保護法〉を女性のリプロダクティヴ・ヘルス＆ライツのために廃止すべきだということは簡単には理解されないためである。

　結果的に，母体保護法は，リプロダクティヴ・ヘルス＆ライツという概念が国際社会で承認されたカイロ会議と北京会議を経た1996年に成立したにも関わらず，女性のリプロダクティヴ・ライツを反映した法にはならなかった。それでも国内の女性運動の働きかけで，母体保護法の附帯決議の二にはかろうじて，「国連の国際人口・開発会議で採択された行動計画および第四回世界女性会議で採択された行動綱領を踏まえ，その正しい知識の普及に努めるとともに，女性の生涯を通じた身体的，精神的および社会的な健康に関わる総合的な施策を展開すること」という文言が含まれることになった。しかし，それは女性を権利を有する主体とみなすべきだと主張することなく，パターナリスティックに

福利を与えることのできる範囲で対応可能な内容を定めたものにすぎなかった。つまり，リプロダクティヴ・ライツのうち，「リプロダクティヴ・ヘルスケアへの権利」にまつわる努力目標的な内容は盛り込まれたものの，「リプロダクティヴ自己決定権」については全く触れられていなかったのである（これら二つの権利については，第6章第5節で説明する）。そのために，「優生保護法」が有していた優生思想以外の問題点，つまり「生殖を国家が管理することの問題や女性の生殖をめぐる人権の問題」はそのまま残されたのであった（浅野富美枝［2000：62］）。

この母体保護法への「改正」に関しては，緒方房子も「まさに性と生殖に関する日本の貧困な状況を暴露するものでもあった」と批判している。緒方によれば，「唯一評価されるべきは，優生学的思想の表現である項目を削除したところだけで，あとは以前の法律からなんら改善されていなかった」（緒方［2006：337-8］）。つまり，「母体保護」という名称に表れている通り，「あいかわらず女性を母としかみていない」ばかりか，「あくまで国家が生殖をコントロールするという考え方が露呈されている」，「妊娠するのはすべて既婚女性であるかのような法律」であり，「医師の認定，夫の同意[8]，妊娠満22週未満という条件を満たすことが要件になっている」のに加え，実際には医師が自分にとって儲けになる中絶手術を拒否するとは思えないため「医師の認定も夫の同意も有名無実」だと言うのである（緒方［2006：338］）。最終的に緒方は，母体保護法「改正」に関する批判を次の4点に整理した。

1. 議論なし：国民への情報提供もなく，国会での議論はゼロに等しかった。
2. 欺瞞的名称：女を母体としてしかみなさないことに等しい。
3. 堕胎罪存続：二重基準を放置している。
4. リプロ意識[9]の欠如：未成年の性は無視し，既婚女性は夫の同意を要するなど，性の多様性への配慮がない。

上記の3番目に挙げられている二重基準について，緒方は次のように説明している。

……中絶は「合法である」といっても，日本人は奇妙なダブルスタンダードの世界に生きている。

1907（明治40）年に制定された刑法第29条が今も健在で，中絶は「犯罪」なのであり，女性と医者が処罰されることになっている。ところが，第二次大戦後の1948年に「優生保護法」が制定され，中絶を合法的に受けられる抜け道が作られた。……翌49年には……経済的理由が追加されて，それ以降ほとんどの中絶はこの経済的理由で行われるようになった。（緒方［2006：336］）

このダブルスタンダードは，産む責任を女性に負わせながら，育てられないから堕ろす女性を断罪することで，女性を〈出口〉のない状況におく。つまり女性たちは，産めば産んだでなぜちゃんと育てられないのに産んだと断罪され，かといって堕胎をすれば罪を犯したとして非難されることで，いずれにしても自分を責めるしかないジレンマに陥るのである。そもそも堕胎罪とは，堕胎を可罰罪とし犯罪化することで，それを行う人々にスティグマを与え，罪悪感を内面化させる装置である[10]。それを前提に優生保護法を成立させることで上述のダブルスタンダードを打ち立てた法的体制を，藤目ゆきは「優生保護法体制」と呼ぶ（藤目［1999：118］）。この体制は，女性たち，すなわち被支配大衆の側に「産む責任」をなすりつけることで出産する子どもの数を自主的に調節させ，結果的に国家の人口調節を実現する体制のことである。藤目は次のように説明する。

堕胎罪という本質的にリプロダクティヴ・ライツを否定する法の存在を前提として堕胎官許の範囲を定めることにより矛盾の噴出を回避するという優生保護法体制は，優生学的に問題があるとみなされる人々の抹殺を肯定する態度の制度化であり，貧困や障害者差別・女性の生き難さのような社会矛盾を，堕せばよいのによけいな子供を産んだせいだと，産む女に責任転嫁するイデオロギーを人々に植え付ける。かくしてそれは，国民の生活と意識を深く規定し，心身の「障害」が予想されたり経済的条件を自らととのえることのできない者が子供を産むことはよくない，というイデオロギーを内面化させてきた。……公娼制度－堕胎罪体制と同様に，それは階級，民族，性の支配の

結果を被支配大衆の側に負わせる，性‐生殖に対する反人民的統制の体制でもあったのである。(藤目 [1999：420])

　優生保護法体制は，女性の主体性を奪うとともに，母性につながらない性行為も罪悪視した。この国家によるリプロダクティヴ・ライツの否定のために，出口のない女性たちの状態は，国の人口政策が人口抑制策から少子化対策へと変化しようとも変わらなかった。女性たちは自らの生殖を充分にコントロールできないまま，産むことを選べば母性の負担を一手に担わされ，産まないことを選べば罪悪視されることになったのである。若尾典子も，優生保護法と母体保護法はともに女性を脱主体化しているとして，次のように批判する。

　法律の目的は「母体」の保護であり，女性は母体の担い手にすぎず，法の目的たる母体から引き離されている。法の目的が母体の保護であることから，医師が中絶を決定する権限をもつ。しかも配偶者には，中絶に関する「同意」権が，当事者である女性と「対等」に与えられている。……中絶当事者である女性の意思は，他者である男性と「平等」なものにすぎないとされ，母体の保護に責任をもつべき配偶者たる男性の判断が重視されている。結局，女性は優生保護法・母体保護法において，中絶を受ける母体として保護される客体，すなわち中絶を受けることが許される存在にすぎない。中絶するのは医師であり，同意する配偶者である男性がいて初めて女性に許される行為とされている。(若尾 [2004：308-9])

　このように女性が脱主体化されていることに，「日本の女性たちが，中絶合法化にあっても，『沈黙』せざるをえなかった理由」(若尾 [2004：309]) がある。女性たちは堕胎罪によって罪悪視を内面化し，優生保護法／母体保護法体制によって医師や配偶者といった男性たちに主体としての地位を奪われて，許しを受ける客体へとディスエンパワーされる。だがそこで，女性たちは国や男性たちの許可を得て自分の身体になされる〈中絶〉によってさらなるスティグマを負い，ますます力を奪われていくことになるのである。一方で，許す側の国や男性たちは無疵で責任を問われないままである。この不当な構図から脱するた

めにも，女性のリプロダクティヴ・ライツを推進することには意義がある。ある人の身体について他者が決定することを制度化している法の側こそ，修正する必要がある。その他者決定を行う人々と，その決定の結果を被る人々とが入れ替わることがありえず，常に固定されているのであれば，それはまさに差別である。

　なお，優生保護法の種々の問題点を指摘した末広は，指定医制度にも疑義を唱えていた。末広によれば，「そもそも医師の免許というものは医療に関してはオールマイティーでなければならず（医師法第二条・第十七条），その上に優生保護法による指定をしなければ（二重の資格），人工妊娠中絶手術ができない」というのは「法理論上疑問が残」る。また，指定医師は各都道府県医師会が審査し，決定・指定することになっているが，「全医師が強制的に加入するのではなく，任意加入の社団法人」である医師会が指定の権限を握っていることになるため，「指定基準を，法律・命令・規則の段階で明確に」法定化するか，「公的機関に指名権限を与えるべき」[11]である。こうした問題をもつ指定医制度は，母体保護法にもそのまま引き継がれている。

　指定医制度を再考すべきもう一つの理由は，先に述べた通り，現在の中絶の技術は必ずしも医師を必要とはしないためである。もし手動吸引（MVA）やミフェプリストンを用いた内科的中絶（MA）を女性にとってアクセスしやすい形で提供することを重視するのなら，異性が大半を占める医師よりも，むしろ同性の助産師などがプライマリ・ケアのレベルで提供することが望ましいであろう。この点からも，現時点において利用可能である安全かつ確実な中絶方法を見極めたうえで，そのサービスを提供するためのシステムを構築していく必要性が見えてくる。

　以上で検討してきたことを踏まえて，女性の健康と権利を保障する生殖コントロール技術を日本の医療のなかで提供していけるようにするには，次のような条件を満たした法が必要だと考えられる。第一に，女性のリプロダクティヴ自己決定権を尊重しなければならない。そのためには，本人の自由意志による中絶を禁止している刑法堕胎罪を廃止することが必須であるほか，胎児の父親である男性や中絶を実施する医療従事者の判断よりも女性自身の決定を優先することを明記した法が必要である。第二に，女性の生涯にわたるリプロダクテ

ィヴ・ヘルスケアへの権利を保障するために，女性たち自身が自らのニーズに合わせて充分なケアを得られるような仕組みが必要である。そのためには，たとえば指定医制度を廃止してパラメディカルによる供給を導入していくなど，中絶サービス供給のシステムを抜本的に改革し，女性たち自身にとって，より良い生殖コントロール技術を，よりアクセシビリティの高い形で提供していくことが考えられる。また女性たちに自らの健康と権利を守るための情報や資源を提供するなど，社会のあらゆる場面で女性たちをエンパワーしていく必要があることは言うまでもない。

　上記に述べた法制度を変えていく提案と一部重なるものとして，日本でもすでにリプロダクティヴ・ヘルス＆ライツの視点に立った女性たちの「からだと性の法律」案があることを紹介したい。次節では，彼女たちによる「避妊および人工妊娠中絶に関する法律（案）」の内容を検討することで，この法案に現れている信念と，内在する限界について若干の考察を試みる。

3　フェミニストの改正案

　「からだと性の法律をつくる女の会」（以下「つくる女の会」と略す）は，1996年6月に成立した母体保護法に不満をもち，避妊や人工妊娠中絶，不妊手術に関して「当事者本人の自由意志による選択」という視点を基本とする新しい法制度が必要だと痛感したフェミニストの女性たちによって，同年8月に設立された。女性の自己決定権を尊重することを基本スタンスに，からだと性に関する法律をつくることを目的としている。つくる女の会は，1997年11月に「避妊，不妊手術および人工妊娠中絶に関する法律（案）」を，2001年には前案を改訂した「避妊および人工妊娠中絶に関する法律（案）」を発表している（からだと性の法律をつくる女の会［2001a］）。

　つくる女の会は代表をおかず，30人程度とされるメンバーは公表されていないが，産婦人科医の丸本百合子や弁護士の三輪和惠は自らがメンバーであることを明らかにしている。中絶がいまだに刑法堕胎罪（1907～現行）によって犯罪とされていることや，母体保護法への改正で「女性が強く求めていたリプロダクティブ・ライツ（からだと性の自己決定権）の実現」が全く言及されなかっ

たことを同会は不満としており,「子どもを産むか産まないか,女性の人生にとって重要なこの決定が,年齢にかかわらず妊娠するしくみをもつ女性本人の意思にまかされること,その決定のために公正で充分な情報とサービスの提供が必要である」と主張し,「中絶する当事者である女性の自由意思」を尊重した法を求めている（からだと性の法律をつくる女の会 [2001a]）。ただし2013年現在,この"法案"が議会に提出されたことはない。

　同会の法案の理念は,現行の刑法堕胎罪と母体保護法の組み合わせよりも,女性のリプロダクティヴ・ヘルス＆ライツをはるかに促進しうるものである。しかし,人工妊娠中絶に関する規定については,本書でこれまで論じてきたことに反する問題点が散見される。まず2001年法案の避妊に関する条項と同会がそれに添えている備考を検討しよう。

　　第二章　避　妊
　　第二条　この法律で避妊とは,妊娠を避けるための一時的および永久的な方
　　　法をいう。
　　第三条　永久的な方法による避妊を希望する者は,本人の意思のみによって
　　　永久避妊手術を受けることができる。

【第二章に関する備考】
◆目的を明確にするため,「不妊手術」という言葉を「永久避妊手術」とした。
◆永久避妊手術は,希望する本人からの申し出によってのみ行うこととする。
　その際,十分な説明が提供されること,その説明を理解したかどうか,理
　解した上で手術を受ける意思があるか,について確認を要することとする。
　本人の意思によらない永久避妊手術は処罰の対象とする。

　上記では「本人の意思」「本人の申し出」が重視されており,リプロダクティヴ自己決定権を原則にしていることは明らかである。ただし,ここで気になるのは,永久避妊のみが「手術を受ける」医療としてインフォームド・コンセントの対象とされていることである。本書の第Ⅰ部で示した現在の生殖コントロール技術の水準に照らせば,現時点において安全かつ効果的だと思われる避

妊方法はIUDと避妊ピルであるが，少なくとも現在の日本ではIUD（ミレーナも含む）は医師による子宮内装着を要するし，ピルの方も医師の処方が必要であるため，これらの処置・処方についてもインフォームド・コンセントの対象とする必要がある。このように，永久的な避妊手術のみならず，「妊娠を避けるための一時的な方法」でも医療者が介在しうるし，インフォームド・コンセントの対象になりうるという認識が欠けているのは，現在，日本で主流になっているコンドームを主な避妊手段として想定しているためではないだろうか。つまり上記の条文は現状を追認するとともに，新しい技術の変化に充分対応していないように見える。また，新しい技術の進化と導入のみならず，同性看護の理想を追求するためにも，パラメディカルに訓練を施して避妊業務を任せるという可能性を踏まえておきたい。その面でも，従来の方式に追従するばかりではなく，女性のリプロダクティヴ・ヘルス＆ライツの視点から法案の中身を練り直す必要があるだろう。

続いて中絶に関する条文と備考を検討する。

第三章　人工妊娠中絶
第四条　この法律で人工妊娠中絶とは，妊娠した女性が出産に至る前に，人工的に妊娠を中断することをいう。
　2　人工妊娠中絶は，医師によって行われるものとする。
第五条　人工妊娠中絶を希望する者は，本人の意思のみによって人工妊娠中絶を受けることができる。
　2　人工妊娠中絶は，胎児が女性の体外で生命を保続することのできない時期に行う。

【第三章に関する備考】
◆「人工妊娠中絶」には，手術による場合と薬による場合の両方を含むこととする。
◆中絶は「医師によって行われる」としたが，女性が自ら中絶を行うことがあっても，違法としない。
◆中絶が可能な時期を「胎児が女性の体外で生命を保続することのできない

時期」としたが，週数は政令または省令で定めることとし，その変更が行われる場合は，審議の過程が公開され，国民とくに当事者の女性の意見が反映される仕組みがなくてはならない。これまでのように，変更が非公開で決定されたり，事務次官通知のみで知らされるという方法を改めたい。

上記法案の人工妊娠中絶を扱う第三章には，新しい中絶技術を受け入れるだけの幅がある。備考ではあるが「女性が自ら中絶を行うことがあっても，違法としない」とすることで，ミフェプリストン等の中絶薬が日本でも使用可能になった暁に自宅中絶を合法的に行うことが可能になるし，またこれは自己中絶についての全面的な権利意識の表明だとも考えられる。一方，上記法案の第四条2では，中絶は「医師によって行われる」として，パラメディカル・レベルによるサービス提供の可能性が棄却されている。だがすでに述べた通り，VAやMAで行う初期中絶については医師以外の専門訓練を受けたパラメディカルで充分行いうるものであり，また女性たちの精神的および社会的な健康までも考慮に入れるならば，医師が行う方が常に望ましいとは必ずしも言えない。

また避妊とも共通することだが，日進月歩の生殖関連技術への目配りと，新技術が出て来た時に女性の権利が阻害されることのないような法的配慮も必要である。たとえば，この法律案で個人が選択できるのは永久避妊や中絶を受けるかどうかだけであるが，人類の生殖コントロール技術は予想もつかない方向に変化していく可能性がある。そうであるなら，新たな事態が発生して意思決定を行う必要が生じたときに，女性が議論の場から除外されないような仕組みは必須である。母体保護法の指定医制度などに縛られて，女性の健康のためにより良い技術の導入が妨げられることは望ましくない。女性のリプロダクティヴ・ヘルス＆ライツを尊重するためには，すでに存在している技術へのアクセスを保障することも重要であるが，それだけに留まらず，そうした技術をいかに用い，どのような意味づけをするか，何を展望していくかについても女性自身に委ねるような意思決定のシステムを作ることが不可欠なのである。言い換えれば，中絶を受ける・受けないの選択だけではなく，法や医療のあり方を論議する場でも，女性たちを自らの状況を主体的に変革していく主役として位置づけることが重要である。女性たち自身の主体意識を育むには，教育や情報提

供，専門家によるアドヴォカシー[12]などを通じて，個々人の性と生殖に関するエンタイトルメント意識を養い，その意識を反映した生き方を選べるようにする必要がある[13]。それを実現するためには，まず堕胎罪の足枷を外す必要があり，その上で「母体」を保護するのみならず，「女性」の健康・安寧（well-being）をまるごと保障していくような法が必要である。女性個人のリプロダクティヴ・ヘルスと総体としての女性たちのリプロダクティヴ・ライツの両方を実現するための複合的なプログラムを統合するために，足がかりとなるような法が必要だと思われる。

ただし，法は「実利面の強制力と共に人の心に対する攻撃」にもなりうる（溝口他 [1992：364-5]）。そう考えるのであれば，いかなる法で規制していくかということに心を配るよりも，できる限り法による強制力の行使を避ける方向で考えるべきなのかもしれない。たとえば，カナダのように生殖コントロール技術全般に関する規制をすべて撤廃し，医療法や薬事法で危険な行為や危険な薬に限って規制していくという選択肢もある。もし，それが困難であるように感じられるなら，避妊や中絶が特殊なものだという思い込みに囚われてはいないかと再考してみてもいいだろう。その場合にも，スティグマにまみれた現状の中絶を追認する発想を意識的に振り切り，女性のリプロダクティヴ・ヘルス＆ライツという総合的視点で現状を見直し，理想を展望し，改善を求めていく必要がある。

すでに述べた通り，中絶観は決して普遍的なものではなく，文化相対的なものである。日本人が中絶にまつわる状況を変えていくことに対して，あるいは女性を主体と見なすことに対して及び腰だとすれば，それは何らかの文化的・歴史的・社会的事情が働いているためだと考えられる。そこで次節では，国連の女性差別撤廃委員会（CEDAW委員会[14]）と日本政府の中絶に関する議論を通して，この問題に対する政府の基本的スタンスと，その背後に透けて見える女性観を確認することにしよう。

4　国連女性差別撤廃委員会と日本政府

各国の実態や歴史により〈中絶〉の見方が変わることが，世界の人々に共通

する人権の論議をやっかいなものにしているのは間違いない。事実、日本政府と女性差別撤廃条約（CEDAW）の実施状態を監督する女性差別撤廃委員会（CEDAW委員会）との議論にも、はなはだしい認識のずれが見られる。本節では、まず日本政府に特徴的な中絶への態度を確認し、続いて、リプロダクティヴ・ライツと女性の人権を尊重した妊娠観や中絶観の必然的な結びつきを論じて、日本政府のリプロダクティヴ・ライツ政策の問題点を指摘し、その打開の方向性を示す。

なお、第6章で説明する通り、現在、リプロダクティヴ・ヘルス&ライツの最も有力な後ろ盾となっているのはCEDAWであり、ほかに世界人権宣言の内容を基礎として、これを条約化した人権規約の自由権規約と社会権規約も重要な支えとなっている。日本はこれら国際条約をすべて批准している（図表5-1）。国際法は憲法を除いたすべての国内法より優先されるため、本来、これらの規約やCEDAWの規定に準拠するために、それに反する日本の国内法は改正されねばならないはずである。

条約・規約	自由権規約	社会権規約	女性差別撤廃条約
発効	1979年9月21日	1979年9月21日	1985年7月25日
留保	なし	7(d), 8(d), 13-2(b)および(c)	なし
選択議定書	第1、第2ともに未批准	―	未批准

図表5-1　関連規約ならびに条約の日本の批准状況
（出典：日本弁護士連合会［2013］「国際人権ライブラリー」の資料を元に作成）

ところが、日本政府は2005年12月閣議決定の第2次男女共同参画基本計画で、「性と生殖の健康・権利（リプロダクティブ・ヘルス／ライツ）」を「女性の人権」としながらも、その「目標」の最後に、国内の刑法や母体保護法に反する「中絶の自由」は認めないとの但し書きをつけた。政府のこの方針は、以下に示す国連のCEDAW委員会に対する2008年の『女子差別撤廃条約実施状況　第6回報告』の注に、そっくり反映されている。

（注）なお、妊娠中絶に関しては……我が国では、人工妊娠中絶については刑法及び母体保護法において規定されていることから、それらに反し中絶の

自由を認めるものではない。(外務省 [2008b：50])

　日本はそれまで1996年12月の男女共同参画2000年プランと2000年12月の第1次男女共同参画基本計画において，「リプロダクティブ・ヘルス／ライツ」重視の姿勢を示し，後者では，不妊治療に関してではあるが女性の自己決定にも言及していた（塚原［2010：39］）。それに比べて，法的な中絶規制を前面に打ち出した政府の態度は，女性差別撤廃の観点からすれば明らかに後退であった。また，女性の妊娠・出産にまつわる健康支援の文脈で，「女性の主体的な避妊のための環境整備」の進捗を報告した直後に，上記の注を盛り込んだのもいささか唐突に感じられる。国連側はCEDAWに関する1999年の一般勧告24で，「可能な限り，中絶を犯罪化する法律は中絶を実施する女性を処罰する条項を修正しなければならない」と明示し，これについて日本政府を問い質した。それに対して，日本政府は第6回報告書の中で次のように回答した。

　我が国刑法においては，胎児の生命・身体の安全を主たる保護法益としつつ，併せて妊娠中の女子の生命・身体をも保護法益として，堕胎は犯罪行為とされているが，母体保護法において母性の生命健康を保護するとの観点から，母体保護法（昭和23年法律第156号）第14条第1項の規定による指定医師のみの人工妊娠中絶が認められている。(外務省 [2008b])[15]

　この回答には，①「胎児の生命・身体の安全」を「妊娠中の女子の生命・身体」より優先し，②女性のメンタルヘルスを理由にした中絶を除外する，すなわち女性のメンタルヘルスを軽視しているという二つの大きな問題点がある。
　本書でのここまでの分析をもとに再度まとめておけば，政府が「①胎児を優先」する要因としては，次の三つが考えられる。第一は歴史的・社会的な経緯による中絶の罪悪視である。他国に先駆けて，技術の発達段階としては時期尚早な時代に中絶が合法化された戦後の日本では，比較的週数の進んだ妊娠の中絶が大量に行われた。さらに「中絶胎児の可視化」やプロライフ運動，中絶と子捨て・子殺しのカテゴリー統合，水子供養による母の非難なども，結果的に胎児を被害者に，女性を加害者側に固定することで，胎児への同情的な見方を

支え，女性を一方的に断罪した。

　胎児優先の第二の要因は，少子化への懸念である。戦後の人口爆発が懸念されるようになったとたんに優生保護法によって中絶を事実上合法化し，1960年代末に若年労働者不足と将来的な人口減少の恐れが浮上したとたんに中絶を規制すべく優生保護法改訂に乗り出したという経緯をもつこの国で，少子高齢化が社会的大問題となっている今，胎児（将来の人口）を優先する政策への指向性が強まっていることは様々な局面に表れている。

　胎児優先の第三の要因は，日本において中絶技術の改善が遅れていることである。世界では20世紀後半の中絶合法化とともに中絶の方法は早期化かつ簡便化されたことで，胎児に対する倫理的な問題は緩和され，相対的に女性の自己決定が重視されるようになった。リプロダクティヴ・ライツの議論もこの変化に基づいているが，日本はこの流れに乗り遅れている。

　政府の「②メンタルヘルス軽視」は，母体保護法第14条第1項の規定からも分かる。そこでは，「妊娠の継続又は分娩が身体的又は経済的理由により母体の健康を著しく害するおそれのある」中絶のみが合法化され，「精神衛生上の理由」による中絶は違法だとされる。しかし，通常，精神衛生上の理由よりずっと厳しい要件とみなされている経済的理由による中絶を許容していながら，メンタルヘルスのみ抜け落ちているのは法の構成として奇妙である。

　この奇妙な状況は，女性のみに自分の利益より胎児の利益を優先する自己犠牲を求め，女性のみに刑事罰を科す性差別的な刑法堕胎罪の存置と符合する。差別とは，偏見や先入観などをもとに，特定の人々に対して不利益・不平等な扱いをすることである。女性の立場からすれば，生まれついた性を根拠に，他の誰かに従属させられることで自らの尊厳を貶められたり，他者との共同行為の結果について一人で責任を負わされたりすることは，被差別の経験にほかならない。さらに，男性はリプロダクションの領域で誰かに従属させられたり，自分の健康上のニーズを満たすことで罪に問われたりする恐れがないため，この状況は平等なヘルスケアへの権利にも反している。

　こうした差別的な状況が法によって強制されることは，女性にとって明らかに不当である。つまり中絶をめぐる日本の法や制度には，女性軽視の傾向が見られると言ってよいだろう。このように政府の中絶政策が女性の精神的な健康

やその尊厳を否定していることは，人権尊重の原理に反する。女性の人権を真剣に受け止め，性差別性を払拭するためにも，刑法堕胎罪の撤廃を初めとする法の見直しは真剣に検討されねばならない。

　実際，上記の日本政府の回答に対し，CEDAW委員会も2009年8月の「女子差別撤廃委員会の最終見解」で，日本政府に対して改めて刑法堕胎罪の撤廃を指導するとともに，女性の精神的・心理的健康への配慮を促している。

　49．委員会は，締約国の質の高い医療サービスを称賛する一方……人工妊娠中絶を選択する女性が刑法に基づく処罰の対象となり得ることを懸念する。委員会は，女性の精神的・心理的健康に関する情報が不十分であることを遺憾に思う。
　50．委員会は，思春期の男女を対象とした性の健康に関する教育を推進すること，及び妊娠中絶に関するものを含め，性の健康に関する情報やあらゆるサービスに対してすべての女性や女児のアクセスを確保することを締約国に勧告する。……委員会は，女性と健康に関する委員会の一般勧告第24号や「北京宣言及び行動綱領」に沿って，人工妊娠中絶を受ける女性に罰則を科す規定を削除するため，可能であれば人工妊娠中絶を犯罪とする法令を改正するよう締約国に勧告する。委員会は，女性の精神的・心理的健康に関する情報を次回報告に盛り込むことを締約国に要請する。（内閣府男女共同参画局［2009］，CEDAW［2009］）

　つまり，胎児生命を第一の法益として堕胎罪を固持し，従来通り女性のメンタルヘルスを理由にした中絶は認めないとする日本政府の考えに対し，CEDAW委員会は，女性のために中絶禁止法は撤廃すべきであり，日本政府は女性の精神的・心理的健康にもっと留意すべきだとの見解を示したのである。
　両者の見ているものは異なる。中絶技術に関する前提の違いが，このすれ違いの背景を成しているのではないか。国際的に見てもはや「廃れた」D&Cが今も前提であり，それを使った〈中絶〉を常識としている日本は，より進化して，より早期化され，そして女性のリプロダクティヴ・ヘルス&ライツに即した〈中絶〉を前提とする世界とは，中絶観も胎児観も，さらに女性観も異なっ

ているように思われる。旧態依然たる日本の中絶状況こそ，女性の権利に胎児の権利を対立させ，相対的に女性の権利を軽視する日本政府の中絶観の根底をなしているのだと考えられる。日本政府は，胎児中心主義的な中絶観から女性のリプロダクティヴ・ライツへの制約を解こうとはしていない。そのためにCEDAW締結国[16]としての義務を果たせず，国際社会における女性のリプロダクティヴ・ライツ重視の足並みを乱す結果にもなっている。

　現状を打開し，女性のリプロダクティヴ・ライツを推進していくには，まず中絶そのものを減らすことを目的にした性教育ならびに避妊の情報と手段の提供を徹底すべきである。それでも必要とされる中絶については，中絶方法の改善，システムの見直しを通じて，中絶のよりいっそうの早期化と安全化を図るとともに，正しい情報を知らせることでスティグマを緩和し，女性たちを主体化していくことが望まれる。それは翻って確実な避妊の推進にもつながるだろう。

　また，CEDAW委員会の指摘にある通り，日本では精神的・心理的な健康への配慮があまりに乏しく，中絶については配慮どころか当事者を苦しめるような状況が放置されたままである。産婦人科医の家坂清子によれば，中絶を決定した女性は「当事者として罪悪感や自責の念を持つ傾向」にあり，「どのような状況下であれ，当事者の女性は何らかの精神的外傷を受けている」。そのため，医療者は中絶後の「女性の精神状態にこそ注目し，その心の底に芽生えている罪悪感を排除するために力を尽くすべき」だと家坂は主張する（家坂［1998：140-1］）。これを実現するには，何らかの指針が必要である。精神科医の宮地尚子は，「トラウマの起こりにくい社会をつくる」ために，「その社会の規範をより平等で平和なものに変えていくこと」を提唱しながら，「『国際人権規約』といったものは，実現不能な『きれいごと』にすぎないかもしれませんが，その正当性を心の片隅においておくことで，脳内で作動する回路は変わるかもしれない」と述べている（宮地［2013：195］）。女性の人権に基づき，性差別を撤廃しようとするCEDAWが，女性のメンタルヘルスに注目しているのは，人権侵害に傷ついている人々を見つけ出し，救うためばかりではなく，傷つくような人々が出てこない，つまり人権侵害を防止する法や制度に改変していくことも求めているためだと考えられる。

このように考えると，女性の自尊意識を損ね，自律を奪っている刑法堕胎罪は，胎児中心主義を脱するためにも，たとえ空文化していようとも廃止すること自体に象徴的に大きな意味があるように思われる。また，具体的な中絶方法を改善するとともに，メンタルヘルスケアを推進することが求められるのは，スティグマにまみれた中絶観や罪悪感に対処し，女性たちのメンタルヘルスを保護するためばかりか，女性を人として尊重していくためにも不可欠なのである。

しかし，女性より胎児を優先している国の体制を反映してか，胎児中心主義は日本社会の隅々に行きわたっている。次節では，今や学校教育も胎児中心主義を促進していることを明らかにしたい。

5　学校教育と胎児中心主義

最近の日本の小学校の理科の教科書は，検定を経るごとに生物学を離れ，人体発生学に近づいている。まさに学問の世界で生じた〈胎児の人間化〉が小学校の教科書で起きているかのようである。

たとえば，昭和52年7月の小学校学習指導要領までは人間の成長を独立して取り扱うことはなかったが，平成元年3月の小学校学習指導要領の小学5年生の理科における生物学系の学習内容として，「人と他の動物を比較したり資料を活用したりして，人の発生や成長などを調べることができるようにする」として，「ア　人は，男女によって体のつくりなどに特徴があること」「イ　人は，母体内で成長して生まれること」の2項目が盛り込まれた。これは「生命を尊重する態度を育てるとともに，生命の連続性についての見方や考え方を養う」という新たな学習目標と対応している[17]。この平成元年の時点では，内容の取扱い方として，「ア　他の動物については，Aの(2)で扱う動物及び身近に観察できる脊椎動物を取り上げること。イ　アについては，男女の外部形態の違いのほか，母体内での受精に触れること。その際，精子や卵の生成過程は取り上げないこと」が付記されている。また，平成元年の中学校学習指導要領では，「植物や動物の生活と種類，生物のつながりなどについて理解させ，これらの事象に対する科学的な見方や考え方を養う」ことを目標として，「脊椎動物を中心

に取り上げる」方針のもとに,「脊椎動物の体のつくりや殖え方などの特徴を,観察を基に比較,整理し,脊椎動物が幾つかの仲間に分類できることを見いだすこと」が指導内容に盛り込まれていた（文部科学省［1989］）。

　ところが,平成10年の学習指導要領改正で5年生の理科の該当箇所[18]を見ると,脊椎動物同士を比較する部分はなくなる。学習内容は「魚を育てたり人の発生についての資料を活用したりして,卵の変化の様子を調べ,動物の発生や成長についての考えをもつようにする」と,魚と人間しか扱わなくなり,「ア　魚には雌雄があり,生まれた卵は日がたつにつれて中の様子が変化してかえること」と,「イ　人は,母体内で成長して生まれること」の2項目のみが取り上げられるようになった。これにより,人間と成長過程が似ている他の哺乳類は全く参照されなくなったのである。

　また,この時から超音波写真やカラーの〈胎児写真〉,胎児のイラストが教科書にふんだんに載るようになった。たとえば東京書籍の『新しい理科5上』（平成13年検定版）では「3　魚や人のたんじょう」に13ページを割いており,その約半分が「人のたんじょう」に使われている。冒頭の見開きページは上半分はメダカに,下半分は人に使われており,その下半分の左端にぼんやりとした細長い妊婦のシルエットが置かれ,その子宮のみがはっきりとした線で描かれ「子宮」と記してある。その隣には,8×10センチメートル大の写真で「人のたまご（卵子という。）（直径0.14mm）」が配置され,その写真から右に矢印が出ている先には,「うまれたばかりの人の子ども（赤ちゃん）」の写真がある。章の後ろ半分の「人のたんじょう」の最初のページには,妊婦健診の図,仲睦まじい妊婦とパートナーの写真,「子宮の中で育つ子どもの,ちょう音波えい像（約12週）」の写真がある。次のページには,「子宮」の中に手足を曲げて収まっている妊娠後期の〈胎児〉のイラストが添えられ,それを観察しているかのような子どもたちが周囲に描かれている（図表5-2）。まさに,母体を通り越してじかに〈胎児〉を見ることが奨励されているのである。

　続く見開きページには,「卵子と,それをとりまく精子（長さ約0.06mm）」の写真を先頭に,受精後4週の胚,7週の胎芽,11週の胎児（それぞれLMPでは6週,9週,13週にあたる）の写真が配置されている。4週目の写真には「子宮の中で育つ子ども（受精してから約4週）心臓が動いて血液が流れている」のキ

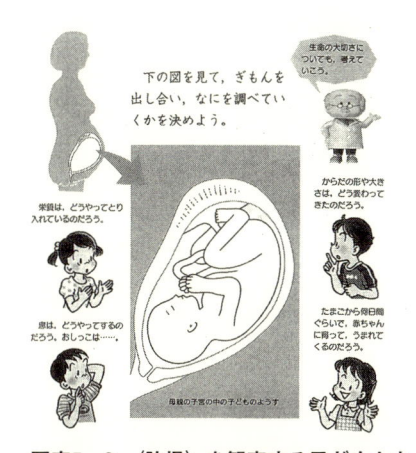

図表5-2 〈胎児〉を観察する子どもたち
（出典：東京書籍『新しい理科5上』（平成13年検定版）33ページ）

ャプションとともに，心臓の在り処を示す矢印と，実物大を示す黒いシルエット（写真は実物よりはるかに引き延ばされている）が示されている。7週目，11週目の写真には「へそのお」の位置が矢印で示され，やはり実物大を示す黒いシルエットが添えられ，7週目は目と心臓の位置が，11週目は手の指が形成されていることが容易に見てとれる。ニルソン様のこれらのリアルなカラー写真は，生きた胎児を体内で撮影したものではないだろうし，同じ一つの生命体の成長過程を記録したものでもないだろう。つまり，ここではまさにカーネギー胎児標本を目の前にした女子学生が看破したような「物語」が作られているのである。なお，生物学のテキストなので当然かもしれないが，ここに示されている週数はすべて受精を起点としており，産婦人科で一般に使われている前回の月経を起点としたLMP方式よりも2週ほど小さい値になること，つまりLMP方式の場合に比して週数のわりに成長がより進んでいるように見えることも改めて指摘しておきたい。

さらに，最後のページには赤ん坊に乳房を含ませている女性の写真なども使われているところから，生命礼賛のみならず，母性礼賛のメッセージも強く感じられる。

平成20年の新指導要領でも「人は，母体内で成長して生まれること」という学習内容がそっくり継承されたばかりか，「人のたんじょう」の扱いは大きく

なった。東京書籍の小学5年生向け『新しい理科5』（平成22年検定版）では,「人のたんじょう」の単元だけで丸々13ページを費やしている。最初のページには,出産直後の嬰児の写真が大きく使われ,その周囲には嬰児と一緒に横になる母親の写真や,妊婦の大きく膨らんだ腹部をパートナーらしき男性が笑顔で撫でている写真,子ども二人と夫婦の家族写真もあり,以前からの生命礼賛や母性礼賛に加えて,家族礼賛的なメッセージも感じられる。また,前版でも見られた横向きの妊婦シルエット5体が,平成22年検定版では頭の上半分がページ内に収まらず切れており,まさに女性は「頭はいらない,子宮さえあればいい」と言わんばかりの〈胎児の容器〉あるいは〈妊娠機械〉扱いである（図表5-3）。復習コーナーにも再び妊婦シルエットが3体配置されており,この図柄のインパクトは非常に強い。

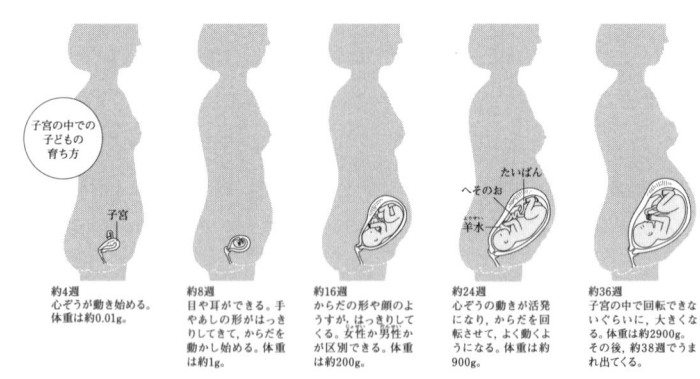

図表5-3　子宮のなかでの子どもの育ち方
（東京書籍『新しい理科5』（平成22年検定版）100〜101ページで使用されているイラストと説明）

　また前版よりさらにイラストや写真の点数が増え,扱いも大きくなった。全13ページのうち「子宮の中にいる胚／胎児」のイラストは大小13点にも及び,ニルソン風の卵子／胚／胎児の写真は合計5点,妊娠24週と出産直前の胎児は実物大のカラーイラストで表現されている。その一方,本物の赤ん坊の写真も5点使われ,各所で出産直前の胎児と赤ん坊が関連付けられ,類似性が強調されている。このように,前版と比べても,ますます胚や胎児と誕生後の愛らしい赤ん坊との関連付けが強化され,〈胎児の人間化〉がさらに推し進められているのである。

政府や文部科学省が進めている「生命尊重の態度の育成」それ自体は決して悪いことではない。しかし，こうした教科書で生命尊重を学ぶ子供たちは，それと同時にまさに胎児中心主義的な妊娠観を学び取り，その一方で妊婦を単なる〈子宮〉に還元したり，女性を〈産み育てる性〉としてのみ受け入れる見方も学んでしまいかねない[19]。こうした理科教育が続いていけば，今後の若い世代のあいだでは「胎児中心主義」がますます強化され，温存されていく可能性が強い。また，こうした授業で育まれた〈胎児観〉は，成長後に自らが〈中絶の選択〉に迫られてしまった女性たちに重い精神的負担を負わせることにもなりかねず，また〈中絶〉への非難やスティグマ，その結果としてのトラウマを強化することになるかもしれない。生命の尊重はもちろん大事だが，それと同時に，妊婦への敬意や女性一般への尊重をバランスよく盛り込んでいく必要がある。

注

1) 2010年11月20日付『毎日新聞』朝刊によれば，警視庁新宿署は，インターネットで入手した国内未承認の中絶薬を服用し，自ら堕胎した容疑で都内の無職女性(22)を書類送検した。インターネットで購入した経口妊娠中絶薬を自宅で服用し，6月27日，出血等のため搬送された先の病院で妊娠20週目の男児を堕胎した疑い。
2) ただし，呉文聡のような軍国主義的出生増論のほうが幅を利かせていたために，勝本のような論法で堕胎罪が廃止されるには至らなかった。
3) ここで言われる「法益」は，日本には「胎児生命論がない」という前提で述べられているため，おそらく胎児自体の生命保護ではない。帝国主義的な時代背景も考慮するなら，胎児生命に対する家長や国家の権利が守られることが法益とされたのではないかと推察される。
4) ノーグレンは，日本の産児制限運動の進行が遅れ，事実上，避妊より中絶が優先されることになった状況を詳述している（ノーグレン［2001→2008］）。
5) たとえばGHQでは，優生保護法のもつ優生学的な内容を初めとする問題箇所や危険などを指摘する声があがり，そうした欠陥が将来的に修正されるとともに，避妊の普及によって中絶条項がいずれ使用されなくなることを期待していた（ノーグレン［2001→2008：75］）。
6) 当初からのメンバーである長沖暁子に問い合わせたところ，「'82優生保護法改悪阻止連絡会」（略：阻止連）として1982年に設立され，1989年2月に「女（わたし）のからだから '82優生保護法改悪阻止連絡会」に変更，1996年10月には「SOSHIREN・女（わたし）のからだから」に変更しているが，海外では1984年にアムステルダムで開かれた「女と健康国際会議」に初めて参加したときから

SOSHIRENと名乗っているとのことを2008年5月6日付のメールで確認した。ただし本書では「阻止連」として統一する。
7）リプロダクティヴ・ヘルス&ライツという概念とその歴史的経緯については，第6章で詳述する。
8）他者同意の要件は，医療における「自律」の原則に反する。
9）緒方の言う「リプロ意識」とは，リプロダクションが個人のものであり，国家はそれをサポートすべきだという意識，すなわち「リプロダクティヴ・ライツへのエンタイトルメント意識」を指すと考えてよいであろう。
10）ある行為は「法によって禁止される」ことによって，単に「道徳的に悪い行為」だというだけではなく，「犯罪」になる（山口厚［2008：2］）。また，犯罪には倫理違反としての犯罪と利益侵害としての犯罪があり，前者は「一定の倫理規範を，強制力を用いて守らせ，それによって，国民を倫理的に強化・教育することが刑法の目的・役割だと理解する立場」だが，現在では後者の「犯罪とは，私たちの生命や身体，そして自由，さらには財産など，私たちのかけがえのない『利益』を害する行為だという理解」の方が主流になっている（山口厚［2008：232-3］）。
11）指定基準の問題については，我妻［1978］を参照。
12）「提唱」「擁護」の意味で，ここでは権利擁護活動を指す。その実施主体をアドヴォケータと言う。
13）当人が被害を認識できず自らを責めるような図式はドメスティック・バイオレンスの被害者などに典型的に見られるが，中絶についても同様で，女性が社会的に中絶に追いやられたことを認識できず自分を責めるばかりになることがある。中絶に関する罪悪感のほとんどは社会の罪悪視が内面化されたものだ，と見る発想の転換が必要とされている。
14）The Committee on the Elimination of All Forms of Discrimination against Women. CEDAW委員会とは女性差別撤廃条約（正式には「女性に対するあらゆる形態の差別の撤廃に関する条約」（The Convention on the Elimination of All Forms of Discrimination against Women：略CEDAW））の実施状況を監視するために世界から選ばれた専門委員23名から構成される。CEDAW締約国は同委員会に定期的に国内の実施状況を報告することが義務付けられており，委員会は各国に対して総括所見の形で懸念事項を伝え，勧告を行う。日本ではすでに日本政府とCEDAW委員会とのやりとりが6回行われたが，日本政府の対応の遅さが委員から批判されている。United Nations［2009］の日本政府レポート審議会の議事録も参照。
15）「女子差別撤廃条約実施状況　第6回報告書（仮訳）」362の注（2008年9月8日）。
16）日本弁護士連合会の「国際人権ライブラリー」に日本の締結した国際条約の批准状況がある（日本弁護士連合会［2013］）。
17）平成2年の衆議院環境委員会で，文部省初等中等教育局中学校課長の辻村哲夫は，理科教育において環境保全とともに「生命尊重の態度の育成というような指導を行って」おり，それらを新しい学習指導要領に盛り込んだと発言している（第118回国会衆議院環境委員会，議事録第7号）。

18) 男女のからだのつくりの違いは小学4年生で学ぶようになった。
19) 複数の性教育関係者から，最近の子どもたち／若者たちは〈中絶〉への拒否感が非常に強いという証言を聞いている。性教育バッシングのために望まない妊娠や避妊・中絶について現場で取り上げにくくなっているためかもしれないが，〈胎児の人間化〉を進める理科教育の影響も出ている可能性がある。

Ⅲ　リプロダクションをめぐる規範と倫理

第6章

人権としてのリプロダクティヴ・ヘルス&ライツ

1 世界のリプロダクション法の動向

　近代までの社会や国家は，人々の性や生殖を刑罰によって取り締まろうとした。だが性と生殖に関する国際法の専門家レベッカ・J・クック（Rebecca J. Cook）によれば，市民社会の登場と近年の人権意識の高まり[1]とともに，刑法による取り締まりは，個人の生殖と性の健康を保護する法に徐々に置き換えられており，現在では人権の原則に基づく法へと明らかに移行しつつある[2]（Cook et al. [2003：105]）。

　人々の性意識や生殖観は，生殖コントロール技術と生殖補助技術の進展によって変化してきた。近代的な避妊の登場で性行為が生殖から切り離され，今や子どもは計画的に「つくる」ものになった。そればかりか，より最近では，生殖補助医療によって生殖は性行為からさらに切り離され，どうしても自分の，そして健康な子どもを持たねばならないという新たなプレッシャーも生まれている。

　歴史を振り返ると，医療に関わる法の基盤が形成された19世紀には，「まだ性行為と人間の生殖は不可避的に結び付いていた」（102）。19世紀の伝統的な政治的および宗教的な組織が，婚姻や家族，道徳を守るために人間の性と生殖に関心を向けたのは，他の動物と違って必ずしも性と生殖が一致しない人間固有の性向のためと，それが家族の形成や存続に関わる問題だったためである。人間の生殖と性に関わる初期の法は，宗教や道徳の影響を受けて「制約的で口煩いものになりがち」であった（102-3）。

だが民主主義の普及とともに，権威主義的な宗教道徳を実現するための刑法から，人々の健康や福祉を重視した性と生殖の法へと移行を求める運動が生じた（104）。もとより法律で中絶を禁止しても中絶を求める人は減らなかったし（Deschner and Cohen [2003：7-10], cf. Henshaw et al. [1999：30-8]），より良い技術が採用されたことで初期中絶は出産まで妊娠を続けることに比べて相対的により安全なものになった（Henshaw [1999：11-22]）。妊娠初期の中絶が妊娠を継続するより安全になったという事実の前に，女性保護という大義名分を掲げて，その実，女性の意思に反した妊娠継続を強要してきた「他者決定」（若尾 [2004：298]）の正当性は弱められた。また，医療化した中絶の決定権を握る医師たちが「患者の健康」のために中絶の必要性を主張するようになったことも，法の論理に影響を及ぼした[3]。

より最近になって，性と生殖に関わる法は，健康と福祉を保障するものから人権の原則を基本にするものへとさらなる進化を遂げつつある（105）。憲法学者の辻村みよ子は，女性と人権との関わりについて非政府機関（NGO）を含めた理論の展開を概括するなかで，「差別撤廃から女性の人権へ」，さらに「女性のエンパワーメント，アカウンタビリティー，女性政策の要求へ」という流れが見られると指摘している（辻村 [2000：3]）。人権とは，国内の憲法や法律，地域協定および国際条約に表明された規範であり，政府当局や個人や組織などに適切な方針を策定し行動させるための道具であるとともに，第三者に対してその方針や行動に改善を求めるための原則を提供するものでもある（143）。

多くの個人や組織が人権概念によってエンパワーされるのは，人権概念が各々の個人や組織に自らの利害を正当に主張するための手段を提供するからである（148）。国際社会において，人権としてのリプロダクティヴ・ヘルス＆ライツという概念が登場したのは1994年のカイロ会議であり，翌年の北京会議と合わせて，リプロダクティヴ・ライツの保護と推進に弾みをもたらした。この二つの国際会議を通じて，リプロダクティヴ＆セクシュアル・ヘルスの保護は社会正義の問題であり，それを実現するには，既存の各国憲法や地域的および国際的な条約ですでに保障されている人権を応用すればよいという認識がもたらされたのである（148-9）。これらの会議を契機として，国連諸機関や全国的・国際的なNGO，医療専門家団体，アカデミズムの主導によるリプロダクティヴ・

ヘルス＆ライツ遵守を求める動きが推進されてきた[4](149)。こうした国際的な働きかけは，集合的に「カイロ・プロセス」と呼ばれる[5]。

　国際的なカイロ・プロセスと平行して，各国内においても，避妊手段の宣伝や供給，避妊目的の不妊手術や中絶へのアクセスを保障する法律が徐々に整備されていった(104)。多くの国々で，不妊や妊娠困難な人々が望み通りに子どもをもてるようにする医療処置の合法化は，妊娠可能な女性たちが未計画の妊娠を防止ならびに解消し，自分たちの選択と計画に従って出産間隔を調節できるようにする医療的介入の合法化と平行して進められた[6](105)。つまりリプロダクションに関する人々の願望は，産む／産まないの両面において尊重されるようになったのである。

　クックらはこうした動きを法と道徳の関係に見られる〈進化〉と捉えており，この進化の（少なくとも英語圏における）起爆剤になったのは，1957年の同性愛禁止法と売春に関する委員会が出した「ウォルフェンデン委員会報告書」であると見ている(103)。この報告書は，民主主義社会では「私的な道徳と不道徳の領域，つまり，法の関知しない領域が残されるべきだ」と結論した(103)。そこでは個人の道徳と良心の領域が存在することを認め，すべての道徳的教えが法に盛り込まれる必要はないとの見解が示されたのである。1981年に欧州人権裁判所によって，同性愛カップルが充分な自発的同意のもとに性関係をもつことを禁止している各国の国内法が否認されたことで，性と生殖に関する個人の自律を重視する考えはますます尊重されるようになった。

　家庭生活におけるプライバシーと選択の尊重を含む人権の原則は，中絶や不妊治療を選択する個人を国の禁止や介入から保護することも実現した(105)。たとえば，1988年のカナダ最高裁は，中絶を禁止していた犯罪規定は違憲で無効であるとする判断を下した(R. v. Morgentaler判決)。その理由として同法廷は，「女性自身の優先事項や願望とは無関係な一定の基準を満たした場合のみを例外として，刑事罰の脅威によって女性に胎児を満期まで妊娠継続させることは，女性の身体に対する甚大な介入であり，人間としての安全を侵害する」と述べた(105)。

　クックとバーナード・ディケンズ（Bernard M. Dickens）が世界の中絶規制に関して10年ごとに区切って調べたところ，女性の健康を理由とする中絶を合法

化した1967年のイギリスの中絶法以来，世界の中絶規制は刑法による禁止から，個人の健康と福祉の保護および推進を目的とした法へと大きく移行している(104)。ただしその移行は国際的にはまだ不完全であり，人権を盛り込んだ法への〈進化〉はまだまだ初期段階にある。それはリプロダクティヴ・ヘルス＆ライツそれ自体が人権条約に直接に定められた規定ではなく，いわば発展途上の段階にあるためだと考えられる。谷口真由美によれば，今はまだ各条約機関も，国際社会の認識の深化に応じて，これらの概念を踏まえた解釈を提示してきている段階であり（谷口［2007：119-20］)，構成要素と考えられる人権の内容はまだ特定されておらず，人権相互の関係も充分に分析されていない。つまり，今はまだ各条約機関がそれぞれの条約に関連する人権について解釈を展開していくなかで，「リプロダクティヴ・ヘルス＆ライツ」の輪郭が徐々に明瞭になりつつある段階なのだと考えられる。

同様に，各国の法制度も人権としてのリプロダクティヴ・ヘルス＆ライツの理念に根ざした法に向かって進化しつつある。しかし，たとえ進化のペースは様々であったとしても，中絶の禁止から個人の健康と福祉の重視へ，さらに人権重視へという国際的な潮流は間違いなく存在しており，その流れに逆行するような法への移行は国際的に見れば異例であるとクックらは結論している(107)。

2 リプロダクティヴ・ヘルス＆ライツの思想的源流

女性のリプロダクティヴ・ヘルス＆ライツを語るときに，女性の人権を無視することはできない（ボーランド［1997→1997：29］)。リプロダクションに関して女性が負う生物学的および社会的な負担は男性のそれに比べてはるかに大きいし（Cook *et al.* ［2003：105］)，文化的にも女性であること自体がネガティヴに捉えられてきたためである。マギー・ハム（Maggie Hum）によれば，女性の行動や態度はしばしば歪められて神経症的だと決め付けられ，女性の体験（家庭と職場における二重労働）は不健康を導くと見なされてきた（ハム［1995→1999：136］)。心理学者のイレイン・マーフィー（Elaine Murphy）は，「女性に生まれたことはあなたの健康に危険である」と題した文章で，性の不平等のために女

性たちのリプロダクティヴ・ヘルスのみならずメンタル・ヘルスも劣悪な状態に置かれていることを示した（Murphy [2003：205-10]）。マーフィーによれば，女性に生まれたことで抱える問題の中には，望まれない妊娠や中絶，性感染症など直接的に女性のもつ生殖機能に直結した問題ばかりか，鬱や心身症など社会的な性差別が影響する問題も含まれる。2013年に行われた第2回女性の健康と危険な中絶に関する国際会議（IWAC）（cf. Second IWAC [2013]）では，プロチョイス派のデヴィッド・グリムス博士（David A. Grimes）が「女嫌いと女性の健康」と題したプレゼンテーションで，女性に対する男性の暴力がいかに残虐で膨大で組織的に行われているのかを強く印象付けた（Grimes [2013]）。

　歴史的に，男女は生殖機能の差異によって区別され，この生物学的差異は女性に「市民」としての権利を与えない口実に使われてきた。辻村みよ子によれば，近代市民革命の男性指導者たちは，公的空間から女性を排除する理由として「妊娠・出産などの肉体的性差にもとづく母性」と，それを前提とした「女性特性論」および「性別役割分業論」という三つの要素を掲げていた（辻村 [1997：68-9]）。つまり女性たちは妊娠の機能として母体性（maternity）と母性愛（mother love），そして母役割（mothering）という三つの母性に縛り付けられてきたのだと考えられる。一見中立を装う科学さえも，男性の女性に対する優位の証拠を論証するために使われた（ラセット [1991→1994：101]）。男女を隔てる生殖的特徴に焦点が当てられ，女性の身体的特徴はすべて劣性の証拠だとされることで，男性への従属が正当化されたのである。

　また歴史的に，女性たちはその生まれもった身体機能の行使について，自分の意思に反した選択――懐胎と出産――をしばしば強制されてきた。しかも女性たちは，社会では生殖機能の違いに基づく性差別と抑圧にさらされ，家庭内では自らの生活や生殖について男性の判断に従属させられるという二重の抑圧を受けてきた。19世紀末から20世紀にかけての近代市民革命は，「外」に対しては平等で均質な市民社会の形成を理想としつつ，「内」に対しては妻や娘に対する男性（夫や父）の支配を温存することで，市民社会の構成員としての「市民」を男性（家父長）に代表させる体制を維持してきた（辻村 [1997：68]）。

　こうした状況に照らせば，ショーターが言う〈第一次中絶革命〉（ショーター [1982→1992：195]）によって女性が自らの生殖機能を「コントロール」できる

技術が立ち現れてきたときに，その技術がもたらす「具体的な解決の可能性」（スュルロ［1965→1966：33-4］）に活気づいた女性たちが出てきたのも不思議ではない。実際，同じ1910年代に仏米英と日本の先進的なフェミニストたちは，一斉に，かつストレートに女性の身体や生殖に関する「権利」を主張しだしたのである。

たとえば，1911年のフランスでは，医師で女性参政権運動家で自ら中絶手術も施していたマドレーヌ・ペルティエ（Madeleine Pelletier）が『中絶の権利』を発表した（見崎［2000］）。1914年にはアメリカの家族計画運動の創始者マーガレット・サンガーが，自分の雑誌『女性反逆者』（*Woman Rebel*）の誌上で，「女の身体は彼女だけのもの。教会にも，国にも属していない」と宣言した[7]（Kramarae and Treichler［1985：33］）。1915年にイギリスのステラ・ブラウン（Stella Brown）は，レイプの場合も中絶が許されないのは「自己身体に対する女性の権利」を否定することだと主張し，1917年には「母の意思に反して受精させられた生命の種をとりのぞく権利」を主張した（荻野［1994：137-8］）[8]。日本でも1915年に，原田皐月[9]が『青鞜』誌上で「（胎児は）全く母体の小さな附属物としか思われない……自分の腕一本切り落としたからといって罪に問われた人を聞いた事がありません」として中絶擁護論を展開している。20世紀冒頭のこうした論者たちの主張は，女性参政権を主な獲得目標に置いていた第1波フェミニズム[10]の主流であったとは言えず，どちらかといえばそれぞれの社会の中でラディカルで先進的なものだった。それでも，同時代の女性たちが洋の東西を超えて中絶を擁護する運動や議論を展開していたのは興味深い。この頃生じた外科的中絶医療の技術革新によって，女性たちは史上初めて自らの命を引き換えにすることなく妊娠を終わらせられるようになった。〈治療的中絶〉を受けられるだけの知識と財力のあるエリート層の女性たちには，そうした技術に対する〈権利〉が現実的なものとしてはっきりと認知されたのではないか。その結果，上記のような発言が飛び出したのだと考えてもおかしくはないだろう。

ただし一般の女性たちのあいだでは，中絶より先に避妊へのエンタイトルメント意識の高揚が見られた。欧米では，1920年代に避妊による産児制限運動は大きな広まりを見せたが[11]，中絶に関する女性の自己決定[12]の意識が広く共有されるようになったのは第二次世界大戦以降であり，特に1960年代以降の女性

解放運動あるいは後に第2波フェミニズムと呼ばれた女性運動以降のことである。第2波のフェミニストたちは，生殖にまつわる自由（reproductive freedom）を主張し，避妊ピルと中絶の合法化を獲得目標に掲げた。たとえばアメリカでは，1966年に設立された全米女性機構（NOW)[13]は「男女平等憲法修正条項（Equal Rights Amendment：略ERA）通過」とともに「安全で合法的な中絶を受ける権利」を求め，1969年に設立された全国中絶法撤廃協会（National Association for the Repeal of Abortion Laws：略NARAL）は「生殖にまつわる自律」（reproductive autonomy）を主張して中絶禁止法の撤廃を目指した[14]。このようにNOWやNARALが中絶の権利を掲げたのは，アメリカではすでに1960年にピルが合法化されていたためであり，避妊を軽視していたためではない。実際，1970年代のフェミニストたちが掲げたのは中絶を受けられる自由だけではなかった。彼女たちの言う「リプロダクティヴ・フリーダム」とは，安全な避妊や中絶にアクセスできる自由および不妊処置を強制されない自由のみではなく，妊娠中および出産時のヘルスケアの拡充などの総合的なリプロダクティヴ・ヘルスケアへの権利も含むものであった（Kramarae and Treichler［1985：391］）。

　第1波フェミニズムが公的領域での男性との平等を目指したのに対し，公私両面での男性との実質的な平等を目指した第2派の運動で重要な役割を果たしたのは，自律への指向性が強い女性の健康運動であった。女性の健康運動は，「誤解と誤情報の抑圧」からの解放を目指して自助（self help）を旨とした。そこでは，性と生殖の領域における女性のウェルビーイングを実現するための知識と手段の確保が重視され，そうした知識や手段は当然女性たちに帰属すべきものだとみなすエンタイトルメント意識も強調された。そこで共有されていたエンタイトルメント意識は，1970年代以降の欧米を中心とした中絶合法化運動の後ろ盾になったばかりか，女性が置かれたあらゆる状況の改善を目指す諸々の立法にもつながった[15]。そこでは，単なる法的な自己決定権の確保という意味での自律に留まらず，医療を初めとする諸制度の女性抑圧性を暴き，ローカルな知を伝達し合う女性同士の絆が回復されることで，女性たち全体がエンパワーされたためである（cf. ボールズ他［1996→2000：250］）。たとえばアメリカの女性たちは，中絶の解禁や男女平等の制度の確立，女性の労働権，経済的な自立などの公的な権利闘争と平行して，「個人的なことは政治的」[16]というスローガ

ンを掲げることで身体と性というごくプライベートな領域における自律も求めた。彼女たちは，夫や医者や法律に重要な決定をゆだねるのをよしとはせず，自分の身体を知って自己コントロールすることを提唱し，子どもを産むか産まないかの自決権は真の自立のために必須だと主張した（ヤンソン［1997：10］）。第3章で紹介した月経抽出法（ME）に象徴されるようなセルフヘルプとしての実質的な中絶方法の確保も，そうした文脈の中で生じた事象である。公私両面での実質的な自己決定と，女性自身による手段の確保を求めた女性運動の思想は，リプロダクティヴ・ライツの議論にも流れ込んでいったのである。

　谷口真由美によれば，「リプロダクティブ・ライツ」概念出現の背景には，「欧米における中絶権獲得の動き」と，「人口問題への反発」の二つの流れがある（谷口［2007：9-10］）。第一の流れは，1960年代の第2波フェミニズムの興隆により，「『からだこそ，わたしたち自身』という考え方」が生じ，「子どもを産むか産まないかというところで自決権がなければ，女性の本当の自立はない」と主張されたものである。そこでは，性と生殖やそれにまつわる女性役割をめぐる男性支配からの解放を求める「リプロダクティブ・フリーダム運動」が展開された[17]（Rudy［1996：88］）。第二の流れは，(1)途上国での人口爆発に対する人口管理政策への女性の反発と，(2)欧米での優生学に基づいた人口管理政策への女性の反発の二つに分けられる（Rudy［1996：88］）。前者は数のコントロール，後者は質のコントロールへの反発だが，いずれも「人口」というマクロな視点から女性の管理強化を狙う政策に反対し，女性個人のウェルビーイングの観点から自由と自律を求めたものであり，リプロダクションの主体を国家から個人に転換することを迫る考え方であった[18]。

　1970年代には各国内のプロライフ派の反中絶運動に対する反発としてプロチョイスの運動が生じたが，これと1980年代から90年代にかけて徐々に形成されていった国際的なリプロダクティヴ・ライツを求める運動とは必ずしも同一ではない。分野や立場の異なる人々が合流したプロチョイス運動は必ずしも女の／フェミニストの運動ではなかったため，フェミニストの立場からの批判も盛んに行われた。たとえばフェミニスト哲学者のマーリーン・ガーバー・フリード（Marlene Gerber Fried）は，次の四つをプロチョイスの問題点として挙げている。(1)プライバシー権と公民権の枠組みで問題を捉え，女性解放や性の自由

の枠組みで捉えていないこと，(2)白人中流階級の関心事に合わせた戦略とポリティクスを形成し，それ以外の女性グループの多様なニーズを無視していること，(3)草の根のエンパワーメントの戦略ではなく，権力を持つ人々が行う変革に頼っていること，(4)中絶を他の問題から切り離していることである（Fried [1990：3]）。

一方，「国連女性の10年」[19]などを契機に発展途上国の女性たちを含むグローバルな連携によって立ち現れた国際的なリプロダクティヴ・ライツ運動では，女性たちの多様性のために運動に大きな幅と弾力性がもたらされた。一見，政治的にも経済的にも全く状況が異なるかのような女性たちが，同じ女であることをもって連携しえた根幹には，生殖機能の違いに明瞭に現れる男性との性的差異を理由に一様に差別されてきた不当感と怒りの共有があったに違いない。そのような観点に立てたからこそ，世界の女性たちは一致団結して〈女性の人権〉を獲得するために国際的なネットワークを形成し，カイロ・プロセスなどを通じて国際的なポリシー策定への影響力を行使したのであった[20]（巻末用語集「プロライフ／プロチョイス／リプロダクティヴ・ライツ」参照）。次節では，そうした女性たちの連帯に根ざした国際的で幅広い運動の末にリプロダクティヴ・ヘルス＆ライツが成立したことを見ていこう[21]。

3　国際的女性運動とリプロダクティヴ・ライツ

リプロダクティヴ・ライツは，個人が国家の人口政策に抗して主張する個人の権利であり，女性の自己決定権を主眼に女性健康運動の中から提唱されたものである（ヤンソン［1997：12］）。女性運動はこの言葉を，「子どもを産むか否か，産むとすればいつ，だれと，どのような方法で産むかを決める女性の権利で，国籍，階級，民族，人種，年齢，宗教，障害，セクシャリティ，婚姻の有無にかかわらず，社会的，経済的および政治的に保障されるべきである」[22]（ヤンソン［1997：12］）と定義し，その権利保障の実現を運動の目標にしてきた。そのように，多様な社会に共通する理念として提示されたことで，国際社会におけるリプロダクティヴ・ライツの定義はより複雑で多岐にわたるものになっている。

国際社会でリプロダクティヴ・ライツが最初に定義づけられたのは、1994年のカイロ会議だが、実はそこに至るまでに世界の女性たちが様々な形で連携した運動の軌跡があった。女性たちの運動は1976年から1985年までの「国連女性の10年」にグローバルに展開していった。女性の人権としてのリプロダクティヴ・ライツを求める動きも見られたが、必ずしも欧米主導で進められたわけではない。ロザリンド・ペチェスキーらは、「リプロダクティヴ・ライツ」という用語の起源は欧米にあるにしても、それと類似した全く別の動きとして、1980年代初めから半ばにかけて、中南米やアジア、アフリカなどで女性のリプロダクティヴ・ヘルス＆ライツを擁護する運動が急速に展開されていったことを指摘している（Petchesky and Judd［1998：2］）。1990年代初めまでには、様々な国の女性グループが女性の人権をより具現化するために動き始めた。その核となったのが、男性との差異——女性の生殖機能——にまつわる健康と権利であった。

オランダに本部を置き1984年から世界的な女性の健康運動を展開してきた〈リプロダクティヴ・ライツを求める地球規模女性ネットワーク（Women's Global Network for Reproductive Rights：略WGNRR）〉は、カイロ会議に先立つ1993年にインドのマドラスで会議を開催し、「リプロダクティヴ・ライツ」という言葉を吟味した（Bunch and Reily［1997：11-4］）。このマドラス会議には、世界中から女性の健康運動家が集まった（ヤンソン［1997：11-2］）。リプロダクティヴ・ライツという概念がカイロ会議に先立って検討されたのは、女性運動から産まれたこの言葉が、リプロダクティヴ・ヘルスの保障との絡みで各国政府、国連などによって積極的に使われ始めていたためである（Bunch and Reily［1997：12］）。マドラス会議では、リプロダクティヴ・ライツの保障が新たな女性への差別や抑圧につながったり人口政策に利用されたりすることへの懸念や、女性たち自身の意識変革という観点での有効性について疑念も出されたが、最終的には「国家の人口政策にノーを言い、女性が自分のからだと性のことを決めるという基本理念を表現する」ためにこの言葉に代わるものはないという共通理解に至り、世界の女性運動家たちはこの共通理解をもってカイロ会議に臨んだのであった。

カイロ会議で女性たちの力が結集された背景には、その一年前のウィーンで

第6章　人権としてのリプロダクティヴ・ヘルス&ライツ　155

「女性の人権」が認められたという女性の権利運動における輝かしい成果がある[23]。これを推進したグループの一つ，1989年にシャーロット・バンチ（Charlotte Bunch）がラッガース大学に開設した「女性のグローバル・リーダーシップのためのセンター」（Center for Women's Global Leadership，以下グローバル・センター）[24]では，NGOや国連機関，大学などで働く女性たちによるワーキング・グループが，女性の人権に関する概念的な問題に取り組み，戦略を立てる作業を続けていた（Bunch and Reily [1997：5]）。グローバル・センターは1993年の国連世界人権会議（ウィーン会議）に向けてキャンペーンやロビー活動などをくり広げ，女性の人権を議事録のすみずみにまで総合的に盛り込むことや，文化や人種や階級を超えて全世界的に見られる性暴力を緊急な対応を要する人権侵害として認めること等を求める請願活動を行った（Bunch and Reily [1997：5]）。この請願書は何十もの女性たちのネットワークを通じて配布され，最終的には23ヵ国語に翻訳されて，ローカルなレベルから国家レベル，地域レベルまで様々な形で届けられた。その結果，世界人権会議の終了までには，1000を超えるスポンサー団体が集まり，124ヵ国から50万もの署名が集められたという（Bunch and Reily [1997：5]）。

　このように，1993年のウィーン宣言において「女性の人権」[25]が勝ち取られ，1994年のカイロ宣言における「リプロダクティヴ・ライツ」，さらに1995年の第4回国際女性会議の北京宣言における「リプロダクティヴ・ヘルスの保障」という女性の人権にとっての大きな成果が積み重ねられた裏には，国際的な女性運動のネットワークによる様々な働きかけが重要な役割を果たしていたのである。

　リプロダクティヴ・ヘルス&ライツ（RHRR，巻末用語集「リプロダクティヴ・ヘルス&ライツ」参照）の法倫理的側面に詳しいレベッカ・J・クックによれば，国際的な女性運動の努力に加えて，RHRRの実現に寄与したもう一つの重要な動きはWHO内部の意識改革であった。なかでもめざましい活躍をしたのは，1986年から1990年にかけてWHOのHIV／AIDSプログラムを指導したことでも知られるジョナサン・マン（Jonathan Mann）博士だった（Cook [2002：64-81]）。比較法学者のヴァージニア・A・リアリ（Virginia A. Leary）によれば，マンはエイズ問題に取り組むうちに，「健康への権利」と「人権」の重要な関連性に

気付いた。そこでは，偏見や固定観念など，健康とは直接関係のない社会問題が健康問題に充分に対応することを妨げていたのである。それまで，公衆衛生分野の人々は権利や法には関心がなく，逆に法の分野の人々は健康問題には興味を持っていなかったのだが，マンはこの二つの分野を結びつけた。こうしたマンの「草分け的作業」は，公衆衛生分野における健康の見方を変え，やがて国連の経済的，社会的及び文化的権利に関する委員会（Committee on Economic, Social and Cultural Rights：略ESC委員会）による2000年の一般的意見第14「達成可能な最高水準の健康に対する権利（規約12条）」（E/C.12/2000/4）[26]として結実した（Leary［2005］）。RHRRの根拠となる条約の該当部分を示したESC委員会の一般的意見第14のなかでは，数々の人権規約や条約に並んで，1979年の女性差別撤廃条約の第11条１項(f)および第12条も掲げられている。第11条１項(f)は労働環境における生殖機能の保護に言及したものであり，第12条は次のように総合的に女性のリプロダクティヴ・ヘルスケアへの権利を保障するものであった。

１　締約国は，男女の平等を基礎として保健サービス（家族計画に関連するものを含む。）を享受する機会を確保することを目的として，保健の分野における女子に対する差別を撤廃するためのすべての適当な措置をとる。
２　１の規定にかかわらず，締約国は，女子に対し，妊娠，分娩及び産後の期間中の適当なサービス（必要な場合には無料にする。）並びに妊娠及び授乳の期間中の適当な栄養を確保する。[27]

このようにして，国際的な女性運動が主張してきたリプロダクティヴ・ヘルスケアへの権利は，国連規約や国際条約によるお墨付きを得たのである。

4　リプロダクティヴ・ヘルスの生成と発展

ところで，「リプロダクティヴ・ヘルス」という言葉を最初に定義したのは，WHOのマームード・ファターラ（Mahmoud F. Fathalla）による1988年の文章であった（Cook et al.［2003：12］）。

健康は，WHO憲章のなかで「身体的，精神的および社会的に完全に良好な状態（well-being）であることであり，単に病気に罹患していなかったり虚弱でなかったりすることではない」と定義されている。このポジティブな定義の文脈に従えば，リプロダクティヴ・ヘルスには，数々の基本的構成要素が含まれる。つまり人々が生殖を行う能力や自らの生殖を調整する能力を有するということ，女性が妊娠と出産の全期を通じて安全に過ごせるということ，および生殖活動が結果として乳幼児の生存と安寧（well-being）をもたらすことである。さらに，人々が性関係を喜びをもって，かつ安全に行えるということも含まれる。(Fathalla [1988：7-10])

ファターラの定義には，生殖プロセスにおける複数の段階が含まれている。すなわち，人々が性関係をもち，その結果として妊娠し（あるいは妊娠を防止し），出産に至る（出産の回避に至る）という一連の変化のプロセスにおけるウェルビーイングが考慮されているのである。しかもそうしたプロセスにおいて，個人は他者と切り離されて存在するわけではなく，必然的に性的パートナーや子どもといった親密な他者との関係の中にいる。さらに「乳幼児の生存と安寧」への言及に示される通り，個人の生殖活動は家族ならびに社会全体の世代の再生産とも結びついている。そのために，リプロダクティヴ・ヘルスは，他の健康問題にも増して，他者との関係性や政治的な力作用の影響を受けやすいものだとも言えよう。

クックによれば，1994年のカイロ会議の行動計画における以下の定義は，ファターラの定義を採用し，発展させたものである（Cook *et al.* [2003：12]）。

7.2. リプロダクティヴ・ヘルスとは，人間の生殖システム，その機能と（活動）過程のすべての側面において，単に疾病，障害がないというばかりでなく，身体的，精神的，社会的に完全に良好な状態（well-being）にあることを指す。したがって，リプロダクティヴ・ヘルスは，人々が安全で満ち足りた性生活を営むことができ，生殖能力をもち，子どもを産むか産まないか，いつ産むか，何人産むかを決める自由をもつことを意味する。この最後の条件で示唆されるのは，男女とも自ら選択した安全かつ効果的で，経済的にも無理がな

く，受け入れやすい家族計画の方法，ならびに法に反しない他の出生調節の方法についての情報を得て，その方法を利用する権利，および，女性が安全に妊娠・出産でき，またカップルが健康な子どもを持てる最善の機会を与えるよう適切なヘルスケア・サービスを利用できる権利が含まれる。……(United Nations [1994], cf. UNFPA [1994])

さらに，1995年の北京会議では，カイロ行動計画に記されたリプロダクティヴ・ヘルス（生殖の健康）の定義が再確認された上に，成果文書「第4回世界女性会議行動綱領」には，次のように自らのセクシュアリティ（性）に関する健康と自己決定の権利もつけ加えられた。

96. 女性の人権には，強制，差別および暴力のない性に関する健康およびリプロダクティヴ・ヘルスを含む，自らのセクシュアリティに関する事柄を管理し，それらについて自由かつ責任ある決定を行う権利が含まれる。全人格への全面的な敬意を含む，性的関係および性と生殖に関する事柄における女性と男性の平等な関係には，相互の尊重と同意，および性行動とその結果に対する責任の共有が必要である。……（United Nations [1995]）

このように見てくると，女性のRHRRは女性差別の解消と不可分であることが分かる。実際，女性のリプロダクティヴ・ヘルスの保障の後ろ盾として最も重要な人権条約と見なされているのは，1979年の第34回国連総会において採択され，1981年に発効した女性差別撤廃条約（CEDAW）[28]にほかならない。女性の人権に関して最も総合的なこの条約は，性差別をなくすために法的に拘束力のある義務を定めており，市民的，政治的，経済的，社会的，文化的な権利を享受する女性と男性の平等を規定している。この条約の進行状況を検討するCEDAW委員会は，1999年の一般的勧告第24のなかで，リプロダクティヴ・ヘルスを含む保健サービスを享受する機会は「女性差別撤廃条約に基づく基本的権利」であることを確認している。

なお，現在の国際社会では，リプロダクティヴ・ヘルスは単なる健康問題ではなく，人的開発の問題でもあり，女性の人権侵害や，社会的な不公正を克服

するためにも重要かつ緊急な課題だとされている。「健康の領域のなかで、リプロダクティヴ・ヘルスほど不平等がはなはだしい領域はない」ためである (Cook and Dickens [2000：13])。リプロダクティヴ・ヘルスが損なわれることは、女性にとって男性以上に深刻な問題である。クックはその理由を以下の四つにまとめている。第一に、女性にはその性的および生殖的機能に関連して特有の健康上のニーズがある。第二に、たとえば一部の性感染症（STD）のように、男女に罹患する病気であっても女性のほうがより罹患しやすく、より重篤になりやすい疾患は少なくない。第三に、避妊においても不妊治療においても、女性の身体のほうがより第三者の介入にさらされがちで、その影響を被りやすい。第四に、女性の健康は単に子宮に集約されるものではないということがなかなか理解されない（Cook and Dickens [2000：17]）。先に述べたように、女性として被差別的な状況におかれていること自体が不健康を招いている事実（Murphy [2003：205-10]）は見逃されやすい。実際、女性の健康や権利は「メインストリーム」の人権諸団体からは軽視され、「周縁化」されてきたのである（Charlesworth [1994：59]）。

だからこそ、女性にとってのリプロダクティヴ・ヘルス＆ライツの重要性が提唱される必要があった。今や国際社会では「リプロダクティヴ・ヘルス」は女性の人権問題として重要だという共通理解がある。そして、ESC委員会の言う「達成可能な最高水準の健康に対する権利」を実現するには、リプロダクティヴ自己決定権の権利とリプロダクティヴ・ヘルスケアへの権利の二つを原則とするリプロダクティヴ・ライツの保障は不可欠なのである。

5 リプロダクティヴ・ライツという概念の意義

現在、国際社会で最もよく使用されている「リプロダクティヴ・ライツ」の定義は、カイロ行動計画（1994年）における以下の定義である。

7.3 リプロダクティヴ・ライツは、国内法、人権に関する国際文書、ならびに国連で合意したその他関連文書ですでに認められた人権の一部をなす。これらの権利は、すべてのカップルと個人が自分たちの子どもの数、出産間

隔,ならびに出産する時を責任をもって自由に決定でき,そのための情報と手段を得ることができるという基本的権利,ならびに最高水準の性と生殖に関する健康(sexual and reproductive health)を得る権利を認めることにより成立している。その権利には,人権に関する文書にうたわれているように,差別,強制,暴力を受けることなく,生殖に関する決定を行える権利も含まれている。この権利を行使するにあたっては,現在の子どもと将来産まれてくる子どものニーズおよび地域社会に対する責任を考慮しなければならない。すべての人々がこれらの権利を責任をもって行使できるよう推進することが,家族計画を含むリプロダクティヴ・ヘルスの分野において政府および地域が支援する政策とプログラムの根底になければならない。このような取組の一環として,相互に尊敬しあう対等な男女関係を促進し,特に思春期の若者が自分のセクシュアリティに積極的に,かつ責任をもって対応できるよう,教育とサービスのニーズを満たすことに最大の関心を払わねばならない。世界の多くの人々は,以下のような諸要因からリプロダクティヴ・ヘルスを享受できないでいる。すなわち,人間のセクシュアリティに関する知識不足,リプロダクティヴ・ヘルスに関する不適切または質の低い情報とサービス,危険性の高い性行動の蔓延,差別的な社会慣習,女性と少女に対する否定的な態度,多くの女性と少女が自らの人生のなかの性と生殖に関して限られた権限しかもたないことである。思春期の若者は,特に弱い立場にある。これらは大部分の国では情報と関連サービスが不足しているためである。高齢の男女は性と生殖に関する健康について特有の問題を抱えているが,充分な対応がなされていない場合が多い。……(谷口[2007:8-9])

この「きわめて長く,広範で多岐にわたる」「判然としない」[29]定義について,リプロダクティヴ法と政策センターは「リプロダクティヴ・ライツ」の根本的理念として「リプロダクティヴ・ヘルスケアへの権利」と「リプロダクティヴ自己決定の権利」の二つの原則に集約して説明している(リプロダクティヴ法と政策センター[2001:18-23])。同センターによれば,「女性が安寧を得るための基本の一つ」であるリプロダクティヴ・ヘルスを守るために,政府は「リプロダクティヴ・ヘルスケアの利用可能性を確保し,リプロダクティヴ・ヘルスケ

第6章　人権としてのリプロダクティヴ・ヘルス&ライツ　161

アに対する既存の法的障害を除去するという二つの責務」を負っている[30]。もう一方のリプロダクティヴ自己決定の権利は，「家族を計画する権利，リプロダクティヴ意思決定において干渉されない権利，女性の性に関する生活またはリプロダクティヴ生活に悪影響を及ぼすあらゆる形態の暴力および強制を受けない権利に支えられ」ている[31] (リプロダクティヴ法と政策センター [2000→2001：18-23])。この原則を組み合わせていけば，具体的な事項に照らして，非常に幅広く曖昧なRHRRの要所を押さえていくことができる[32]。

　なお，リプロダクティヴ・ライツという概念が画期的であったのは，生殖を人口政策として国のコントロール下に置くのではなく，生殖に関する決定を普遍的な個人の権利の範疇に位置づけたことにおいてである。最初にリプロダクションの領域で「普遍的権利」という考え方が国際的な宣言文書に登場したのは，世界人権宣言から20年後の1968年，第1回国際人権会議のテヘラン宣言の中であった (若尾 [2004：290])。テヘラン宣言は，「カップルは，自由に責任をもって，子どもの数と間隔を決定する基本的人権と，この点での充分な教育と情報を得る権利をもつ」ことを認めた (若尾 [2004：290], cf. 家族計画国際協力財団 [2004：4])。さらに1974年にブカレストで開かれた第1回世界人口会議では，家族計画の必要性が国際的な議論の土俵に載せられた。成果文書の「世界人口行動計画」(World Population Plan of Action：略WPPA) では，各国の政府に対して「人口に関する総合的目標がいかなるものであ」ろうとも，「人々には，子どもの数と出産間隔を充分な情報にもとづき，自由にかつ責任をもって決定する権利があることを尊重し保障する」よう勧告している (Paragraph 29(a))[33]。先に述べた1994年カイロ会議の成果文書である1994年のカイロ行動計画で画期的だったのは，子どもの数と間隔を決定する権利の主体が「カップル」や「人々」ではなく「個人」とされ，一人ひとりにこれらの権利を行使する方法へのアクセスを与える必要性が明示されたことである (若尾 [2004：290])。

　だが上記の権利が，個人としての女性にとって特に重要であると確認されるためには，女性の人権そのものが確立されねばならなかった。その意味で，先に述べた女性差別撤廃条約 (CEDAW) が1979年に採択されたことの意義は大きい。この条約の第16条(1)(e)は，「締結国は……男女の平等を基礎として……子の数および出産の間隔を自由にかつ責任をもって決定する同一の権利ならび

にこれらの権利の行使を可能にする情報，教育および手段を享受する同一の権利を確保する」と規定している。リプロダクティヴ・ライツを男女平等の上に位置づけたこの文言は，後に数々の条約監視機関の勧告等で引用されることになった。

さらにCEDAWは，家族の規模を決定する自由と平等を保障することに加えて，家族計画に関する情報と助言を含む保健医療へのアクセスにおける平等を保障した点でも重要である（リプロダクティヴ法と政策センター［2000→2001：23-4］）。CEDAW第10条1は，「締結国は，教育の分野において，女子に対して男子と平等の権利を確保することを目的として，特に，男女の平等を基礎として次のことを確保することを目的として，女子に対する差別を撤廃するためのすべての適当な措置をとる」として，「(h)家族の健康および福祉の確保に役立つ特定の教育的情報（家族計画に関する情報および助言を含む。）を享受する機会」を目的の一つに掲げている[34]。その後，1992年にリオデジャネイロで開催された国連環境開発会議では，「持続可能な開発」という概念が打ち出され，「適切な人口政策」（Principle 8）と環境対策に女性は重要な役割を担うとして，「女性の完全参加」（Principle 20）が提唱された。

さらに1993年のウィーン会議（世界人権会議）では，ジェンダーを基盤にした暴力や女性の人権の問題が一躍注目を浴びることになり，女性たちが全面的に人権の対象であることが国際文書の中で初めて明確に定められた。ウィーン宣言は数ページに渡って，各国が「女性の平等な地位と人権」を守ることを第一の課題にすべきであると述べている。すでに述べた通り，ウィーン会議における女性たちの数々の働きかけや，そこでの女性の人権に関する意識の高揚は，1976年から1985年までに渡る「国連女性の10年」で世界的な広まりを見せた女性の人権をめぐる地道な取り組みの結果にほかならない（Bunch and Reily［1997：5］）。ウィーン会議の成果文書「ウィーン宣言と行動計画」（United Nations［1993］）における「B．平等，尊厳及び寛容」の「(3)女性の平等な地位及び人権」の第41条は，次の通り女性のリプロダクティヴ・ヘルスへの権利を——その言葉こそ用いていないが——事実上認めている。

第41条　世界人権会議は，生涯にわたって女性が身体的および精神的に最高

水準の健康を享受できることの重要性を認める。1968年のテヘラン宣言ならびに世界女性会議および女性に対するあらゆる形態の差別の撤廃に関する条約の文脈に照らして，世界人権会議では，女性と男性の平等の基礎として，あらゆるレベルにおける教育に平等にアクセスする権利と共に，アクセス可能で充分なヘルスケアとできる限り広範な家族計画サービスへの権利を認める。(国際連合広報センター [1997])

こうした権利を「リプロダクティヴ・ライツ」という言葉で初めて明記したのが，先に述べた1994年のカイロ会議の行動計画 (program of action) であった。カイロ行動計画の第4章には「男女の平等・公正・女性の能力向上」が規定され，第6章には「リプロダクティヴ・ヘルス＆ライツ」が明記されて，女性のエンパワーメントが強調された。若尾典子は，カイロ会議で人口問題への基本的なアプローチとして女性のエンパワーメント（女性自身がもっている力を正当に評価し，政策を立案・実施すること）と，リプロダクティヴ・ヘルス＆ライツの確保を重視するようになったことは画期的であり，新たな政策転換であったと評価している（若尾 [2004：290-1]）。クックも，この新しいアプローチの鍵を握っているのは，女性たちを彼女たちが属する家族や共同体のなかでエンパワーしていくことであり，カイロ会議，ならびにそれを受けた北京会議以降，リプロダクティヴ・ライツの尊重に関する政治的なコミットメントを法的な義務に置き換えていくことが各国政府の課題になったと見ている（Cook *et al.* [2003：155]）。このように，カイロ会議で「リプロダクティヴ・ヘルス＆ライツ」概念が導入されたことで，国の人口政策から個人の権利へと〈リプロダクション〉のパラダイムは転換されたのである。

翌1995年に北京で開かれた第4回世界女性会議でも，カイロで採択された原則を再確認する「北京宣言」と「北京行動綱領」という二つの文書が生み出された（リプロダクティヴ法と政策センター [2000→2001：26]）。北京宣言には「女性の権利は人権である」(14条)，「すべての女性の健康のあらゆる側面，殊に自らの出産数を管理する権利を明確に認め再確認することは，女性のエンパワーメントの基本である」(17条)，「女性および男性の教育およびヘルスケアへの平等なアクセスおよび平等な取扱いを保障し，女性の教育と並んで女性のリプ

個人の自由と安全保障	世界人権宣言（UDHR，以下「人権宣言」）3条，市民的および政治的権利に関する国際規約（ICCPR，以下「自由権規約」）9(1)条
健康への権利	経済的，社会的および文化的権利に関する国際規約（ICESCR，以下「社会権規約」）12条
ヘルスケアの供給につきおよび家族内で差別を受けない権利	女性に対するあらゆる形態の差別の撤廃に関する条約（CEDAW，以下「女性差別撤廃条約」）12(1)条および16(1)条
婚姻および家族形成の権利	人権宣言16(1)条，女性差別撤廃条約16(1)条，自由権規約23(2)条
プライバシー，家族，家庭への恣意的または不法な介入からの自由の権利	自由権規約17(1)条
科学的進歩を享受し実験に同意を与える権利	社会権規約15(1)条
性に関する差別を受けない権利	女性差別撤廃条約1～2条，人権宣言2条，自由権規約2(1)条，社会権規約2(2)条
家族計画に男女が等しくアクセスできる権利	女性差別撤廃条約12(1)条
性と生殖の健康を含み到達可能な最高水準の身体的および精神的健康を享受する権利	社会権規約12条
完全な同意をもってのみ婚姻関係を開始する権利	社会権規約10条，女性差別撤廃条約16条
家族計画に関する情報，カウンセリング，サービスにアクセスする権利	女性差別撤廃条約14条
自由かつ責任をもって子どもの数と出産間隔を決定し，その権利を行使することを可能にする情報，教育，手段にアクセスする権利	女性差別撤廃条約16条
上記権利をいかなる差別も受けることなく享受し行使する権利	社会権規約2条，女性差別撤廃条約1条

図表6-1　リプロダクティヴ・ヘルスの諸要素と該当する国連憲章および国際条約の条文
（出典：UN OHCHR [2000]）

ロダクティヴ・ヘルスを促進する」(30条) などが明記された (United Nations [1995], 総理府 [2000])。さらにこれらの諸権利の実現のために行動綱領を設け，各国政府のあらゆる政策および計画にジェンダーの視点が反映されるよう保障するとともに，世界中のあらゆる諸機関や団体，部門に対して，その実施に寄与することを強く要請したのである。

　これ以降，国際社会では国際法の下でリプロダクティヴ・ライツに対する認識が拡大され，国際会議で行われた宣言へのコミットメントが再確認されていった。国際人道法の下で最も重大な犯罪である大量殺戮や人道違反，戦争犯罪

に対処するために1998年に採択された「国際刑事裁判所設立条約」(「ローマ条約」)にレイプおよびその他の形態の性暴力が含まれたのは，リプロダクティヴ・ライツは保護されるべき人権であるという国際社会の認識の高まりが反映されたためである（リプロダクティヴ法と政策センター［2000→2001：26］）。2000年には，ニューヨークの国連本部で開かれた第23期特別総会「女性2000年会議——21世紀に向けての男女平等・開発・平和」[35]や2005年の「北京＋10」など，女性の人権としてのリプロダクティヴ・ヘルスへの権利は繰り返し確認された。国連経済社会理事会女性の地位委員会によれば，CEDAWは2013年4月現在，国連加盟国193ヵ国中187ヵ国[36]によって批准されており（CEDAW［2013］），国際人権規約の自由権規約および社会権規約とともに，リプロダクティヴ・ヘルスと選択の権利に対する最も強力な法的支えとなっている（図表6-1）。

6　リプロダクティヴ・ライツとエンタイトルメント意識

　国際的に女性の権利運動をくり広げてきた女性たちにとって，1993年のウィーン会議および1994年のカイロ会議，1995年の北京会議の宣言や成果文書で女性のリプロダクティヴ・ヘルス＆ライツ（RHRR）が認められたことは，国連レベルでの大きな成果であった。そこで彼女たちは，次の課題として，RHRRを女性たちの日常生活の中で具体的に展開することに目を向けた。RHRRの理念を具体的な政策に盛り込み，女性たちの現実生活を変えていくには，国家レベルでの具体的な変革が必要である。だがそのためには，政治経済的な問題や，ジェンダー不平等の問題，さらに女性たち自身の意識の問題などを克服していかなければならない。

　特に最後の点について，女性たちが主体的にRHRRを推進していくには，まず女性たち自身が自らの身体や生殖について意思決定する主体であり，権利主体であることを自覚し，信じている必要がある。言い換えれば，女性自身の自らのRHRRに対するエンタイトルメント意識の有無が重要になる。そこで，ペチェスキーを初めとする世界中の研究者や健康運動家や人権に関するNPOの活動家たちは，1992年に国際リプロダクティヴ・ライツ研究行動グループ（International Reproductive Rights Research Action Group：略IRRRAG）を設立し，

国や文化を越えた世界の女性たちが性と生殖に関してエンタイトルメント意識を抱いていることを確認する調査プロジェクトに乗り出した。

　この調査プロジェクトの位置付けや調査対象国，調査の方法などの決定は，地域的，民族的ならびに宗教的伝統，政治社会的な制度の多様性，「北」と「南」の力の格差への配慮などのために困難を極めた。だが彼女たちは話し合いを重ね，調査の実行能力（経験のある研究者の存在と，調査の核となれるグループの存在など）と文化的多様性を考慮して，ナイジェリア，フィリピン，ブラジル，エジプト，メキシコ，マレーシア，アメリカの7ヵ国を選定し，各国のごく普通の女性たちを対象にエスノグラフィー的な質的研究を行うということで一致した。具体的な方法として，グループ・インタビュー，詳細な個別インタビュー，ロールプレイングなどを用い，どの手法を選ぶかはそれぞれの国の研究担当者に委ねたものの，必ずそれぞれの国の女性たちの経済的，社会的，文化的，法的な状況と健康の状態が分かる背景情報も合わせて調べ，そうしたコンテキストに照らして調査結果を解析することにした。また，調査地域は少なくとも都市一ヵ所と地方一ヵ所を含み，対象者はできるだけ多様な民族や人種，宗教，年齢，婚姻状態[37]が網羅されるようにした。各国のチームはそれぞれの状況に応じた調査と分析方法を採用できるものとしたが，共通項目として「セクシュアリティ，婚姻，生殖コントロール，子育て」に関する質問を必ず盛り込んだ。3年間に渡るフィールドワークとデータ解析の結果，1342件の回答が集まった。このサンプルは，それぞれの国家または国内の特定集団を代表できるほど大規模なものではなかったが，これだけでも社会的な差異は明白に表れた。それと同時に，非常に多様な世界の女性たちのあいだに驚くほどの共通項があることも見出されたのである（Petchesky and Judd [1998：20-7]）。

　この調査の特徴は，法的な権利付与とは別に女性たちが自らのパートナーや家族，医療提供者，国家などに対して抱いている意思決定への権利または権原の意識（エンタイトルメント意識）をすくい上げる主観的アプローチを採用したことである。このアプローチが採用されたのは，たとえ貧しくて公教育に欠けており，権利の言説になじみのない文化に暮らしている女性でも，その多くが自分自身や自分の子どもたちの状況をより良いものにするために意識的に振る舞っており，その意識は性や生殖の領域にも及んでいるとの前提に基づいてい

る。アプローチする対象の選定のみならず，フィールド調査自体も困難を極めた。多様な国々における草の根の女性たちのエンタイトルメント意識は，必ずしも権利主張という形を取るわけではなかった。それは，実現されなかった正義に対する不満として表れることもあったし，言語にならない態度として表明されることもあったのである。重層的で互いに影響しあう事象を捉えるために，避妊や妊娠といったリプロダクティヴ・ヘルスで重要な二つの側面をはるかに超えるところまで探索しなければならないこともあった。さらに参与的観察法ならではの困難もあった。調査者たちは社会運動の実践家と学者という二つの役割を行きつ戻りつしながら，女性たちの生の声を（不充分であろうとも）再生し，それと同時に彼女たちの状況を変革していくという二つの目標のバランスを取るために，自らの問い直しにも迫られた。さらにいくつもの言語にまたがる国際的な調査であるために，翻訳や編集，リライトなどを含む膨大な見直しと対話の作業に5年間近くが費やされた（Petchesky and Judd [1998：20-7]）。

　最終的に，調査グループ結成から6年後，ペチェスキーとカレン・ジャッド（Karen Judd）の編集によって出版された*Negotiating Reproductive Rights：Women's Perspectives Across Countries and Cultures*（『リプロダクティヴ・ライツを交渉する——国と文化を超えた女性の視座』，未邦訳）（Petchesky and Judd [1998]）は，多様な国々の女性たちが，世界中の女性に影響を及ぼす諸問題について合意に達しうるということを明らかにした。たとえば，次の八つの共通事項が見出された。(1)自らの生殖力，妊娠，避妊を自分でコントロールすることへの〈エンタイトルメント意識〉は，各国の社会的，制度的，法的障害の有無にかかわらず，すべての国の女性が表明していた。(2)彼女たちが自分の〈エンタイトルメント意識〉を正当化する一番の理由は「母性」役割の負担であった。(3)性や生殖にまつわる自らの判断を表明し，行動に移す能力は，彼女たちのライフサイクルや世代によって大きな違いがあった。(4)女性たちは宗教を無視してはいなかったが，宗教的権威を介さず神と直接的に対話することで一種の状況主義的倫理を採用していた。(5)自分の収入をもっていることは，女性たちのエンタイトルメント意識をエンパワーしていた。(6)家族以外の地域のグループや組合に参加していることは，エンタイトルメント意識を抱き，それを表明することに寄与していた。(7)ほとんどの女性が夫の暴力や望まないセックスの対象にさ

れないことへのエンタイトルメント意識を強く頻繁に表明した。(8)どの国の女性たちも，リプロダクティヴ・ヘルスや家族計画のサービスの質の低さとアクセスの不充分さ，コストの高さへの不満を表し，医療提供者による侮辱的な扱いへの不満もしばしば漏らしたが，そうした不満点について個別的に対応されることよりも集合的な解決策が採られることを求めた（Petchesky and Judd [1998：300-16]）。

　IRRRAGの調査結果をまとめた『リプロダクティヴ・ライツを交渉する』には，7ヵ国の様々な政治的権力，宗教的多数派や文化的コンテキストを考慮に入れても，どの国の女性たちも自らのリプロダクティヴ・ライツについて似通った考えを抱いているとの結論が示されている。7ヵ国の都市部に暮らす低所得の女性たちのあいだには，自らのリプロダクションに関わるエンタイトルメント意識を根本的に正当化するために「母性」を持ち出す傾向が広く見られた（Tong [2001：34]）。そうした傾向は，基本的に「夫やパートナーではなく自分自身が，最大の負担を引き受け，妊娠や出産や育児の痛みと責任を負うのだから，こうした領域に関する意思決定を行う権利がある」という女性たちの実感に基づいていた（Petchesky and Judd [1998：13]）。またこの調査では，ほぼすべての国において，結婚して育児を開始したばかりの頃が女性の人生の中で最もエンパワーされていない時期であることも示された。その背景として，世界的に進みつつある都市部への人口移動に伴って，育児への社会的および親族的サポートが消えつつあるために，女性たちの子育て負担が相対的に増しているという事実も浮かび上がってきた(Petchesky and Judd [1998：304-5])。IRRRAGの調査結果について，ローズマリー・トング（Rosemarie Tong）は次のように評している。

　　政治的，宗教的，文化的なコンテキストが，世界中の女性たちの状況を異なるものにしているという認識は重要であるが，女性の生物学的な特徴が世界中の女性たちのある種の状況を似たものにしているという認識も重要である。ペチェスキーとジャッドの報告書集は，女性たちのあいだに明らかに認められる差異を消去してしまうことなく，彼女たちの類似性を認識すると同時に，それを強調しようと努めている。（Tong [2001：34]）

このようにIRRRAGの調査は，文化や国の違いを超えた「女性特有の」ニーズとエンタイトルメント意識の存在を明らかにした。つまり，国際社会における女性のリプロダクティヴ・ヘルス&ライツ（RHRR）と呼ばれる人権の普遍性が確認されたのである。一方で，この問題を女の自己決定権や中絶を受けられる権利（abortion right）といった一つの論点に限定することはできないし，してはならないということも明らかになった。女性たちのニーズは非常に幅広いものだったからである。カイロ行動計画や北京行動綱領におけるRHRRの定義がきわめて長く，広範で多岐にわたるものになったのは，女性たち自身の非常に広範で多岐にわたるエンタイトルメント意識を反映していたのだとも考えられよう。

また上記から，RHRRを実現するためには，個別の文脈に沿った形で展開していく必要があるということも分かる。国連レベルの議論において大きな成果を挙げられたにも関わらず，世界各国のフェミニストたちは自国内の女性たちの日常生活のなかでRHRRを実現していくに当たって，それぞれ大きな障害に直面していた。ペチェスキーとジャッドは，各国のフェミニストたちが次のような共通問題を抱えていたと指摘している（Petchesky and Judd［1998：4-5］）。第一に，グローバル化している資本主義の市場の論理によって国家の福祉予算が逼迫しており，より貧しい女性の権利保障が難しくなっている。第二に，多くの国々で原理主義の再興が見られ，基本的人権としての性と生殖の自由が権威主義的な宗教的信念によって脅かされている。第三に，文化と社会に深く根ざしたジェンダー不平等もまた，RHRRの実現に対する経済的および政治的障害を助長している。このような分析をもとに，性と生殖にまつわる権利をすべての女性にとって実現可能にしていくには，その権利を公正で民主的な社会を求める運動の課題に統合していく必要があると，ペチェスキーとジャッドは結論したのである（Petchesky and Judd［1998：4-5］）。

7　ライツからジャスティスへ

多様な各国の状況の中でリプロダクティヴ・ヘルス&ライツを実際に推進していくために，その国の女性運動が重要であることは，ドロシー・マクブライ

ド・ステットソン（Dorothy McBride Stetson）らの研究で明らかにされている（Stetson［2001］）。彼女たちは，欧米の民主主義国10ヵ国の中絶をめぐる政策と運動の動向に関する調査を通じて，リプロダクティヴ・ライツにまつわる国際的な合意が各国の政策や具体的な医療制度に生かされるかどうかは，国内の運動のありように大きく依存していることを示した（Stetson［2001：295］）。彼女たちの比較研究では，たとえ政府の担当局が充分に機能せず，保守的な政権下であっても運動が強力である国では成果を上げることができた一方，逆に運動側が主権を握っていない国の場合はなかなか成果を上げられないという傾向が示されたのである（Stetson［2001：295］）。同様に，リプロダクティヴ法と政策センターの著者たちも，各国政府がリプロダクティヴ・ライツ（RR）を初めとする女性の人権を推進するようになったのは，「世界中の女性の権利の提唱者たちの運動のおかげ」だと述べ，RRを推進するには「あらゆる社会領域での女性の権利のための運動」が不可欠だとして，運動の重要性を指摘している（リプロダクティヴ法と政策センター［2000→2001：227-8］）。

　先に見てきた通り，リプロダクティヴ・ライツという概念が登場したこと自体がグローバルな女性運動の成果であったし，そうした運動を下支えしていたのは，安全で確実な避妊や中絶など望まれない妊娠の解決策としての生殖コントロール技術であった。そうした解決策が存在するようになって初めて，女性たちはその解決策についての具体的なエンタイトルメント意識を抱けるようになった。その一方で，たとえ安全で確実な生殖コントロールの方法が存在していても，国家がパターナリスティックな介入によって間接的または直接的に禁止したり強制したりすることで，女性たちはエンタイトルメント意識を抱けなくなり，結果的に自由な選択も保障されなくなる。

　女性運動の重要性は，技術導入の側面では一見世界をリードしていたような国々において，実際には女性の権利が軽んじられていたという事例からも明らかである。たとえば，政治学者ダグ・ステンヴォル（Dag Stenvoll）によれば，共産主義下にあったポーランド，ルーマニア，ソ連などの東欧諸国では，早くからオンデマンドの中絶が実現していた。これらの国々では，避妊は「不自然で，効率が悪く，危険なもの」として広まらなかった一方で，中絶は「伝統的で，安全で，アクセスしやすく，相対的に安価」で「抜歯のように不快」では

あるが当たり前の「医学的処置」として定着したのである（Stenvoll［2007：23, 26］）。だがステンヴォルによれば，それらの国々の政策は，避妊の知識や手段を伴う現代の西欧や北米におけるリプロダクティヴ・チョイスとは無縁のしろものであった。たとえばロシアでは，中絶を避妊代わりに用いる慣行が続く一方で，公立病院で安く手軽に受けられる中絶ケアの中身は劣悪だったと言う。そこで，ロシアの女性たちは欧米の女性たちのように「中絶の自由を求めて闘う必要はなかったが，その分，中絶医療をもっと人道的なものにするよう求めて闘わねばならなかった」（Stenvoll［2007：23, 26］）。こうした事実から，女性運動によって，安全な避妊や中絶の手段を求めていくのと同時に，より人道的で女性を尊重した制度も求めていく必要があることに気付かされる。

　すでに述べてきた通り，リプロダクティヴ・ヘルス＆ライツ（RHRR）は普遍的な人権だと宣言された。しかし，獲得したはずの権利が「絵に描いた餅」で終わっては意味がない。法学者のリン・フリードマン（Lynn Freedman）が警告するように，リプロダクティヴ・ライツは「何もない真空状態の中で自由に選べること」ではないし，そうあってはならない（Freedman and Maine［1995：1086］）。仮に「選択権」が万人に与えられたとしても，階級や年齢，人種，民族，文化等による社会的な不平等の現実がそのままでは，不利な立場の人々にとって「自由な選択」は実現不能なものになる。この権利と現実のギャップの問題に取り組むために，人種的マイノリティの女性たちの一部は，リプロダクティヴ・ジャスティス（Reproductive Justice：略RJ）という新しい概念枠組みを提唱し始めた。彼女たちは中絶の権利に終始しがちなRRを超えて，女性の生殖能力やセクシュアリティを規制し，制御し，罪と関連付けることと，彼女たち自身が基盤としている人種や階級，ジェンダー，セクシュアリティ，ナショナリティーの共同体の規範とが結びついているとの認識に立つことから，この枠組みを採用するようになったのである（Silliman et al.［2004：4］）[38]。この新しい動きについて，紹介していこう。

　RJの概念を最初に定義したのは，「リプロダクティヴ・ジャスティスのためのアジア系共同体」（Asian Communities for Reproductive Justice：略ACRJ）だと言われる[39]。ACRJによれば，リプロダクティヴ・ジャスティスとは「女性の人権を全面的に達成し保護することを基本にした女性および少女の完全な身体

的，心理的，精神的，政治的，社会的および経済的ウェルビーイング」が達成された公正な状態のことであり，そうした状態に置かれていない人々が公正を求めて集合的に働きかけていくことを彼女たちは強調する。つまりRJとはある種の運動（activism）の総称である。ACRJのアクティヴィストたちは，リプロダクションに関する課題を推進していくために，社会正義を求める他の様々な運動と連携していく必要性を特に重視した。

RJの運動では，女性が自らの生殖に関する決定を下せるかどうかは，彼女が暮らす共同体の状況に直接結びついているという観点で分析が行われる。ここで言う共同体の状況とは，彼女一人の選択や彼女自身が資源にアクセスできるかどうかといった問題に留まるものではない。RJは，社会的な不平等が存在している現実の中で生起している具体的な問題に注目し，とりわけ，自分自身の妊娠の行方を自分で決められるような機会が，どの女性にも均等に与えられているわけではないことに目を向けるのである。この枠組みでは，プライバシーの要求や個人の意思決定の尊重を超えて，個人の意思決定が最適な形で実現されるために不可欠な社会的支援の提供まで踏み込んでいき，そうした支援が提供されるように，それぞれの国の政府に対し，女性の人権保護の義務を遂行するように求める行動も行っていく。また，女性たちが（たとえばリプロダクションについて）選択を行う場面では，どの選択肢を選んだとしても，常に安全（safe）で，容易に手に入り（affordable），利用しやすい（accessible）ものでなければならず，この三つの要件があらゆる個人の人生上の決定について保障されるよう，政府の支援を求めるのである。

リプロダクティヴ・ジャスティスの提唱者たちが特に問題としているのは，中絶の問題が，経済的不公正の問題や環境問題，移民の権利問題，障害者の権利問題，人種や性的指向による差別の問題といった他の社会正義の問題から切り離されてしまいがちなことである。だが実際は，そういった社会正義の問題は，ある個人の女性の意志決定の過程に直接的に影響を及ぼしている[40]。

そこで，ADRJはリプロダクションにまつわる抑圧と闘うために，次の三つの素朴な枠組みを示して不公正をなくすRJの運動に取り組み始めた。

1．リプロダクティヴ・ヘルス——サービスの提供に取り組む

2．リプロダクティヴ・ライツ——法的問題を提起する
3．リプロダクティヴ・ジャスティス——この運動そのものを構築することに焦点を合わせる

　具体的な運動を実施していくために焦点を絞って提示されたこの枠組みについて，シスターソング有色(カラード)女性生殖の健康集団（Sistersong Women of Color Reproductive Health Collective）のロレッタ・ロス（Loretta Ross）は，究極的にいかなる運動でも「サービス」「アドヴォカシー」「組織化」は不可欠だと述べてこれを支持している（Sistersong Women of Color Reproductive Health Collective et al. [2007：4]）。
　リプロダクティヴ・ジャスティスの枠組みで物事を捉えられるようになった女性や少女たちは，最終的にそれぞれの家庭の中でも力を発揮できるようになるに違いない。RJの立場からの分析では，常に女性や少女が置かれている現実を直視する中で中絶や避妊を論じることが目指されている。彼女たち自身にとってのより良い生活とか，より健康な家族とか，共同体の持続といった具体的な〈成果〉に焦点が合わせられるようになるからだ。RJは女性たちや少女たちや共同体を組織化し，総合的かつ変革的にエンパワーメントしていくプロセスを通じて，構造的な〈権力の不均衡〉に挑戦していくことを重視する。そこでは，まさに「個人的なことは政治的」になるのである。
　RJの議論を見ていて気付かされるのは，多様な諸権利が相互に関わり合う中で，特に女性の権利が実質的に保護されているかどうかという点が重要だということである。そこで大切なのは，ある個人についてある一つの権利が保障されたかどうかだけではなく，構造的に不公正（injustice）なシステムに根ざした不正（abuse）が生じていないかどうかに注目していくことなのである。具体的に言えば，自分が妊娠していることに気付いたある女性が，「産むこと」と「十分に（自分の望むような方法で）育てること」が実質的に不可能だと考えざるをえない社会状況に置かれていると判断し，それゆえに「産まない」ことを選択したとすれば，それは彼女にとって「権利の遂行」とは言えず，むしろ選択の強制にほかならないと考えるのである。そう考えることで，彼女が実質的に「選択権」を十全に遂行できるように，社会制度の変更を求めていく必要

性が生じる。

　さらにRJの立場からすると，強制されようとされまいと「産まない選択」をすることが，自らが暮らす社会で「常識」とされる「理想の母性像」と相反するがために彼女の心理的・精神的な健康が阻害されるのであれば，そうした「常識」も変えていく必要がある，と考える。RJの視点からすれば，そこで必要とされているのは，彼女に「真に自由な選択肢」を与えるための条件の整備と支援である。さらに，産む産まないのジレンマそのものを防止するための措置（たとえば性教育や避妊指導，未婚の母への支援）が不充分であるのなら，そこも変えていかねばならない，と考える。つまりそこで求められるのは，「女性や少女」のおかれている今の社会の問題を非常に総合的に捉え，かつ具体的に一つずつ，変革を求めて働きかけていくという根気のいる作業なのである。それは個人の能力の限界を超えているため，この変革を実現していくためには大勢の力を結集した持続的な〈運動〉が不可欠になる。

　RJのような草の根の，しかし壮大な女たちの〈運動〉が必要であるのは，歴史を通じて，人間の諸権利について政治的判断を下すような重要な場面に女性が登場することが，ごく最近まで非常に稀であったことの裏返しである。国家の直接的な人権侵害から人々を守ることを優先した人権保障のアプローチの中でさえ，男性が定義した文化的，家族的，宗教的権利を保護するために女性の人権が犠牲にされることがしばしば生じてきた[41]（Bunch and Reilly［1994：v, 3］）。ただし，女性のアクティヴィストたち，特にフェミニストの女性たちは，自らの被抑圧の経験ゆえに，性による抑圧や差別が解消されることを求めながらも，そのために他の誰かの人権が犠牲にされることは許さない。その点がフェミニストの運動に特有の困難さを内包させる結果にもなっている。しかし，だからこそそうした運動は「個人」や「人権」の見方そのものを転換し，新たな人間観を提示する可能性ももたらしているのである。実際，最近のフェミニストの人権運動や健康運動では，「自己」を「結ばれた自己」（connected self）として構築し，理解する作業が進められている[42]。

　フリードマンによれば，そもそもリプロダクティヴ・ライツを求める運動は女性の人権運動と女性の健康運動が合流したものであるが，この二つの運動は時に重なり合いながら平行して進んでいくうちに，新たな「自己」像に行きつ

くことになった (Freedman [1995：1086])。たとえば，第三世界の女性の視点から開発を問う研究者や活動家の団体である「新時代に向けた女性の開発オルタナティヴ」(Development Alternatives with Women for a New Era：略DAWN) の綱領には，「女性のリプロダクティヴ・ヘルスを総合的な人的開発の枠組みの中に置き，そこではすべての人々のウェルビーイングと女性の完全なシティズンシップが促進されなければならない」とあり，人々と個人の「二重のレンズ」で捉えていく必要性が示唆されている (Petchesky and Judd [1998：4])。このように，フェミニストの運動には個人を具体的な他者との関係性の中で生きている存在として捉える見方がしばしば特徴的に現れる。RHRRの運動にも，RJにも，そうした見方が通底している。

　RHRRにせよ，RJにせよ，フェミニストたちは，一人ひとりの人間を「各々が権利によって守られ，単体の身体をもち，世界から切り離された個別的で孤立した自己」と見なすような世界観を乗り越え，社会的にも，身体的にも「結ばれた自己」として構築し，かつ理解するプロセスに乗り出している。これはまさしく次章で述べるフェミニスト倫理に特徴的な人間観でもある。もしかしたら，「結ばれた自己」とは，「妊娠」という非常に特殊な「自―他」の体験に根ざした――あるいは，そのような体験をしうる者としてジェンダー化された――存在として必然的に行きつく人間観なのかもしれない。この新しい洞察はまだまだ吟味していく必要があるが，次章の最後で中絶との関係で再びこの新しい「自己」のあり方を検討することにしよう。

注
1) 近代の「人権」の歴史にとって重要な出発点は1789年のフランスの「人および市民の権利宣言」である。だがオランプ・ドゥ・グージュ (Olympe de Gouges) は，1791年の「女性および女性市民の権利宣言」で，この人権宣言があくまでも「人 (homme) ＝男性」の権利宣言にすぎず，女性の諸権利を保障していないと公に批判したために断頭台で処刑された。世界的に"女性の人権"が認められるには，グージュの死後200年もの歳月を必要とした (辻村 [1997：43, 52-5, 61])。
2) 以下，本節の記述はCook et al. [2003] に多く依拠している。本節に限り，この文献からの引用は文献名を省略してページ数のみを (　) にて示す。
3) たとえば1938年に，兵士にレイプされた少女を守るために中絶を行って堕胎罪に問われたイギリスのアレックス・ボーン (Alex Bourne) 医師は，「身体的および

精神的な悲惨」から彼女を救うためには中絶が必要だったと主張した。この主張が認められたことは、イギリスの中絶合法化に大きな影響を与えたと言われる (Callahan, D. [1970：143])。
 4) 第6節で紹介するフェミニストの学者や運動家によるIRRRAGの国際調査も、その一つである。
 5) これらの働きかけの中には、より限定された問題を集約的に手掛ける人口問題や家族計画関連の諸団体の活動も含まれるが、本書では国際的な女性運動の動向に注目している。
 6) クックらは、この大きな変化を後押ししたもう一つの要因として、これまで自分の子どもをもてなかった人々が、生殖補助技術によって子どもをもてる可能性を得たことも挙げている。
 7) この雑誌上で、サンガーは「勤労女性の基本的権利の一つ」として「バース・コントロール」という言葉を生み出した。
 8) 荻野によれば"堕胎"の位置付けについてアメリカの運動とイギリスやドイツにおける運動はやや性格を異にしていた。たとえば避妊と中絶のどちらも女性の権利とするステラ・ブラウンの主張は後のイギリス国内運動に引き継がれ、戦後の"堕胎"法改正をかちとる原動力となったが、一方のサンガーは「堕胎の悲惨さや悪と対照させることで避妊の道徳性をアピール」した (荻野 [2001：22-3])。
 9) 旧姓安田。1915年に入籍し原田に改姓後、「獄中の女より男に」を発表。
 10) 20世紀初めの各国の女性運動の主流は、女性参政権獲得など公的で政治的な男女平等を目指した活動であり、20世紀後半の個人的な領域での平等を目指したフェミニズムとの対比で第1波フェミニズムと呼ばれた。
 11) 戦前の欧米のバース・コントロール運動に関しては、荻野 [1994] を参照。
 12) 若尾典子は、第2波フェミニズム以降の中絶禁止法廃止要求の特徴として、当事者が中絶体験をカミングアウトしたこと、女性の意思や主体性を尊重しない「他者決定」に異議を申し立てたこと、中絶のみならず避妊情報へのアクセスなど総合的な自己コントロールの手段の確保を重視したことの三つを挙げている (若尾 [2004：298-301])。
 13) ベティ・フリーダン (後述) が初代会長である。
 14) NARALは略号をそのままに、ロウ判決後に「全国中絶権行動連盟」(National Abortion Rights Action League)、1994年に「全国中絶およびリプロダクティヴ・ライツ行動連盟」(National Abortion and Reproductive Rights Action League) へと名称変更し、「中絶権」をうたっていた。2003年以降はNARAL Pro-Choice Americaと「プロチョイス」を名称に採用した。2000年頃にはほぼすべての州に支部をもち、全国に40万を超える個人および団体メンバーを擁していた (ボールズ他 [1996→2000：194]、NARAL [2005])。
 15) アメリカでは1993年に女性健康公正法 (Women's Health Equity Act) が成立した (芦田 [2003：147])。
 16) 1970年の著書『性の政治学』でケイト・ミレットが示したテーゼ (ミレット

[1970→1985]）。

17）アメリカでは，中絶合法化後も実質的な女性の権利を否定しようとするプロライフ派の法的闘争が行われたために，第一の流れの運動は継続し，そこから女性のリプロダクティヴ・ライツを確立しようとする取り組みが行われた。たとえば，中絶に対するメディケイド（低所得者向けの健康保険で，連邦政府と州政府が共同で負担する）の支出を禁じた1977年の最高裁判決への反動として形成された〈中絶権を支持し不妊濫用に反対する委員会〉（the Committee for Abortion Rights and Sterilization Abuse：略CARASA）や1978年にアメリカ中西部で組織された〈リプロダクティヴ・ライツ全国ネットワーク〉（the Reproductive Rights National Network：略R2N2）は，リプロダクティヴ・ライツ運動の活力源となった。R2N2の設立者マリリン・カッツ（Marilyn Katz）は，「女性が真の選択をできるために不可欠な状況を取り上げるように，議論を再構築する」ことを目指していたと言われる。

18）なお，欧米のフェミニストたちが男性の協力を必要としないピルという避妊手段を積極的に求めたことと，ME（月経抽出）の導入でセルフヘルプとしての中絶を実現しようとしたことは，日本と大きく異なる点である。

19）国連は1975年を国際女性年と定め，メキシコシティ（メキシコ）において国際女性年世界会議（第1回世界女性会議）を開催し，「世界行動計画」を採択した。同年の国連総会は，この「世界行動計画」に基づいて，1976年から1985年までを同行動計画等を実施する「国連女性の10年」と宣言した。

20）第二次世界大戦後の各国のフェミニストたちが国境を越えて連帯していったのは，男性との法的な平等を達成した後に，にもかかわらず社会のなかで実質的な平等が進まないのには，共通の問題として女性のみが負わされている生物学的なリプロダクションの負担があるためだという認識が共有されたからだと考えられる。法的な平等を獲得した各国の女性たちが，リプロダクションにまつわる権利を次の獲得目標にしたのは当然の成り行きだと言えよう。

21）ただし，リプロダクティヴ・ライツという概念は，国際的な人口管理を求める勢力との妥協の産物で，女性個人のためではなく人口管理のために利用される可能性があると懸念を示すフェミニストも少なくない。たとえばベッツィ・ハートマンは，国際的な女性運動が医療や家族計画にまつわる政策の改革を目指す努力のなかで，人口管理主義者の枠組みを採用してはならないし，採用する必要もないと警告している（Hartmann［1995：309］）。

22）後述のWGNRRの定義による。

23）この時の女性の人権を求める国際的な運動は，集合的に「ウィーン・プロセス」と呼ばれる。

24）現在，グローバル・センターは，女性への暴力の問題やセクシュアルおよびリプロダクティヴ・ヘルス，社会的経済的なウェルビーイング（well-being）などを重点的課題として，女性の国際リーダーシップ諸機関，戦略立案活動，国際キャンペーン，国連の監視，国際的な教育活動，広報，情報センターとして活動している

(Center for Women's Global Leadership [2009])。
25)「ウィーン宣言及び行動計画」の18条は次のように定めている。「女性と少女の人権は不可譲不可欠で不可分の普遍的人権である。女性の国内，地域および国際レベルでの政治的，市民的，経済的，社会的および文化的生活への完全且つ平等な参加，並びに性を理由とするあらゆる形態の差別の根絶は国際社会の優先課題である。／文化的偏見および国際的売買に起因するものも含めて，ジェンダーに基づく暴力並びにあらゆる形態のセクシャルハラスメントおよび搾取は，人間個人の尊厳および価値と矛盾するものであり，除去されなければならない。これは経済的および社会的発展，教育，母性保護および健康管理，並びに社会扶助の分野における法的措置，並びに国内行動および国際協力を通して達成することができる。／女性の人権は，女性に関連するあらゆる人権文書の促進を含めた国際連合人権活動の不可欠な部分となるべきである。／世界人権会議は，各国政府，機関，政府間機構およびNGOに対して，女性および少女の人権の保護および伸長の努力を強化することを求める」。
26) 申恵丰の訳による（申 [2002]）。
27)「女子に対するあらゆる形態の差別の撤廃に関する条約」（政府訳）。
28) 外務省訳では「女子差別撤廃条約」だが，womenを「女子」と訳すこと自体が女性差別だという意見を汲んで，本書では「女性差別撤廃条約」とする。外務省 [1985] も参照。この条約を日本は1985年に批准している。
29) 谷口はクックらの8項目に渡る分類を検討した後に，「必ずしも権利の内容が明確になっていない」と評価し，「それぞれの権利の内容と共に，その性質，つまり社会権的なものであるのか自由権的なものであるのかを確定」した上で「国家に課される義務」の具体化が必要だとしている（谷口 [2007：9]）。人権を現実に反映させていくときには，法的な吟味は不可欠であるが，総体的かつ理念的には，リプロダクティヴ・ライツは社会権的な要素と自由権的な要素の両方にまたがるものとして解される。
30) その中には安全な母性やHIV／エイズを含む性感染症のケア，中絶，不妊治療，避妊を推進する措置が含まれるべきであるとされる。
31) このうち「リプロダクティヴ意思決定において干渉されない権利」は，「身体的完結性〔bodily integrity〕への権利」としばしば呼ばれるより幅広い「身体的自律〔bodily autonomy〕」の原則に基づいている（〔　〕内は引用者による補足）。この原則は，人間の尊厳を尊重する，人の自由と安全への権利，プライバシーへの権利に始まるとされる（リプロダクティヴ法と政策センター [2000→2001：22]）。
32) たとえばハートマンに言わせれば，今や中絶に関して真に重要な問題は，「それが合法的で安全でアクセス可能であるか，それとも非合法で危険で地理的にもしくは経済的に手の届かないものであるか」という点と，「それが人口の量や質のコントロールの道具として悪用されているか，それともリプロダクティヴ・チョイスの道具として使われているか」の2点だということになる（Hartmann [1995：267]）。
33) なお，この計画の文言では，個人やカップルを表わすために，それまでの「親

（parents）ではなく「人々」（persons）が使われるようになった（cf. 若尾［2004：290］）。
34) そもそも1948年12月10日に署名が行われた世界人権宣言では，すべての人間が「人種，肌の色，性別，言語……その他の地位によって区別なく」無条件で当てはまるとされていた。しかし，世界のほとんどの社会において男女の実質的な平等は達成されていなかった。その後何十年にも渡って，各国で数々の女性の人権侵害が無視され，容認され，永続化され続けてきたため，"女性"に焦点を絞った取り組みが必要になったのである。もちろん，女性以外のサブカテゴリーについても，それぞれに取り組みが行われている。たとえば，障害者の人権を確保するために1975年12月に国際連合第30回総会は満場一致で「障害者権利宣言」を採択し，この宣言に法的効力をもたせるために，2006年12月に「障害者権利条約」が採択され，2007年9月に日本も署名した。
35) 北京宣言の5年目の節目会議であるため「北京＋5」と呼ばれる。
36) アメリカは1980年に署名したが上院を通過しないため未だ批准しておらず，批准を求める運動が活発化している。ほかにイラン，ソマリア，スーダン，パラオ，トンガが未批准である。
37) IRRRAGの調査対象国のうちチュニジアは一夫多妻が認められている。なお兵藤智佳によれば，フィリピンでは未婚女性が避妊サービスにアクセスできないなど婚姻状態によって異なる問題が生じている（兵藤［2002：8］）。
38) 著者らはRJをRRと交換可能な概念として用いながら，women of colorの新しい運動形態として紹介している。
39) 以下，RJに関する説明は，Sistersong Women of Color Reproductive Health Collective et al.［2007］による。
40) 日本であれば，シングルペアレントや非嫡出子への差別の問題，女性の平均的な所得が男性に比べて非常に低いことなども大きく影響しているだろう。
41) 1993年のウィーン人権会議の際に女性の人権のためのグローバル・キャンペーンが実施した「ジェンダーに基づく人権侵害」に関する証言の記録は，Bunch and Reilly［1994：17-92］を参照。
42) フリードマンによれば，この見方をペチェスキーらは「統合原理」と呼んでいる（cf. Freedman and Maine［1995：1086］）。

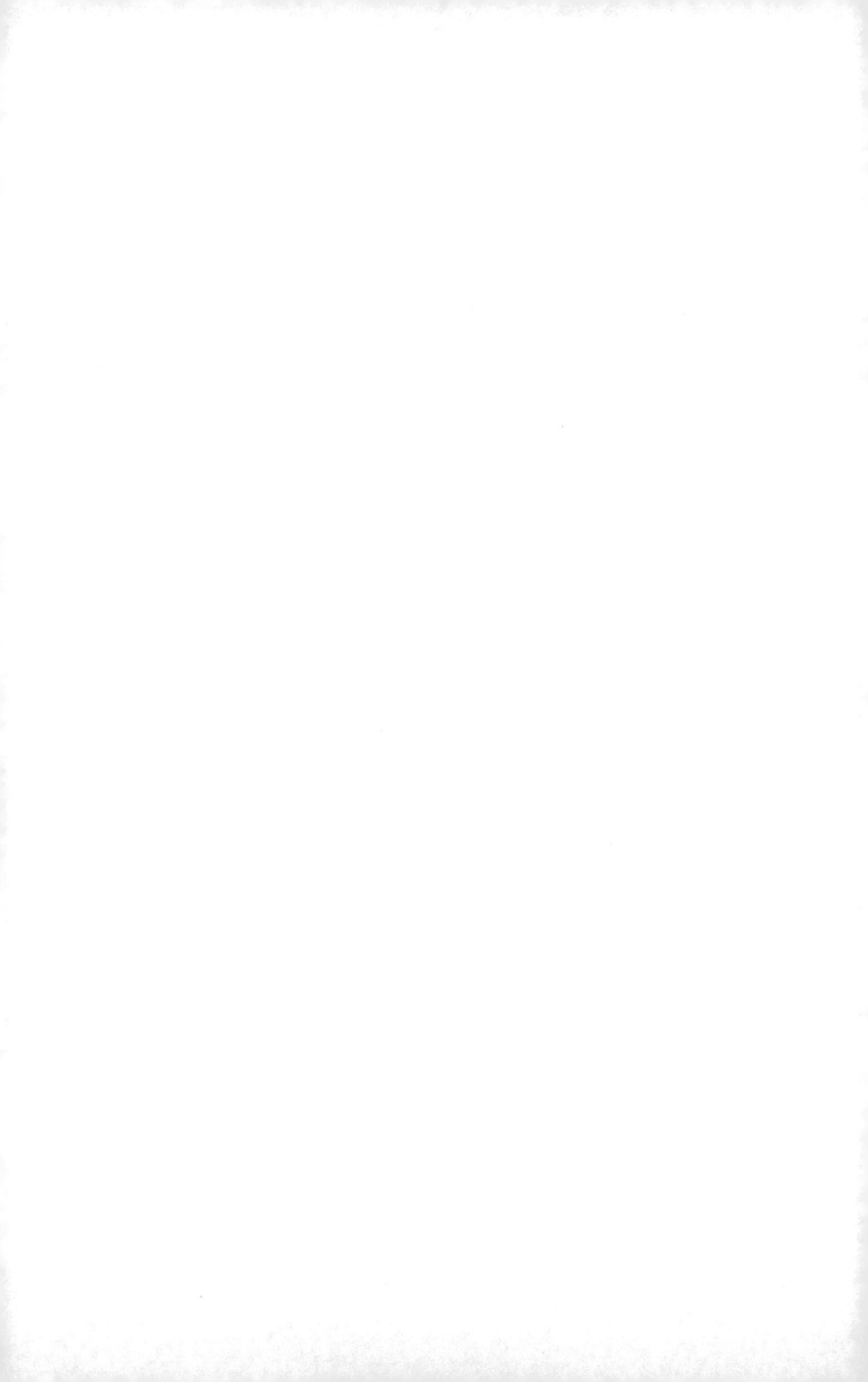

第7章

欧米における中絶の倫理

1　従来の欧米社会の中絶観

　中絶をめぐって女性たちの倫理的考察が立ち現れてきた歴史はまだまだ浅い。一方，欧米社会では，古代から現代にいたるまで，主に男性の論者たちによって中絶の倫理的な議論がくり広げられてきた。本章では主に欧米社会における中絶をめぐる倫理的な議論を見ていくことにするが，本節ではまず女性たちの思想によくも悪くも影響を与えてきた従来のユダヤ／キリスト教倫理における中絶観と，その流れを汲むプロライフの中絶観を押さえておくことにしよう。

　古代から堕胎は行われてきた。しかし，19世紀の〈第一次中絶革命〉まで堕胎の方法に大きな変化はなく，一般に堕胎は暴力的で危険な流血行為だと見なされてきた。ゴーマンによれば，元々ユダヤ教には故意に血を流すことを嫌悪し，胎内の命を含めてすべてのいのちを尊重する思想があり，その考え方は初期キリスト教でも堕胎[1)]に関する思想的基盤として引き継がれた（ゴーマン [1990：50]）。ローマ帝国において新興宗教であったキリスト教は，「血を流すことを徹底的に嫌悪」し，当時，ローマ帝国で広く行われていた剣闘士の競技，動物を闘わせる見せ物，嬰児遺棄，犯罪人の処刑などの流血や暴力の一環であるとして堕胎を非難し，そうすることで倫理的な優位性を顕示した（ゴーマン [1990：58-9]）。ところがキリスト教が国家権力と結びつき，聖戦論が登場したことで，闘いによる流血と神に対する罪としての堕胎は，二つの別々な流血行為として切り離して考えられるようになった（ゴーマン [1990：101]）。その後も，ローマ・カトリックの伝統において堕胎は常に重大な罪であると考えられてき

たが，その教説は個々の胎児の「生存権」を中心とするものではなかったし，すべての堕胎が殺人と見なされてきたわけでもなかった。とりわけ妊娠初期の堕胎については，何世紀にもわたって，殺人というよりむしろ「性的な罪にあたると考えられてきた」のである（Post [2003:31]）。

一方，第1章で述べた通り，1828年の卵子の発見以来，「胎児は生きている」という観念は徐々に広まり，近代医学において広く共有されるようになった。1857年からアメリカのホレイショ・ストラー医師を中心にくり広げられた反堕胎キャンペーンでは，胎動によって初めて魂（生命）が宿るといった大衆の無知蒙昧を啓蒙し，胎動の有無によらず堕胎は「人間の生命の不当な破壊」だとして「抗議する」ことを目的の一つに掲げていた[2]（荻野 [2001:13-6]）。こうした科学主義に基づく医師たちの啓蒙運動に対し，一部のプロテスタント教会が賛意を表明したこともあったが，堕胎は罪だとしながら自分たち正規の医師は堕胎が必要かどうかを正しく判断できると主張する言行矛盾のため，医師たちは自らが期待したほど教会側からの支持を受けられなかったようである（Luker [1984:39]）。それでも，19世紀後半の医療器具の改善や消毒，麻酔，D&Cの導入などの医療技術による後ろ盾が揃うことで，医師たちが前よりはるかに安全な「治療的中絶」を実現したこともあり，結果的に中絶については医師の判断に委ねるということで堕胎／中絶の倫理論争はいったん下火になっていった。

ところが20世紀に入ると再び違法中絶の問題が生じてくる。女性たちが医師の元で比較的安全な合法的中絶を受けられると知りながらも違法の施術者を選ぶケースが出てきたからである。ルカーはその要因として，費用，受益可能性の不確かさ，プライバシーの三つを挙げている。言い換えれば，第一に，アメリカでは1960年代に医療保険が広まるまで中絶は高価なものであり，都会の裕福な人々しか得られなかった。第二に，医師たちがどのような場合に〈医療的中絶〉に同意するのかが定かでなかったばかりか，専門家としての医師の権威が高まるにつれて正規の医師たちは中絶を取り締まる「門番」としての役割を強化していったために徐々に中絶を受けにくくなっていった。第三に，避妊ピルやIUDの登場によって，一般の人々のあいだで妊孕力のコントロールは私的な行為だという認識が強まっていったのである（Luker [1984:50-2]）。このうち第二の要因は国の人口増加政策とも無縁ではないだろうし，第三の要因はリ

プロダクションに対する国家介入に抗した民衆の産児制限運動にも影響されたと思われる。

　また背景には，ヤミの施術者たちの技能改善もありそうだ。もちろん，女性たちの弱みにつけ込み，あくまでも金のためにいいかげんな"堕胎"を行ったヤミ堕胎師はいつの世にもいただろう。だがその一方で，20世紀前半には「違法の領域にありながら優れた技能と経験を積み，高い水準を保っていることにプライドを持つ」違法の中絶医も大勢おり，技能を磨いた違法中絶医の施術はもはや正規の医師が行うものとほぼ同等のレベルだったと言われている（Tunc [2008：50, 56]）。

　一方，19世紀半ばにアメリカの医師たちが「胎児生命の連続性」を根拠に「堕胎は罪」だと言い出して以来，およそ1世紀に渡って，キリスト教会は「堕胎／中絶」に関して統一見解を出して来なかった。長いあいだ，カトリック教会の避妊や中絶に対する教えは様々な議論にさらされ，「全くもって一貫しないもの」だったのである（Maguire [2001：34]）。ところが皮肉なことに，科学によって生殖過程が解明されたおかげで，教会側は生命の始まりに関する自らの信仰の根拠を見出し，絶対的な避妊と中絶の禁止を打ち出すことになったようである（LaBarbera [2003：16-20]）。

　今日の「カトリックの立場」の起源は，1930年の教皇ピウス11世（在位1922-39年）が生殖目的以外の性行為はすべて罪だと非難した回勅「婚姻について」（Encyclical of Pope Pius XI on Christian Marriage）に求められる。歴史家のアチナ・グロスマン（Atina Grossman）によれば，この回勅はクリスチャンの結婚について，「出産を意図しないセックスを非難し，国家に弱者や生まれえなかったものを保護する責任を果たすようにもとめ，避妊や中絶の絶対禁止」を課するのと同時に，「家族のなかでの女の従属的な位置を主張し，女性解放などという偽の自由に警告を発する」ものでもあった（グロスマン [1992：87]）。現代人の目から見ればこの警告は明らかに女性に対して抑圧的だが，こうした警告が発せられたこと自体，当時すでに性と生殖の分離が目につくほど進んでおり，家族の中における女性の立場も変化し始めていたことの証左であろう。

　また，上記の回勅でピウス11世が中絶のみならず避妊もともに否定していたことに留意しておきたい。男性と女性は異なる役割をもつ存在であり，性とは

生殖に寄与すべきもので，新たな人間生命をもたらす超越的な力は否定されてはならないと見なすカトリックの世界観では，女性は本来的に母性役割を遂行するべき存在として位置づけられる。そうした世界観に立てば，男女平等のために女性が自らの妊孕力をコントロールして性と生殖とを切り離すこと自体が認めがたいことであり，その手段が避妊であろうと中絶であろうと同じだということになる。そうした見方は第二次世界大戦後も残存していた。たとえば1950年にWHOの初代事務局長（在位1948-1953年）ブロック・チショルム（Brock Chisholm）博士は，避妊を肯定しただけでカナダ議会でやり玉に挙げられたと言われる（Childbirth by Choice Trust [1998：88]）。

だが世俗化した現代社会においては，カトリック信者のあいだでも「家族計画」への要望は強く，おそらくそうした要望に応えるためもあって，1954年に教皇ピウス12世（在位1939-58年）はより自然な方法だと考えられたリズム法（妊娠可能期間は禁欲する方法）による避妊を承認するに至った（Maguire [2001：40]）。しかし，確実性の乏しいこの避妊方法に対する疑問の声が上がり，後継者のヨハネ23世（在位1958-63年）とパウロ6世（在位1963-78年）の2代にわたって避妊の是非をめぐって検討が続けられることになった。

最終的に，1968年にパウロ6世は「適正な産児調節に関する回勅」（Humanae Vitae）の中で，すでに発生している生命を破壊することは罪だと断じ，治療的中絶を含むほぼすべての中絶を禁止した[3]。それと同時に，パウロ6世は，性行為は本質的に生殖に関わるものであるべきだと述べ，当時，欧米諸国に広まりつつあったピルを初め，すべての避妊を禁止したのである（Paul VI [1968], Post [2004：909], Maguire [2001：40]）。この回勅は，ホルモンという女性の身体内にある自然な物質を利用している避妊ピルは許容されるだろうと見ていた多くのリベラルな信者たちを失望させた。すでに実用化されていた避妊ピルは1960年のアメリカにおける解禁に続き[4]，またたく間に世界に広まっていたためである。もう一方の中絶についても，プロテスタント国家のイギリスで1967年の妊娠中絶法により女性自身とすでに生まれている子どもの健康を理由にした中絶が実質的に合法化されたことで，他の国々にも中絶合法化の波紋を投げかけていた。こうした時期に行われたパウロ6世の回勅が，避妊ピルや初期中絶の解禁を求める人々の動きを押しとどめようとしたものであるのは間違いな

い。

　パウロ6世の避妊と中絶の全面禁止が衝撃的であった理由の一つは，それまでの欧米の常識に反していたためである。堕胎に関する宗教的な議論は昔からあったが，欧米社会では一般的に胎動の生じる妊娠5～6ヵ月頃を胎児生命の始まりだとみなすコモンローの伝統的な考え方に基づき，胎動が生じるまでの妊娠早期の堕胎は見逃されてきた。また，現在の常識的な見方とは異なり，堕胎／中絶において「胎児が犠牲者」だという発想も，当時はまだ一般的ではなかった。第1章において詳述した通り，妊娠している女性と切り離された独立存在としての「胎児のイメージ」は1960年代末のメディアでの胎児像の露出に始まり，1970年代後半以降に超音波診断装置の開発・普及によって一般化したものであり，そうした〈胎児〉の存在なしには胎児を犠牲者として捉える見方はほとんど共有されえなかった。たとえば，エドウィン・シャー（Edwin M. Schur）は1965年の著書で，女性が任意で受ける初期中絶を同性愛や麻薬中毒と同様に「誰も被害者のいない犯罪」だと位置づけている（シャー［1965→1981］）。アメリカにおいて中絶の被害者としての〈胎児〉イメージは，中絶が合法化された1973年前後の議論を通じて，「女性の権利」に対抗してにわかに盛んになったプロライフ運動の主張やアピール活動によって構築され，一般に広められたものだったと考えられる（ボールズ他［1996→2000：105］）。

　アメリカの最初のプロライフ運動の担い手は19世紀半ばの正規の医師たちだったが，現代に続いているプロライフ運動は1960年代後半のフェミニストの中絶合法化運動に反発した宗教的および政治的保守派によって組織されたものである。アメリカの女性運動が全米女性機構（NOW）としてまとまり合法的中絶を目的の一つに掲げた1966年には，後にアメリカ最大のプロライフ組織となる全米生命の権利委員会（National Right to Life Committee：略NRLC）が設立されている[5]。プロライフ運動は，女性のプライバシー権による中絶を合法化した1973年の中絶合法化に反発して活性化し，運動の範囲を広げていった。プロライフの運動家たちは，可視化された胎児イメージを駆使して，「受胎の神秘，ぬくもり，無私の養育，根源的な無垢，母性」[6]を印象付け（Michaels［1999：176］），胎児の生命権を主張した。1980年代に反中絶を前面に打ち出したレーガン政権が誕生すると，プロライフ運動はますます盛んになったが，それでも

プロチョイス運動を圧倒的に凌駕することはできなかった。以後，「絶対的なるもの同士の衝突」（Tribe [1992]）は妥協点を見出せず，ますます対立を激化させていったのである[7]。

やがて胎児生命尊重を主張するだけでは事態を打開できないと見たプロライフ派は，中絶は女性の健康のためにも良くないという論法を用いるようになった。1988年にレーガン大統領は，クープ公衆衛生局長（Charles Everett Koop）に中絶を受けた女性の精神衛生の悪化を立証するための調査を命じた。ところが，クープは個人的にはプロライフ的な信念の持ち主だったにも関わらず，中絶が女性の精神衛生に悪いとも悪くないとも言えないと結論した（U. S. National Library of Medicine [2013]）。クープの結論に失望したプロライフ派の心理学者や医師たちは，中絶後症候群（Post Abortion Syndrome：略PAS）を証明しようとそれぞれに試みるようになった。代表的なのはデヴィッド・C・リアドン（David C. Reardon）とその協力者による一連の臨床報告である（cf. Burke and Reardon [2002]）。ところが，リアドンらの研究は，調査方法に偏向があり，女性たちの悲嘆と中絶経験には疑似相関しかないとか（Major [2003]），一見，女性の健康に配慮しているかのようなPASの議論は実のところ中絶のスティグマを前提し，それを強化しているといった強い批判を招くことになった（Cooper [2002]）[8]。だがプロライフ派は調査方法を改善してPASを立証しようとなおも努めており，PASの有無をめぐる論争はその後も続いている。

一方，1970年頃から始まったバイオエシックス（生命倫理学）の領域における中絶論争でも，胎児生命への強い関心と中絶罪悪視が基調を成す議論がしばしば見うけられる。典型的には，胚もしくは胎児の道徳的地位の問題，女性と胎児の権利衝突の問題，および中絶による胚／胎児の死と中絶禁止によって女性に及ぶ危害との比較といった論点が重視される傾向がある（Post [2004：8]）。だが，そうした議論では，「胚／胎児」があたかも「女性」と切り離されてすでに存在しているかのように考えられていたり，「中絶」という言葉で呼びうる一定の行為があることがしばしば無条件に前提されていたりする。そうした棚上げされた前提について，キャシー・ルーディ（Kathy Rudy）は「『中絶』という言葉で正確に，あるいは充分に表現しうるものは何一つない」と批判する（Rudy [1996：xiii]）。これは先に述べたステンヴォルとも共通した見解である。

確かに，現実に行われている中絶を考える時，一つひとつの中絶が無限と言えるほど個別的で複雑で微妙な文脈の中で行われていることに私たちは気付かざるをえない。その意味で，一つとして同じ〈中絶〉はないのである。そうであるなら，個別の中絶の多様な事情を何一つ知ることなく（あるいは，ロナルド・ドゥオーキン（Ronald Dworkin）のようにあえて知ろうとせず）客観性や普遍性の名の下に行われる"断罪"も"擁護"も，どれほどの妥当性を有するのだろうか。そればかりか，技術の進展により「中絶」と呼ばれる行為の内容と実態が変わり，人々がそれに付与する価値も変容していくとすれば，そうした変化に照らして新たな判断を行っていく必要もあるのではないだろうか。

第1章で述べた通り，胎児の可視化によって人々の胎児観も中絶観も変化してきた。そうした中絶をめぐる現実的な変化の中で，数々の生殖コントロール技術の進展とともにとりわけ重要だったのは女性たち自身による自己定義の変化だったように思われる。そこで次節では，女性の価値をもっぱら母性的価値と結び付けてきた従来の思考の枠組みを徹底的に批判した20世紀後半の女性解放運動（第2波フェミニズム）と，その中で主張された中絶合法化について見てみよう。

2　女性運動と権利としての合法的中絶

　女性解放運動とは，1960年代から70年代にかけて世界各地で同時多発的に生起した運動の総称であり，参政権獲得運動に象徴される男女平等論が展開された19世紀から20世紀初めにかけての第1波フェミニズムとの対比として第2波フェミニズムとも呼ばれる。『フェミニズム理論辞典』の著者マギー・ハムによれば，第1波フェミニズムの女性たちは性と生殖という「私的」領域の問題を回避したが，第2波フェミニズムの女性たちは「私的」領域に行き渡っている権力関係の解消を課題とした（ハム［1994→1999：113］）。

　第1波フェミニズムの女性たちは，生殖の問題についてはほぼ一致して「自主的母性」を支持していたと言われる（荻野［2001：16］）。自主的母性とは，女にはいつ，何人の子供を産むか産まないかを決める権利があり，それを男性に強制されてはならないとするもので，一種のリプロダクティヴ自己決定の考え

方を基本としていた。だが，その自己決定を実現する手段として避妊や中絶の権利が主張されることはなかった。当時のフェミニストたちは，女性は男性より性的な欲求が弱い存在だという女性観に基づいて，男性に女性並みの高潔さを求める「禁欲」を重視したのである（荻野［2001：16-9］）。その背景には，第1波フェミニズムの時代にはまだ安全で確実で女性自身が自由に使えるような避妊や中絶の手段がなかったという事実がある。女性たちは，「そのときどきの女らしさの規範に忠実に生き」，それらの規範をそれぞれの「世の中に生きるのに避けられない術として内面化してい」るのである（コーネル［2002→2005：23］）。

一方，第2派フェミニズムの「個人的なことは政治的」というスローガンは，従来，私的・個人的な問題だとされてきた男女の関係や性愛，出産，育児，産児調節といった事象の政治性を宣言した（藤目［1999：13］）。第2波のフェミニストたちは，男性支配を逃れた生殖の自由を獲得することを重要視したため，必然的に中絶合法化が最重要課題の一つとして掲げられた。ハムは「女性の再生産過程のなかからフェミニズム理論が始まる」というメアリー・オブライアン（Mary O'Brien）の言葉を引きながら，「第2波フェミニズムの核心」は「リプロダクティヴ・ライツ」だと宣言している（ハム［1995→1999：289］）。

20世紀後半に，女性解放運動の高まりを受けながら避妊ピルと吸引中絶が登場したことで，以前よりはるかに後ろめたさの少ない生殖コントロールの手段がもたらされ，その結果，多くの女性たちが母性の軛から解放された。第2波フェミニズムの女性たちは「女性がどのように沈黙させられてきたのか」を見抜き，それを強調した（ハム［1995→1999：20］）。「個人的なことは政治的」という発想の転換によって，大勢の女性たちが，性や生殖といったプライベートな領域における自らの囚われに気付き，規範をうち捨てるという意識革命を経験したのである。

世論も味方になった。たとえばアメリカでは，1950年代から1960年代にかけて社会を席捲した公民権運動を通じて，もはや個人の自由と権利保障は公義となっていたし，公民権運動の内側における性差別に対する女性たちの不満も高まっていた。また，同じ人間でありながら性の違いによって「差別」されることは不当だとする女性たちの言葉は，次節で紹介するようなリベラルな男性た

ちからも支持された[9]。

　フランス人フェミニスト思想家のエヴリーヌ・スュルロ（Evelyne Sullerot）によれば，女性の運動が登場するには，問題の明確化，解決の具体的可能性，世論の誕生，現状の耐えがたさなどいくつかの条件が整う必要がある（スュルロ［1965→1966：33-4］）。1960年代の欧米社会には，合法的な避妊と中絶を求める運動が登場するための前提条件がまさに整っていたのである。国連憲章に掲げられた万人の平等という理念に照らして，性差別が「問題」であることは誰の目にも明らかだった。公的な平等が保障されても実質的な両性の平等が実現していないことが問題視され，その原因として，女性たちが私的領域で果たしている生殖（reproduction）の機能に目が向けられた。そうした認識が広く共有されていたからこそ，「バース・コントロールが出現するまでは有史以来女性は絶えず生理上の困難に苦しんできた」と訴え，「生殖的な生物学の暴挙から女性を解放」すべきだと提唱するフェミニストの主張は説得力をもったのである（ファイアストーン［1970→1972：14, 255］）。

　また，中絶に関して社会的な不公正が現にあったことも人々の不満の種であった。たとえばアメリカでは，1940年代から50年代にかけて警察による取り締まりが強化されたため，治療的中絶が減る一方で，非合法堕胎は年間約100万件にも増加していた（荻野［2001：32］）。1939年から70年の時期に闇堕胎を経験した人々は，「こっそりと堕胎をしてくれる人物を見つけ出すのが多くの場合どれほど難しくたいへんであったか，母親が堕胎で死んだためにしばしば家族離散が起きたこと，またたとえ無事に堕胎できた場合でも，ほとんどが女性にとって非常な不安や恐怖，苦痛や屈辱をともなう体験であった」ことを訴えた（荻野［2001：33］, cf. Fadiman［1992］）。医療技術の限界のためではなく，国の制度や法律のために多くの貧しい女性たちが違法堕胎に追いやられ，心身を傷付けられ，死んでいくことを目の当たりにして，誰もが安全で合法的な中絶を受けられるようにすべきだと確信した人も多かったに違いない。

　また，技術の進化も女性たちのエンタイトルメント意識を刺激した。この時期，避妊ピルが開発され，安全で簡便な吸引中絶が医療の中で採り入れられたことは，国の法や制度によって違法堕胎に追いやられ，傷ついていく女性たちへの同情をかき立て，国が避妊や安全な中絶を禁止することは間違いだとする

世論を強めたと考えられる[10]。

　結果的に，第2波フェミニズムは国際社会を動かす原動力にもなった。すでに述べた通り，文化や社会階層の違いを超えて「性差別」が重要な共通課題として立ち現れたためである。性差別は女性たちにとって身近で緊急で現実的な問題だとされ，1975年には国連が国際女性年を定め，全世界的に性差別を撤廃し男女平等を推進する動きが開始されたことはすでに述べた。

　女性差別撤廃というトップダウン式の施策を補完し，下支えしたのは，女性解放運動を通じたボトムアップ式の「意識高揚」(consciousness raizing：略CR)の活動であった。女性たちは自らの抱えた問題解決のために大小様々なグループを形成し，自己解放のためのプログラムや啓蒙活動，社会的なアピール行動など多様なレベルでの活動を繰り広げたものだが，その中でも生殖の自由は重要課題と見なされた。事実，アメリカの第2波フェミニズムで重要な論者の一人ベティ・フリーダン(Betty Friedan)は，1963年の著書『女らしさの神話』で女性を抑圧し続ける心理的構造としての「女らしさ」からの解放を唱道したばかりか，1966年に設立したNOWの代表に着任した際には，一部の反対を押し切って男女平等憲法修正条項(ERA)の通過と合わせて，中絶の合法化を獲得目標に掲げている[11]。

　この頃，ローマ教皇庁が明白に避妊や中絶を「罪」と位置づけたり，プロライフ運動が法的な中絶禁止に向けて活動し始めたりしたことも，中絶合法化を求める女性運動を抑制するどころか，かえって弾みをつけることになった。プロライフ派の批判は，むしろ女性たちの主張を明確にさせ，獲得目標を絞り込ませたと考えられる。ほとんどの国の女性たちは，プロライフ派が挑発してくる宗教的・倫理的な議論の土俵には乗らず，世俗社会の中で「避妊や中絶を選択する法的権利」を確保することに的を絞った。そのように，いわば実益を重視したのは，身近な女性たちの苦しみを目の当たりにする状況では，明日は我が身であり，次世代の女性たちのためにも「このままではいけない」という強い危機感があったためであろう。女性たちにとって中絶は抽象的で第三者的な善悪の問題ではなく，まさに自分自身の〈生命＝人生〉(life)がかかった現実的な問題であった。

3　女性運動への反発とプロライフ運動

　意気盛んな女性運動の前に，パウロ6世による1968年の回勅はまさしく分が悪かった。宗教的権威が説く「女性役割」は，古めかしく抑圧的な考えだと決めつけられ，一顧だにされなかったのだ。そうなると，宗教的な信念から中絶に反対する人々も，路線を修正せざるをえなくなったようである。もはや1930年の教皇ピウス11世のように，女性の従属性を主張し女性解放を否定するだけでは，女性たちの反発を招くばかりか，リベラルな社会の世論も敵に回すことになるのは確実だった。そのため，プロライフ運動は母性役割論を説くのを控えめにした一方で，最新の科学的知見を味方に引き込んで「胎児生命の破壊は罪」だという論理を強調する路線に切り替えたようである。

　一方，パウロ6世の回勅と同じ年，ジョセフ・P・ケネディJr.財団が発行した報告書『酷い選択——中絶のジレンマ』は，まさにプロライフ的な教えを支持していた（Joseph P. Kenedy Jr. Foundation ［1968］）。中絶問題を話し合うために錚々たるメンバーが集められたこの会議の報告書が，ニルソンの〈胎児写真〉を用いて生命を礼賛していたことは第1章第2節ですでに紹介したが，本文にも「人間（胎児）の命こそ中絶問題でまさに重要な点」であることは「歴史上異論がなかった」と記されている（Joseph P. Kenedy Jr. Foundation ［1968：2-3］）。こうした見方に対してフェミニスト詩人のアドリエンヌ・リッチ（Adrienne Rich）は，次のように反論している。「女の生命を尊重する気持ちがないことは，男の神学の教義に，父権制的家族構造に，父権制的道徳の言葉そのものに，表れている。ここに妊娠中絶に反対するカトリック正教や『出生の権利』論にひそむ偽善がある。人間の生命の尊厳が理想だというのは作り話であって……ジョン・ヌーナンが言うように『歴史上でほとんど絶対的な価値』だったということもない」（リッチ［1986→1990：382-3］）。

　しかし，プロライフ派がいくら中絶を「宗教的な罪」だと主張しようとも，世俗の社会ではいったん解禁した中絶が再び禁止されることはめったになかった[12]。その理由の一端は，プロライフ派が観念的に捉えている「中絶」と実際に行われていた〈中絶〉との乖離にあるかもしれない。プロライフ派の運動で

は，胎児への同情をかき立てるために，すでに生まれた赤ん坊そのものや赤ん坊の姿をほうふつとさせる妊娠中期以降の胎児イメージを多用する。だが現実に中絶が行われるのは圧倒的に妊娠初期が多いのであり，その事実を知る者にとって，プロライフ派が示す後期中絶や新生児殺しのイメージは針小棒大なプロパガンダと受け止められることになる。さらに「中絶は胎児殺し」という非難は，中絶の技術がより早期化し，中絶が避妊に置き換えられるという一連の技術的変化によって正当性が薄れていった。一部の過激なプロライフ派のグループが暴力的な中絶阻止の手段に訴えたり[13]，ごく稀にしか行われない救命措置である拡張挽出術（Dilation and Extraction：略D&X）を部分出産中絶などと呼ぶことでことさらに非難したりしたのも，中絶の大半を占めている初期中絶がますます早期化され，スティグマが薄らいでいくことへの反動と見ることができる。

　1968年の『酷い選択』第一章の冒頭に，「中絶は扁桃腺除去手術と同等に扱うべき」だと主張したイギリスの法律家で犯罪学の権威であるグランヴィル・ウィリアムス（Glanville Williams）の逸話への批判が持ち出されているのも，胎児中心主義的な発想に立つことで，それまでの見方をいかにすり替えたかの事例である。この逸話が持ち出されたのは，生きているヒトの胎児をただの細胞の塊である扁桃腺と同一視することの道徳的過ちを指摘するためである。もちろん，上記の指摘を逆手に取って中絶手術の安全性を扁桃腺手術になぞらえるフェミニストは確かに存在するし（Hadley [1997：43]），扁桃腺除去手術と何ら変わらないほど些細な手術だということを根拠に中絶の倫理性を正当化する論者は皆無ではないのかもしれない。だが，ほとんどのフェミニストは（そしてプロチョイス派のノンフェミニストの論者たちも）中絶と扁桃腺除去手術が倫理的に同質のものだから，行っても構わないのだとは言わないだろう。『酷い選択』の論者たちは，全くもって「論点」を見誤っているのである。

　また，ウィリアムスの事例は，1965年に中絶を「被害者なき犯罪」と位置付けていたエドウィン・シャー（シャー [1965→1981]）同様の見方をしていたのにすぎないとも推察される。すでに述べた通り，中絶合法化が社会的な議論を呼ぶようになる以前，プロライフ派が「胎児生命の尊厳」を主張し始める以前は，一部の神学者等を除いて，ほとんど〈胎児〉の存在は意識されてこなかっ

たというのが、歴史的事実なのである。〈胎児〉を見出し、突きつけてきたのは、神学者やプロライフ派の論者たちであって、二項対立の枠組みを採用したのも彼らである。

なおアメリカでは、プロライフ運動が「胎児イメージ」を多用して中絶の悲惨さを訴えてきたために、それに対抗して、女性運動の側も非合法堕胎の犠牲者の悲惨さをしきりに訴えるようになった。アメリカの中絶合法化を特集した1973年の雑誌 *Ms.* の4月号は、二度と非合法堕胎時代に戻ってはならないと強調するために、自己堕胎を試みたジェリという女性の血まみれの死体の写真を掲載した。やがて、実の姉が雑誌に掲載された妹の写真に気付いたのをきっかけに、ジュリの物語はドキュメンタリー・ビデオとしても出回るようになり、その後長くプロチョイス運動の象徴として用いられるようになった（The Boston Women's Health Book Collective [2005：408]、Williamson [2004]）。「被害者としての女性」のイメージは、違法堕胎の時代が過去になり、粘り強いプロライフ派の運動によって、胎児の人権論が力を獲得していくにつれ、総体的に弱まってはいったものの、〈中絶〉を考える際の一つの重要な視点として今も生き延びている（cf. WHO [2011]）。1987年のアンジェラ・カーダー事件[14]のように、「胎児生命の保護」を理由に、妊娠した女性の健康や生命が国家権力によって不当な介入を受けた事件なども語り継がれている（Minkoff and Paltrow [2006：26-8]、ファルーディ [1991→1994：292-5]）。なお、1995年にフェミニスト作家のナオミ・ウルフ（Naomi Wolf）は、プロライフ派がいやがらせや暴力のターゲットにしたのはあくまでも中絶医であることを指摘し、もし彼らが女性個人をターゲットにしていたら、世論はプロライフ派に背を向けただろうと述べている（Wolf, N. [1995]）。被害者としての女性という視点を見落としてはならない。

一方、〈胎児〉についての見方は今もなお流動的である。世界の先進諸国で中絶合法化運動がくり広げられた1960年代後半から1970年代半ばは、先に述べた〈胎児の可視化〉が進行した時期であり、当時の運動の担い手たちや社会の側の〈胎児観〉や〈中絶観〉も、ともに急速に移り変わっていったと推測される。〈胎児の可視化〉がまだ一般的に広まっていなかった中絶合法化運動初期の時代の一般の人々が、少なくとも今の私たちほどには「胚／胎児」に関心を抱いていなかったのは間違いない。今の私たちの「胚／胎児」に対する意識は、

「胎生期の発達理論の知識」や「胚の存在を直接的に示す子宮内写真といった視覚的"証拠"」(Luker [1975：4-5]) に基づいている。現代を生きる私たちは，多かれ少なかれプロライフ派の言説の影響を免れてはいない。しかし，第三者が中絶を一般的にどのようなものだと定義しようと，実際に中絶を受けねばならなくなった時の女性たちが，各々の体験をどう評価するかは，また別の話である。流産と早産が区別されてきたのは「女性自身の反応が違う」ためだと医師のマルコム・ポッツらは言う（ポッツ他 [1977→1985：1]）。同様に，女性自身にとっては危険な違法堕胎と安全な合法的中絶では重大な違いがあるし，妊娠早期の中絶と妊娠中期以降の中絶の区別も意味を持ちうる。また，その妊娠をもたらした相手が誰かによっても，自分がどんな状況に置かれている時に妊娠したのか等々によっても，中絶の重みや意味合いは変わってくる。だからこそ「一つとして同じ妊娠はない」のであり，〈中絶〉は決して一律に語れないのである。しかし，女性たちの〈主観的〉な見方が採用されるかどうかは，社会において女性がどこに位置づけられており，個々の場面で女性の意見がどれほど尊重されるかといった政治的な力関係に大きく影響されている。

4　ロウ判決とノンフェミニストの中絶擁護論

1973年，アメリカの連邦最高裁が下したロウ対ウェイド判決（以下，「ロウ判決」）によって，女性のプライバシーの権利を理由に中絶を禁止する州法は違憲とされ，制限付きではあるものの，全米でひとまず中絶は合法化されることになった[15]。安全な合法的中絶を求めていた多くの女性たちにとって，これが朗報だったことは間違いない。だがその判決内容は，アメリカのフェミニストたちにとって必ずしも満足のいくものではなかった。第一に，妊娠を3期に分け，徐々に女性のプライバシーの権利が制限されるとするトリメスター方式が採用されたことで，女性たちの権利は制限された。第二に，ロウ判決は中絶を女性がプライベートに医師に依頼する医療だとして位置づけた。これにより医師の介入の重要性が相対的に高まり，結果的に女性を胎児の「環境としての母体」に位置づける医療モデルの妊娠観が幅をきかせることになった (Sherwin [1992a：107])。第三に，ロウ判決は「プライバシー権」というジェンダー中立的な根

拠に基づいていたため、妊娠するのも中絶するのも女性だけだということや、そこに女性特有の状況が関連していることを見えにくくしてしまった。

　ロウ判決のジェンダー中立的な立場は、当時の男性知識人の態度に通じるものがある。その一人、ダニエル・キャラハンは、中絶の是非を様々な観点から吟味した1970年の大著『中絶――法、選択、道徳』（*Abortion : Law, Choice & Morality*、未邦訳）で、あくまでも中立的立場を保ちながらも中絶を許容する結論を出した[16]。実のところキャラハンは元々反中絶的な信念からこのテーマに取り組んだのだが、何年もかけて中絶に対する世界各国の法的状況や医学的・社会的許容事由、女性の権利運動の態度、哲学的・道徳的な諸説などを幅広い観点から綿密に調べ上げていくうちに、中絶を法で禁止することは間違いであり、中絶の決定は女性自身に委ねるべきだとの結論に達したのである。だが一方で、彼は女性に絶対的な権利を与えることは否定し、許容的な中絶法が制定されることで個人の道徳が乱れ、生命の尊厳が犯されるのを防ぐために、社会は様々な形で未生の人のいのちを保護するための公共政策を採るべきだと主張した（Callahan, D.［1970：502-4］）。キャラハンは、中絶の禁止と解禁をめぐる争いのどちらにも肩入れせず中庸を保ちながらも、単にユートピアを説くばかりでは現状維持に加担する結果になると見て、「中絶を減らす」という共通の目的を実現するために「衝突しあう二つの価値のあいだでバランスを取っていく」という現実的な路線を採用したのである[17]（Callahan, D.［1970：504-6］）。キャラハンの「中立的立場」は賛否両論を招いたが、ロウ判決に明らかなように、公共政策はキャラハンが示した自由主義的な法的解決の方向に動くことになった（ジョンセン［1998：293-5→2009：368-70］）。

　ただしフェミニストの側は、ロウ判決やキャラハンの結論は中絶許容的ではあっても「胎児の権利を母親の権利と比較衡量する」二項対立的な見方を採用しており、それは妥当でないとして批判している（ロスマン［1990→1996：109］）。だが、「当事者である女性の中絶に対する意味づけとまったく異なる論理で中絶を正当化する法の言語」（山根［2004：206］）は、女性と胎児の二項対立的中絶観を広めることになった。

　二項対立的な中絶観が問題であるのは、その見方が女性を最初から〈胎児〉の「母」と位置付けているためと、その「母子」のあいだに利害の対立がある

と決めつけているためである。この見方は医療モデルの妊娠観とも共通しており、そこでは妊娠している女性自身の個別の状況や経験が無視されている[18]。また、そのように妊娠した女性を最初から「母」と位置づけることは、中絶の選択を「母にならない選択」だと見なすフェミニストたちにとっては承服しがたい前提であった。結果的に、ロウ判決に満足できず、あくまでも中絶を制限する法は全廃すべきだと主張し続けたフェミニストは少なくなかった[19]。

　ロウ判決が"普遍的権利"に基づいて中絶を容認したことも問題視された。そのようにジェンダー中立的であることで普遍性を確保しようとする法や倫理は、「性的差異を見ていない性の平等」だとアリソン・ジャガー（Allison Jaggar）は批判する（Jaggar [1994：18]）。そもそもロウ裁判を提起した弁護士たちは、母親の生命救済以外の中絶を犯罪と位置付けるテキサス州法はすべての女性の権利を不当に侵害していると主張して集団代表訴訟（class action）を提起したのであった（Weddington [1992：135-7]）。そこで提起されていたのは、普遍的な人間の権利（プライバシー権）の問題ではなく、まさに性的差異に基づく差別（女性差別）の問題であった。ところが、ロウ判決は中絶に関する女性の権利を擁護する一方で、胎児は憲法の修正条項14条で保護される「パーソン」にはあたらないとしながらも[20]、州の利害を持ち出して間接的に胎児生命を保護する道を開いた。そのために、中絶問題は社会が女性を不当に扱っている問題としてではなく、女性がその胎児との関係性（具体的には妊娠週数）に応じて、どの程度自らの権利を行使できるかという問いに置き換えられてしまったのである。

　またロウ判決が、胎児が胎外生育可能になってからは州の側に胎児生命を保護する利害が生じると判断したことで、州法によって胎児生命を擁護する余地が残された。そのため、ロウ判決後、プロライフ派は女性の権利を制限することを狙った訴訟を次々と提起する司法戦略を展開し、その一方で胎児生命の尊重をアピールし、ロウ判決を支持する人々の（特に中絶を選択する女性の）冷酷さや非道徳性を批判した。だが、そこには論理のすり替えがある。違法堕胎に苦しみ、死んでいく女性たちを見殺しにすることもまた冷酷で非道徳的ではないのかと問えば、本当の論点が見えてくる。プロライフ派にとっては、違法堕胎を選ぶこと自体が問題外なのだ。プロライフ派にとってどんな場合でも子を

受け入れ，産み，育てることこそ母性の理想だからである。これに対してプロチョイス派は，ただ産むというのは無責任であり，育てる条件が整った時に子どもを産むことこそ責任ある母性だと言うであろう。多くのフェミニストが見出してきたように，中絶論争の底には「理想の母性」をめぐる果てしない対立がある（ex. Luker [1984], Ginsburg [1989], Cannold [2001]）。プロライフ派の主張はストレートではない。「胎児尊重」という言葉の裏で，彼らは女性に「母としての犠牲」を求めているのである。

性的差異に触れることなくジェンダー平等的なプライバシー権を論拠にしたロウ判決も，上記の点を見落とすことに加担したと言える。結果的に中絶問題は〈胎児〉と〈女性〉の二項対立の問題とする見方が幅を利かせ，アメリカのマスコミは女性の権利を支持するプロチョイス派と胎児生命を擁護するプロライフ派の衝突を大々的に報道することで，この対立を煽った。明らかにプロライフの立場を取ったレーガン大統領以降，アメリカの二大政党制を背景に，今やこの対立は大統領選にまで影響を及ぼす重大な社会問題に発展しているのは周知の事実である（Weddington [1992 : 67]）。

「胎児か女性か」の二項対立の議論が行われる中で，グレゴリー・E・ペンス（Gregory E. Pence）やロジャー・ローゼンブラット（Roger Rosenblatt）などプロチョイスを支持するノンフェミニストの論者たちは，次のような論法で女性の権利を擁護した。

ペンスは，中絶問題は「中絶反対論」と「中絶容認論」の対立ではなく，真の対立項は「中絶強制」と「出産強制」だと位置づけることで，女性と胎児との権利拮抗を不問に付した[21]。その上で，プロライフは出産強制，プロチョイスはその両極の強制から離れた中央に位置すると図式を書き換えることで，リベラリズムの観点からプロチョイスを擁護したのである（ペンス [1990→2000 : 282]）。

一方，ローゼンブラットは，中絶問題は生殖への介入を可能にした医科学の発達によって生じた新たな倫理問題であるとみなして，そこには「胎児の位置付け」，「中絶の許容範囲」，「決定者」の3点をめぐる問いがあると整理した（ローゼンブラット [1992→1996 : 68]）。彼は1点目の胎児の位置づけをめぐる問いについて，従来は科学的知見を土台に法的，道徳的に胎児の位置付けを決定し

ようとしてきたが,「胎児がいつ人(パーソン)になるかという疑問」は一度も解決されたことがなく今後も解決されないだろうと,この論点を議論の対象外にした(ローゼンブラット［1992→1996：68］)。2点目の中絶の許容範囲をめぐる問いについては,社会が中絶を正当化するのは中絶がその社会の成り立ちや特徴に合致している時に限られているため,中絶を正当化できる普遍的な定義などどこにもないとして(ローゼンブラット［1992→1996：68］),やはり倫理相対主義的な結論に至った。3点目の決定者をめぐる問いについては,仮に「中絶は女性の自由に委ねる」と決めたとしても,ルールの中身を定めるのは女性自身ではなく国,自治体,法律専門家,医師などの「男性たち」[22]であり,「この問題をめぐる男性と女性の立場は,けっして入れ代わることはなかった」(ローゼンブラット［1992→1996：104-6］)と,ジェンダー・パワーの不均衡を指摘した。しかしローゼンブラットは,女性に同情的でありながらも,中絶を罪悪視する見方から離れることはなかったし,胎児と女性を二項対立的に捉える問題構成の枠組みを外すこともできなかった。そのため中絶を「容認するが減らしていく」(ローゼンブラット［1992→1996：224-30］)というキャラハン同様の玉虫色の回答に行き着くしかなかったのである。

　このように,ノンフェミニストの中絶容認論は,基本的に中絶を女性が胎児の生命を奪う「悪」と位置づけたまま,その「悪」がどのような場合に許容されうるかを論じるものがほとんどであり,その意味で「必要悪」説の範疇にある。ただし,キャラハンが,法と道徳という二つの領域でそれぞれに原則を打ち立てることができれば中絶の問題が解決されると考えるのは誤りだとして,公的な法と個人的道徳という二つの領域をつなぐ「社会」という第三の領域にも目を向けていたことは指摘しておきたい(Callahan, D.［1970：501-2］)。彼によれば,社会こそモラルや態度が個人の意思決定に影響を及ぼす場であり,また社会の見方(世論)が変われば法も変わらざるをえなくなり,それは翻って人々の行動にも影響すると考えられる。中絶の議論では女性と胎児ばかりに注目が集まりがちであることを思えば,結果的に背景に退いてしまっている「社会」にもっと注目すべきだというキャラハンの主張は今も傾聴に値するように思われる。

5 二項対立の倫理の性差別

　前節で紹介したペンスやローゼンブラット、キャラハンは、フェミニスト倫理学者スーザン・シャーウィン（Susan Sherwin）の言う「ノンフェミニストの論者」にあたる。シャーウィンによれば、「中絶へのアプローチでフェミニストとノンフェミニストが最も異なるのは、分析にあたって女性の利害と経験にどれだけ注意を向けるかという点」であり、フェミニストによる中絶の道徳的問題の分析では「望まれない妊娠が女性個人（または集団としての女性）の人生に与える影響」が中心課題とされる（Sherwin [1992a：100]）。つまり、女性の経験や見方を無視して第三者の見方に従って〈胎児〉を措定することは、それ自体がすでに女性抑圧的であるとして、フェミニストの議論では棄却されるのである。胎児を独立生命とみなすのは、結果的に女性を〈胎児の容器〉に貶めることになるためである（Sherwin [1992a：105]）。ペチェスキーも、そうした見方は「胎児中心主義」であるとして強く反発している[23]（Petchesky [1990：XV]）。

　女性と胎児を二項対立的に捉える中絶議論の枠組み自体を性差別と捉える発想は、まだフェミニスト倫理というジャンルが立ち現れていなかった1972年に、女性の倫理学者ジュディス・ジャーヴィス・トムソン（Judith Jarvis Thomson）が発表した論文「人工妊娠中絶の擁護」（Thomson [1971] →トムソン [2011：11-35]）に垣間見られる。この論文は、プロライフ派の「胎児は生命をもつ」という主張を命題として仮定し、そこから「中絶は許されない」という結論が導かれないことを明らかにして、最終的に当初の仮定を棄却するという論法を用いたものである[24]。この論文は「すべての現代哲学のうち、最も広く再版されてきた」（Boonin [2002：134]）と言われるほど重要性が高く、そのオリジナルで示唆に満ちた内容のために山のような議論を喚起してきた（Weddington [1992：135-7]）。

　トムソンはいくつもの独創的な寓話を用いているが、最も有名なものの一つは、自らの知らぬ間に瀕死のヴァイオリニストに身体を繋がれてしまった「あなた」の視点から、その状況の理不尽さを様々に描いた話である。たとえばト

ムソンは，自分の意図とは別に他人の生命維持装置にされてしまった「あなた」が，ヴァイオリニストのためにそのままの状態でいることを仮に受け容れたとしても，それは「親切」というものであって「義務」ではないと論じる。「一部の人が――おそらく生得的要因で――善きサマリア人になることを強制されること」（Thomson［1971］→トムソン［2011：32］）は差別にあたり，是認できないと，トムソンは考える。

　後にバイオエシックスの教科書で必ず言及されるようになったトムソンの論文とそこに散りばめられた寓話の数々は，多種多様な論点から解釈され，議論され，批判されてきた。そのうち，女性差別という観点から最も見逃せないのは，女性しか経験しえない妊娠について，第三者の信念（たとえばプロライフ派の主張する「胎児は受精時から人間である」という信念）のために，多大な犠牲を払うこと（たとえば妊娠継続とその結果としての出産による人生の大幅な変更）を女性のみに法的に義務づけるのは不公正であり，性差別だという論点である。これは，「善きサマリア人論」として知られている。

　この論点の重要性は，男性を含む複数の論者から指摘されてきた。トムソンの主張とそれに対する膨大な反論を詳細に検討し，トムソンの論文名を借りた著書『中絶の擁護』にまとめたデヴィッド・ブーニン（David Boonin）も，善きサマリア人論は，「トムソン自身が思っているよりはるかに強力な主張である」と言う（Boonin［2002：134］）。つまり，多大な自己犠牲を伴う行為がいくら道徳的に望ましくても，その善行が非常に多大な犠牲を払うことを要求するのであれば，それを一部の人々（女性たち）のみに法的に義務づけるのは不当だとする議論を評価したのである。憲法学者のローレンス・H・トライブ（Laurence H. Tribe）も，ブーニン同様にこの論点を最も重要視した。トライブは，妊娠を終わらせるかどうかを決定する権利を否定された女性は，単に別のパーソンを殺さないように要請されるのではなく，重大かつ親密な犠牲を払ってそのパーソンを救うことを要請されるとして，それは女性に対する「非情な差別だ」と述べている（Tribe［1992：130-1］）。さらにラッセル・マッキンタイア（Russell McIntyre）もこれに関連して，中絶の権利はプライバシー権ではなく男性との平等の問題として見るべきだと論ずるフェミニスト法学者キャサリン・A・マッキノン（Catharine A. MacKinnon）の考え方を熱烈に支持したという（Tong

[1997：145-6])。

　ただしトムソンの「善きサマリア人論」には，ロウ判決と共通する難点がある。第一に，ロウ判決のトリメスター方式において胎児が大きくなるにつれ女性の権利が制約を受けるのと同様に，トムソンの議論でも「あなた」の払う犠牲が小さくなればなるほどヴァイオリニストを助けるべきだという道徳的なプレッシャーが強まる。第二に，トムソンの議論は法的に妊娠継続を強制することの不正を突いているのみであるため，「あなた」をその状態から救いうるのは医師だという前提は覆されず，女性自身が積極的に（医師の助けを借りることなく）手段を獲得し，利用する権利は擁護されない。第三に，ジェンダー中立的な比喩[25]を用いたトムソンの議論は，ロウ判決同様に，妊娠や出産という女性特有の経験を反映していない。

　私見では，トムソンが上記のヴァイオリニストの寓話を持ち出したのは，妊娠を我が身で経験できない男性の哲学者たちに，見知らぬ他人の信念（ヴァイオリニスト＝胎児の命は重要である）のためにその生命維持の機能を遂行させられる（生命維持装置を外せない＝中絶できない）当事者の視点を追体験させる狙いがあったように思われる。しかし，トムソンがジェンダー中立的な比喩を用いたことで，この論文に対する哲学界の賛否両論では性別を超えた「普遍的原理」の議論ばかりが盛んに行われることになり，結果的に性差別の問題は見落とされることになってしまった。

　トムソンの論文は，女性を男性と対等に扱われるべき存在と見ていたという意味ではフェミニスト的である。ただしそこには，女性に一方的な期待や義務が課せられる社会状況や，その中で現実の女性たちが感じている医師や男性，あるいは胎児との具体的なパワーバランスの不当性が（示唆されてはいても）明示されてはいなかった。だが，この論文がフェミニスト倫理という言葉によって哲学や倫理の世界にジェンダーの視点が持ち込まれる以前に書かれたことを思えば，ジェンダー中立的な議論の体裁を取っていたのは当然であろう[26]。また，この時点のアメリカでは中絶は基本的に違法であったし，当時の哲学界がいわゆる〈男社会〉であったという背景を考えれば，トムソンの論文の価値はもっと高く評価されるべきではないか。

　一方，倫理に対するフェミニスト的なアプローチは，18世紀頃の女性の作家

や思想家たちのあいだですでに始まっていた。すでに紹介したように，20世紀初めには家族計画のみならず中絶の権利を主張する女性たちも各地に現れ出ていた。しかし，次節で述べる通り，フェミニストを自称する女性たちの中から中絶にまつわる現代的な倫理の議論が明らかに立ち現れてきたのは，中絶合法化が一段落した20世紀も終わりにさしかかってからのことだった。合法的に中絶を受ける法的権利を獲得したことで，ようやくその合法化支持の裏に間違いなく存在していた女性たち自身の経験に根ざした信念を，哲学・倫理学の領域で言語化していく困難な作業に取り組むことが可能になったようにも思われる。

6 フェミニスト倫理と中絶

フェミニスト倫理[27]（巻末用語集参照）の萌芽は，女性の男性への従属を悪徳として批判する18世紀のメアリ・ウルストンクラフト（Mary Wollstonecraft）の議論に見てとることができる。ウルストンクラフトは，女子教育の目的を「男性を喜ばせる女になること」にもっぱら置いてきたルソーやその追従者たちを批判し（ウルストンクラフト［1792→1980：58-9］），「道徳的な行為者」になるために男性同様に知性教育を行う必要性を主張した（ウルストンクラフト［1792→1980：331］）。

第6章で述べた通り，20世紀初めには，生殖コントロール技術の発展に応じたかのように，一部の欧米の女性運動家たちが各国で女性の生殖の決定権を主張し始める現象が見られたが，これは一般の女性たちには広まらなかった[28]。欧米の女性たちが性や生殖といったよりパーソナルな領域を含むラディカルな女性解放運動にこぞって乗り出したのは，第1波フェミニズムを経て男性と平等な権利を獲得した後のことである。この第2波と呼ばれたフェミニズム運動において，女性たちは新しく登場した避妊ピルの合法化を第一の目標としたが，1960年代に多くの国々でピルが合法化されたため，次の獲得目標として中絶合法化が掲げられた。たとえばアメリカでは，ベティ・フリーダン率いるNOWやNARALが「リプロダクティヴ・フリーダム」の名の下に合法的中絶を主張し，1973年のロウ判決で一応の権利を獲得した。そうした各国レベルの中絶合法化運動は，やがて国際レベルの女性差別に反対する流れに合流していった。

生殖に関する女性の権利論は，上述の通り，運動のスローガンや法的な権利付与が先行し，アカデミックな議論は後追いで発展していったようである。バイオエシックスの分野における中絶議論も，前節に述べたトムソンの論文以後，1970年代から1980年代にかけて盛んに行われるようになったが，フェミニスト倫理あるいはフェミニストによる倫理へのアプローチという名の下に女性論者たちが中絶の倫理に言及するようになるのは1990年代に入ってからで，フェミニスト・バイオエシシストと名乗る論者たちが中絶をめぐるバイオエシックスの議論に参入したのはさらに後のことだった[29]。

スーザン・M・ウルフ（Susan M. Wolf）はバイオエシックスの領域でフェミニストの議論が出遅れたことは，それ自体がこの領域に内在する女性差別的な前提のためだと指摘している[30]（Wolf, S. M. [1996：66]）。暗黙のうちに「男性」を「人間」に前提した議論の中では，女性ならではの経験は見落とされ，女性たちは自らの経験を語る言葉を持てなくなるためである。

そのように見落とされてきた「女たちの声」に耳を傾ける必要性を指摘したのは，発達心理学者のキャロル・ギリガン（Carol Gilligan）であった。ギリガンは，1972年の著書『もうひとつの声』（*In a Different Voice*）[31]において，高名な心理学者でハーバード大学の師でもあるローレンス・コールバーグ（Lawrence Kohlberg）の道徳性発達理論にジェンダー・バイアスがあることを指摘した。ギリガンは，コールバーグの道徳性発達理論では低い発達段階で停滞しているとされる女性たちが，全く別の形で道徳的発達を遂げていることを示すことで，ケアの倫理の提唱者と言われたばかりか，知識批判の先鋒としても注目された[32]。法と正義を重視するコールバーグの理論では，より高次の道徳的ルールを学び，それを適用できるようになることが発達と見なされ，その尺度にあてはめると，女性たちは高次の道徳的発達を遂げられないと見られていた。ところがギリガンの研究は，女性の被験者たち[33]が全く別の経路で道徳的発達を遂げていることを明らかにした。女性たちは，自己中心的な段階から他者への配慮を重視する段階に進み，現実生活における多様な関係の中で生ずる諸矛盾に関して，最終的に自己と他者のバランスを取る段階へと道徳的発達を遂げていたのである[34]（Gilligan [1982：105]）。

またギリガンは，女性が自らの「権利」を意識するようになることで女性の

道徳的判断が変わるということも指摘している (Gilligan [1982:95])。つまり，伝統的な女役割のために常に自己犠牲や自己放棄を強いられてきた女性たちは，自分自身も一人の人間として尊厳と権利を有していると自覚することで，「自らのニーズに配慮すること」を受容できるようになる。そうなって初めて，女性たちは単に他人を傷付けまいとする一方的な依存関係を脱し，自己と他者の利害のバランスを取りながら，自己と他者たちの絆を積極的に形成していくことを目指して主体的に行動できるようになる (Gilligan [1982:95])。ギリガンが示した道徳的に成熟した人間像は，後述するスーザン・シャーウィンの「道徳的主体」(moral agent) の姿にも重なって見える (Sherwin [1981:34] [1992a:102])。

ただし，ギリガンの議論は，女性的なものの価値の再評価を目指していたため，後に「フェミニン倫理」と呼ばれるようになった。「フェミニスト倫理」はそれとは一線を画すものであり，シャーウィンを初めとする論者たちは女性差別に目を向け，中絶にまつわる女性の扱いに関する不当性を様々な形で指摘するとともに，その改善を目指して積極的に発言し，行動することを重視した。また彼女たちは，女性の現実自体が「あまりにも巧みに広く行き渡っている性差別」の中で形成されていることに自覚的であり，その中で女性が自らの感情や経験を把握しなおすためには，常識を疑い，「意識的な探求」を行う必要があると考えた (Sherwin [1992:4])。

フェミニスト倫理の論者たちは，「中絶，是か非か」という形で問いを立てがちであった従来の哲学的議論のありかたそのものに異議を唱えた。たとえばキャシー・ルーディは，「中絶は人々の生活の中にのみ存在するものであり，非常に多様な意味と定義をもちうる」として，一律に中絶の是非を問う従来の議論を批判した (Rudy [1996:xiii])。シャーウィンも，「同じ出来事（たとえば，子どもの誕生，胎児の死，永久的な不妊手術）が様々に体験されうることを多くのフェミニストたちは学んできた」と述べ (Sherwin [1992a:64])，中絶についても，その意味は人によって異なり，同じ人でも状況によって異なり，さらに，複数の異なる価値や意味が並存していることもありうることを強調した。そのように考えれば，ある女性が実際に体験した具体的な〈中絶〉について，第三者が頭ごなしにいいとか悪いとか決めることは，それ自体が不毛であるばかり

か，不当だとも言えるだろう[35]。フェミニスト倫理の論者たちは，中絶是非論には背を向け，女性たちの多様な現実の方に目を向けた。女性たちの経験の詳細に分け入り，多様な女性たちの経験と個々の女性たちが行っている道徳的判断を見出し，それがより尊重されるような倫理のあり方を展望していくことでボトムアップ的に立ち現れる，いわば「もうひとつの倫理」の地平を記述していく方法論を採用したのである。

たとえばシャーウィンは，産むことの強制を〈暴力〉だと捉えることで，女性自身の道徳的判断の重要性を訴えた[36]。彼女の考えでは，たいていの場合，妊娠は女性個人にとって人生の分かれ道とも言えるほど大きな出来事であり，そこで自らの信念を貫けず，他人の道徳に従わせられることは当人に大きな自己否定をもたらす。たとえば，単に子どもを産み落とすのは無責任だと固く信じている女性が，責任をもって育て上げられないと知りつつ産むことを強制されるのはまさに暴力であり，当人にとって破滅的な事態を引き起こすこともある。そこでシャーウィンは，「ある人が個人的な道徳のレベルで行った選択が，当人にとって一貫した道徳的に妥当な論理があり，その人なりの良心に従った行動なのであれば，その行為を禁ずることはできない」（Sherwin [1981：34]）と考える。またシャーウィンは，妊娠に関して女性は自ら道徳上の決定を引き受ける一人前の道徳的主体として扱われる必要があると主張した（Sherwin [1981：34] [1992a：102]）。

マーガレット・オリヴィア・リトル（Margaret Olivia Little）も，女性にとって妊娠を続けるかどうかの決断は決して軽いものではなく，その人をその人たらしめている行動理念や理想と関連していると考え，それを「道徳的統合性」（moral integrity）の問題だと表現した。道徳的に非常に重大な事柄について感情や行動，さらにその源泉である信念や理想との整合性が取れ，一貫していること——道徳的統合性——は，人が「私」としての尊厳を保つために必要不可欠なものであり，他人の規範に従属させられてはならないと彼女は主張した[37]。

シャーウィンやリトルが言外に批判している対象が，女性がどう振る舞うべきかを専断的に規定してきた従来の宗教や医学や倫理学などの（主に男性の）権威者たちであることは間違いない。パターナリスティックな介入を拒み，女性が自らの生殖をコントロールしうる手段をその手に握ることは，家父長制社

会における女性抑圧の循環を断ち切るためにも重要である。そのため彼女たちは，あくまでも中絶の道徳的判断を下すのは妊娠している女性自身であるべきで，女性の判断を覆しうる超越的な特権を第三者に与えるべきではないと考えるのである（Sherwin [1992a：102-3]）。

このような考えを共有しているフェミニストの多くは，中絶の是非を一律に決めたがる第三者的な議論に背を向ける。だがそれは，道徳的懐疑主義に陥ったり，パーソナルな領域で生じた問題のすべてを「自己決定」の結果として個人に責任を帰して終わらせたりすることを意味してはいない。フェミニストの論者たちは，女性の経験を無化することのない新たな倫理規範を構築するために，女性ならではの経験を女性軽視やジェンダー不均衡の現実に照らして吟味し直すという道を選び取ったのである。

なかでも「妊娠」という女性特有の経験は，フェミニスト倫理の論者たちにとって重要であった。彼女たちは，コンセプション（受精や着床）の瞬間にスタートし，出産がゴールだとされる従来の医療モデルによる「妊娠」観をいったん脇に置く。そこで改めて，女性自身にとって「妊娠」はどのようなものであり，どのように経験されているのかを吟味していく新たな「妊娠」モデルへの移行を積極的に試みてきたのである。医療モデルの妊娠観では，妊娠は一時的な状態であり，どちらかといえば病的な状態だとさえ見なされてきた（Rothman [1986：25]）。しかし，妊娠している当の女性にとって妊娠は必ずしも病的なものではないし，9ヵ月後には元通りになる一時的な変異だとも言えない。むしろ，女性たちにとって妊娠とは，その結果としてやがて訪れる出産とその後の育児，そこで生ずる親子関係に直結した出来事である。妊娠期間を通じて女性と胎児のあいだに育まれていく絆は親密であり，しばしば非常に強いという事実に照らしても，妊娠を「たった9ヵ月間の関わりと見なすのは間違い」なのである[38]（Sherwin [1992a：114]）。また妊娠による変化は，当事者にとってそれ自体が甚大で，かつ不可逆的なものである。つまり，女性にとって妊娠を最後まで全うすることは，一生涯，その子どもに対する責任と関わりを引き受けることを意味するばかりか，自分自身が不可逆的に変化してしまうことをも意味する[39]。さらにほとんどの場合，女性にとって妊娠とは子育てに要する長い年月にわたって「男性よりもはるかに大きな責任を背負い続けていく

こと」でもある（Sherwin［1992a：114］）。要するに，妊娠という経験をしながら女性たちは，その先に続く関係性に伴う長期間に渡る深い責任を予期している。その責任は決して軽いものではないし，自己像や自分の人生の大幅な変容も伴うことに彼女たちは多少なりとも気付いている。

　バーバラ・ロスマン（Barbara Rothman）は，そのように妊娠が女性の側に（一方的に）及ぼす影響があまりに大きいことを考慮して，女性には母子関係に入らない選択が認められるべきだと考え，中絶を「母子の絆作りを拒否する手段」として位置づけた（ロスマン［1990→1996：233］）。母性が「重い関わり」であればこそ，今の自分はそれを引き受けられないと判断した個人に対して，それを回避する手段が認められなければならないと言うのである（ロスマン［1990→1996：93］）。

　一方，マーガレット・オリヴィア・リトルは，自らの身体内で子を育む「懐胎」という経験の特殊性を重視し，この特別な出来事こそが女性を「母にする」と言う（Little［2003：320］）。リトルによれば，「懐胎」状態に置かれた女性は，他の人間関係ではありえないほどの親密性を否が応でも経験することになる。そのため，この状態を継続していくうちに，女性は「自分の心も魂も作り直されてしまい，対外的にではなく，気持ちもまるごと母親に変容してしまう」。それに気付いているからこそ，望まれない妊娠に直面した女性たちは，「抜き差しならないその変化が始まる前に，その関係を断ち切ろうとする」（Little［2003：320-1］）のだと言うのである[40]。さらにリトルは育児経験にも目を向ける。「母親業は人が基盤にしている『現実的なアイデンティティ』を根こそぎ変化させてしまう」ものであるため，「芽生えつつある人間生命を尊重するのと同じくらいの重み」で，「人のアイデンティティを塗り替えるほど身も心も注ぎ込まねばならない母性という大事業」については，女性に特権を与えるべきなのである（Little［2003：321］）。

　女性が妊娠そのものはもちろん，子育ての大部分も担っているのは，世界共通に見られる現象である。文化も経済状況も様々なIRRRAGの調査対象者たちが一様に，女性には生殖に関する決定権があるという〈エンタイトルメント意識〉を表明したのも，女性のみが妊娠しうるという生物学的・身体的基盤と，子育てが主に女性によって行われるという文化的・社会的性別役割（gender role) が共通して見られるためだと考えられる。つまり，妊娠を継続するということは，ほとんどの女性にとって決して9ヵ月間だけの関わりではない。多くの場合，妊娠は生涯にわたって人生が左右されるような出来事であるという認識から，最終的にそれを引き受けられるかどうかは女性自身に決めさせるべきだといった考え方が導き出されているのである。こうした「女性の現実」に根ざした，いわばボトムアップのエンタイトルメント意識は，素朴だが非常に強力な世界の女性たちの実感であり，リプロダクションに関する彼女たちの倫理意識の源泉でもある。女性運動で「女性を信用せよ！」(trust women!)[41]と叫ばれるのも，同じエンタイトルメント意識に基づいている。こうした，おそらく男性には共有されにくく，従来は無化されてきた女性としての経験から立ち現れる現実認識や実感に根ざした倫理意識を言語化し，理論化する作業を行うことこそ，フェミニスト倫理の実践である。その実践は自分たちに見えているものを他の女性たちに再確認させるばかりか，女性の側から見た関係性や世界観を男性たちに伝え，両性間の対話を拓く道でもある。

さらに，第6章第7節で女性運動が「結ばれた自己」を見出したことに触れたが，それと同様に，フェミニスト倫理の議論も「自己」の見直しに進んでいる。バーバラ・ロスマンやドゥルシラ・コーネル (Drucilla Cornell) は，妊娠した女性の「自己」を捉え直すために，「胎児との関係」の再検討に乗り出した[42]。実際，女性にとって妊娠やそれに伴う変化は従来の「自己」では捉えきれない要素が関わってくる経験である。ロスマンは，「母と胎児」を二項対立的に捉える従来の議論を批判して，妊娠初期の胎児は「(女性の)内部に植え付けられているのではなく，彼女の肉体の肉であり，彼女の一部」であると言い[43]，その上で，「もし妊娠をこのように考えるならば，(胎児の)権利の議論は不条理だ」と宣言する（ロスマン［1990→1996：24］）。それは，他者と自己を対置させるのではなく，「自己の一部と自己」を対置させられる不条理であり，非常に深い意味で女性という存在を「疎外」する。だからこそ女性たちは，こうした疎外を引き起こす「広く普及した妊娠の像」に対して「異議申し立て」をしているのだとロスマンは指摘している（ロスマン［1990→1996：24］）。コーネルは，ロスマンのこの指摘を引用して次のように述べている。

胎児をすでに自立的になった存在に結び付けるいかなるアナロジーも，女性の消去に依拠している。それは，女性を単なる胎児にとっての環境に還元してしまう。女性に対するこの見方は，必然的に胎児に対する誰かの見方に結び付いている。というのは，もっぱら女性が消し去られたり一環境に還元されたりする場合にのみ，胎児は一人格とみなされうるからである。(コーネル [1995→2006：64-5])

女性の消去を前提としている「胎児へのまなざし」の持ち主は，見られる側の胎児でもなければ消されてしまう女性でもない「第三者」である。医療モデルに顕著に現れているこの第三者的な妊娠観に対抗するため，他の多くのフェミニストたちも，女性にとって自らの宿した胎児は自らの身体と切り離しては考えられないものだという事実を注視する。ローズマリー・トングは，フェミニストが中絶の問題を考える際には「受精卵が女性の身体内で育つという事実に基づくべき」だと主張する (Tong [1997：129])。ロザリンド・ペチェスキーも，胎児中心主義を批判するには「胎児が女性の身体に依存している点」を指摘することが重要だと言う (Petchesky [1990：xv])。アネット・バイアー (Annet Baier) も，「胎児は養ってくれる女性に完全に依存しているが，女性の方は胎児がいなくなっても全く問題なく生きていける」ことから，「女性と胎児の関係は明らかに非対称的である」と論じている (Baier [1985：84-5])。

胎児（あるいは受精卵，胚，受胎産物）と女性が切り離しえないことと，両者が非対称的であることについて，ここで少し整理しておこう。まず，女性は他のどんな人間でもそうであるように自らの身体を生きており，その身体なしには生きていくことができない。一方の"胎児"は，（対外生存可能な時期になるまでは）女性の身体から独立した存在 (individual being) としては生きていけないし，存在しえない。胎外に出てしまえば流産胚や流産児あるいは死児と呼ばれるかもしれないが，もはや"胎児"ではなくなるということは自明である。また，"胎児"はただ女性の身体の中に居るわけではなく，胎盤によって女性身体に繋がれることで，自らの生存そのものを女性の身体に依存している。このことを女性の立場から見れば，胎児が存在する限り，自らの身体は常に胎児に依存され続けることになる。具体的に言えば，それは自らの血液，酸素，栄養

を強制的に供給させられていくという意味での〈身体提供〉を生理的に強制されることを意味する。

　この〈身体提供〉は，女性の側が主体的かつ積極的に妊娠と出産を引き受けたときには，能動的なプロセスとして経験されるものである。エレン・ウィリス（Ellen Willis）が次のように述べるとき，そこではあくまでも女性自身にとって望ましい妊娠と出産が前提されている。

> 女性にとって妊娠と出産は能動的プロセスであり，女性の身体は新しい生命を宿し，栄養を与え，産み出す。女性は9ヵ月間に渡って最大限親密な他者との関係に没入し，成長する胎児は女性の身体的，精神的資源に多くのものを要求し，しまいには劇的な出産という経験に至る。(Willis [1985] →Kaplan and Tong [1994：178])

　だが，たとえ女性が主体的に妊娠と出産を引き受ける場合でさえも，「出産には予測のつかない事態がつきまとう。常に損傷や死の恐れがつきまとっている」と，ウィリスは付け加える。その上で彼女は，「どんな場合なら女性自身の意志に反して出産を強要することが道徳的でありうるのか？」と問い，仮に女性が一人の人間としての自律を有しているのであれば，女性は潜在的な生命に「ノー」と言える権限（power）をもっていなければならないとの答えを出す (Willis [1985] →Kaplan and Tong [1994：178])。

　女性自身が「ノー」と言っているときに，それを否定しうる絶対的な権限を第三者に与えてしまうことで，女性からこのパワーを奪うことは決して道徳的なことではない。これは一方の性のみが常に誰かに否定されうるという点で，性の別なく万人に対して課せられる絶対的な禁止（たとえば殺人の禁止）とは話が別である。自らが宿した潜在的な生命に対する「ノー」を否定されるのが常に女性であり，女性でしかないという事実のために，そこには明らかに性差別が関わっている。つまり中絶禁止の結果，生得的な「性別」のみを根拠に，自らに不利益になることであろうとも第三者の判断に従属させられるのであれば，女性はそのような従属経験をすることがありえない男性たちより劣った人間として社会的に位置づけられてしまう[44]。そうであれば，性差別が歴史的過ちで

あったと理解されている今，女性は自らのリプロダクションに関する決定の主体であることを手放してはならないし，社会はそれを保障しなければならないのである[45]。

　ドゥルシラ・コーネルは，女性が主体であることの意味をさらに未来へと押し広げる。まず彼女は「妊娠」という条件のユニークさを評価する一方で，妊娠した女性を「物理的能力」へと還元し，子産み機械のような「機能」としてのみ見ることには反対する（コーネル［1995→2006：87］）。同様に，彼女は中絶を禁止することについても，自らの妊娠の意味を女性自身に定義させることを認めず，他者の定義に従わせることだとして批判する。ここまでは基本的に上述の議論と変わらないが，さらにコーネルは，まだ見ぬ未来に向けて自らの身体的統合性（bodily integrity）をイメージし投影することは人間の能力の根本的な条件として正当化されるべきであり，その意味でも中絶禁止は問題があるとして，人間としての身体的統合性の観点から中絶の権利を擁護するのである（コーネル［1995→2006：86-90］）。要するに，〈なりたい自分になろうとする自由〉を女性のみに禁じるのは許されないというのが，コーネルの主張の骨子だと言えよう。

　このコーネルの指摘によって，現在のジェンダー差別がある世界のなかで「女性を主体として扱うこと」や「道徳的行為者としての女性を重視すること」の困難さに私たちは気付かされる。女性たちは真空のなかで自らの妊娠の意味を定義したり，それに基づいて判断したりすることはできない。ジェンダー不均衡な価値観が支配的な社会の中で生きていること自体が，現実の女性たち自身の妊娠の定義やそれをめぐる決断に影響を及ぼしてしまうことは避けられないのである。たとえば，中絶を受けられることは自分の権利だと頭では理解していても，社会の中に偏在している中絶罪悪視を全く内面化しないでいることは難しいだろう。たとえ妊娠や子育てにまつわるエンタイトルメント意識を自覚している女性でも，心の片隅に一抹の罪悪感を抱き続けるといったことは現に起きている。

　シャーウィンの言う「意識的な探求」（Sherwin［1992：4］）が必要になるのは，こうした困難さを克服するためである。男性優位の価値観が支配的で，ともすればそれに呑みこまれてしまいそうな現実の中では，「女性にとってあるべき

状態」が未だ実現していないということを認識できなければならない。それが認識できるためには，未だ実現していない「あるべき姿」を構想しうるだけの力を女性たちが抱くことや，未だそうした力が自覚されていない女性をエンパワーしていくことこそ重要になるのである。そのように考えると，中絶の禁止は自分にとっての「あるべき姿」を構想することの禁止でもあると気付かされる。「あるべき姿」を構想することが禁止されることにより，女性たちは第三者の思い描いた「女性像」に従属させられ，無力化させられる。中絶は悪であり禁止すべしという中絶罪悪視の規範が内面化されることで，女性たちは自分の未来を構想し，選び取る可能性を手放し，他人の倫理に自ら従属していくのである。

　「女」であることを理由に第三者の強制に甘んじなければならない宿命にあると決めつけられることは，女性に対して明らかにディスエンパワーメントの効果をもたらす。これは本質的な問題であり，実際に産むか産まないかとは関係がない。「女」の人間としての価値は，「非・女」に対して一段低いところに位置づけられてしまうのである。

　このように考えると，コーネルの言うように，「自らの中絶に自分自身の意味を与え，自分自身の身体をイメージ＝想像し，性差の中で喜びを感じながら自分の『性』を表象できるように」（コーネル［1995→2006：123］）するには，中絶の権利は不可欠である。その権利を行使するかどうかではなく，その権利を女性に付与すること自体が女性たちを「エンパワー」するためである。つまり，「中絶の権利」とは中絶の合法化や安全な中絶サービスの保障を通じて，単に自由を享受できることのみを意味するのではなく，むしろ自らの未来を自分で切り拓いていく可能性を与えられることで，「女であること」を積極的に捉えうる可能性が拓かれるという点が重要なのである[46]。これにより，女性は自らが「道徳的主体」であることを自認できるようになり，そうした主体の行為者として振る舞いうる余地が生じる。

　ただし，女性が道徳的行為者として扱われるということは，単に中絶の権利を与えられることを意味しているわけではないということを強調しておかねばならない。すでに見てきたように，今や中絶をめぐる世界の法は，人口政策等を目的とした国家による禁止から個人の健康と福祉の重視へ，さらに人権重視

へと変化しつつある。少なくとも女性の人権を尊重しようとする各国や地域では，それぞれの現状に照らしながらもリプロダクティヴ・ヘルス&ライツの原則に即した法や制度の改革を行うべきだとの認識が共有されている。しかし，仮にリプロダクティヴ・ライツの名の下に中絶が行われるようになった国であっても，結果的に女性が内面的な罪の意識に苛まれているとすれば，女性のリプロダクティヴ・ヘルスは阻害されるというジレンマが残されることになる。だがこれまで積み上げてきた議論を振り返ると，フェミニスト倫理の議論は，この種のジレンマを解く鍵を提供しているようにも思われる。

なぜなら，上記のジレンマの根幹に存在しているのは，女性の経験を軽視し，胎児の存在を観念的に肥大化させて，女性と二項対立的に捉える見方だからである。実際，中絶非難のために採用されている観念的な胎児像は，元々女性たちの側から見た妊娠の実感にはそぐわないものが多い。また，中絶の早期化がますます進み，避妊措置との境界線が薄れていくなかで，女性たちの経験の質が変わっていけば，二項対立的な見方の説得力はさらに失われていくように思われる。具体的には，妊娠早期における中絶薬の導入やそれを自宅で用いること，中絶と避妊の境界線が薄れてきたことや，妊娠の確認をすることなく経血を吸引する方法も行われていること，さらに医師ではなく中間レベルの医療者へと医療の介入度が減ることなどで，避妊や中絶に関して女性たちの自律性が高まることは，女性たち自身や第三者の中絶観にも影響を及ぼさずにはいられないだろう。

なお，女性たちが胎児の利害を犠牲にして自らを利しているとは言えない中絶も多いことを指摘しておきたい。そもそも不都合な妊娠，産むわけにはいかない妊娠であっても，産みたいという気持ちを持ち，子どもが生まれてきたらどんなに幸せだろうと思い，状況さえ変わってくれれば産めるのに……とひたすら願っていながら，絶望し，中絶に行きつく女性たちは少なくない。産みたいと感じている女性たちを中絶に追いやっている原因の多くは，社会的な諸条件の方にある。となると，社会的に不利な立場の女性たちほど，望まない中絶に追いやられる可能性が高い。黒人フェミニストのビバリー・スミス（Beverly Smith）は，「貧困や不健康」が女性たちに産みたくても産めない状況を作っていると嘆く（Smith [1994：290-1]）。そこには中絶が自由意思による「選択肢」

などではなく、実質的に「強制」になっている状況がある。そうした状況を批判して、アリソン・ジャガーは、「中絶を真の選択肢にするためには、女性はその子どもを中絶することだけではなく、産むことも選べなければならない」と主張する (Jaggar [1994b : 286])。その一方で、フェミニスト哲学者のアンヌ・M・マロニー (Anne M. Maloney) は、プロチョイス的な理念が広まることで中絶の垣根が低くなると、貧困者など社会的に弱い立場の人々に「中絶こそ責任ある行為だ」とする圧力がかかって、産みたい人が産みにくくなるのではないかと懸念している (Maloney [1994 : 273-5])。このように、フェミニストたちは「他者の意向」によって女性たち (特に弱い立場の女性たち) が「望んでもいない中絶」に追いやられることを懸念し、そこから「望まれない妊娠を避ける権利」や「産むことを (真に) 選択する権利」に目を向けていくのである。

　以上、フェミニスト倫理の議論では、妊娠に気付いた女性がその妊娠をどうするのか (そのまま生むのか、中絶を選ぶのか) について女性当人が下す道徳的決断が重視されていることを見てきた。彼女たちの一連の考え方を採用することにより、次の二つの効果がもたらされる。

　フェミニスト倫理の議論を採用する第一の効果は、女性個人が道徳的決断を行うことが許容されるように、妊娠や胎児、中絶など女性たちの経験や実感から再検討したボトムアップの倫理を立ち上げ、従来の倫理議論を相対化することである。このような議論を行うことで、フェミニスト倫理は妊娠していない女性たちや妊娠しえない男性たちとも共有できるものになる。実際、本章の第5節で指摘したように、トライブやブーニンはトムソンが様々な形で描いてみせた「女性にとっての不当な状況」を吟味し、理解することで、中絶禁止は女性に及ぼす性差別にあたると確信するに至った。共感能力を備えた人間は、自らの経験の枠を超えて他者の立場に共感することが可能であり、そこから同一の倫理的結論にたどり着くこともできる。そう考えるなら、フェミニスト倫理の議論は、女性たちが個別具体的な状況のなかで行っている道徳的決断のもつ"普遍性"を第三者にも理解できる形で明文化していく試みとして重要なのである。

　フェミニスト倫理の議論を採用する第二の効果は、女性たちが抱いているエンタイトルメント意識に裏付けを与え、倫理的ジレンマの解決に向けた洞察を

もたらし，彼女たち自身の道徳的判断の正当性を保障することである。言い換えれば，フェミニスト倫理は女性たちのエンタイトルメント意識を追認し，女性が一人前の道徳的行為者として振る舞うための指針を与えるのと同時に，女性差別的な第三者の倫理を相対化して，性差別的な法や制度を変革するための新たな理念も提供する。「あるべき姿」が未だ実現されていないからこそ，まだまだ差別的な状況が支配的である現実社会の中で「あるべき姿」を構想していく力を得るためには，確固として女性の権利をベースとしたアプローチを採用するフェミニスト倫理の議論には意義があり，性差別の撤廃という目的に対して有効なのである。

このように見てくると，フェミニスト倫理とリプロダクティヴ・ジャスティスは，それぞれにアカデミズムの中で理論構築するのか，共同体の中に留まって実践するかの違いこそあれ，同じ方向を見つめて奮闘しているまさに同志のような関係にあることが分かる。実際，理論と実践の両方の世界を行きつ戻りつしているフェミニストたちも少なくない。

その一人で，学者でアクティヴィストでもあるマーリーン・ガーバー・フリードは，アメリカにおいてリプロダクティヴ・ジャスティスが出てきた背景に，「ブッシュ政権下で，中絶やその他のリプロダクティヴ・フリーダムに対する攻撃はエスカレートし，権利やアクセスをむしばんできた」(Fried [1990：3]) ことがあると説明する。「社会の中で最も弱い立場にいる，貧しく，若く，肌の色の濃い女性たちは，最もその被害をこうむってきた。彼女たちの子供を持つ権利もまた，ヘルスケアや福利を切り詰める政策によって損なわれてきた。彼女たちはいまやリプロダクティヴ・ライツと社会的公正および人権を合わせた拡大的なリプロダクティヴ・ジャスティスを唱道している」(Fried [1990：3])。彼女たちは，リベラリズムに基づくプロチョイス派の主張はすでに「選択権」をもっている人々——たとえば白人で中産階級で異性愛の人々——が既得権を保持しようとするものであることを批判し，既得権を持たない貧困層を含め，すべての人々に対する公正を要求しているのである (Rudy [1996：86])。彼女たちのインクルーシヴな指向性は，フェミニスト倫理が目指していた方向性とも合致する。

フェミニスト倫理は，女性の権利を重視した社会改革を目指しているが，そ

の一環として従来の倫理を根本的に見直す視座も提供している。フェミニスト倫理の論者たちは,(女性の)ディスエンパワーメントの体験とその仕組みを熟知しているために,ジェンダー以外の差別にも敏感にならざるをえず,「女性差別のみに留まらず,階級差別やエスノセントリズム,ヘテロセクシズム,健常者優位主義などの人間の支配と従属の他のパターンの非道徳性も批判すべき」(Tong [1997:49]) だと考えてきた[47]。そうした考えに通底しているのは,先にも述べた「結ばれた自己」の観念である。

　関係性の中の「自己」は,他者に思いやり (caring) を抱く。それは単に美徳として思いやりを持つといった意味ではない。それは「自己」を他者との関係によって立ち現れるものとして経験することで,他者の幸福が自分自身の幸福感を支えるものになるためである。苦しむ他者との関係を生きていくことは,私にとっても苦しいことである。だから関係性の中にある「結ばれた自己」を認識するとき,他者との調和によって相互的に幸福な関係を築いていくことは重要な倫理的課題になる。とはいえ,もちろん関係性は一面的なものではないし,複数の他者との関係が相互に相容れない場合もあり,その中で何かを選ばなければならない局面もある。予定調和的な答えはない。しかし,「自己」を関係性の中で捉えることで,具体的な複数の関係性を生きているある女性が行う中絶の選択は,彼女が潜在的な"母子関係"よりも,他の具体的な人間関係の中における責任や他人の期待などを優先せざるをえなかった,あるいは後者を優先したかったためであり,それは彼女以外に選択できないということを理解しやすくする。

　ここで論じたことを具体例で考えてみよう。たとえば,相思相愛の恋人に(たとえば経済的な理由のために)「今回の妊娠は諦めてほしい」と言われ,(もう少し経済的に安定したら)「結婚して子どもを持とう」と言われた女性に,第三者は「そんな男は酷いやつだ,別れて産むべきだ」とか,「より弱い存在である胎児を恋人より優先すべきだ」と言えるものだろうか。彼女自身が,まだ芽生えたばかりの姿も見えない新しい生命に対する愛情よりも,関係性の歴史を重ねてきた恋人への愛情の方をはるかに強く感じていたとして,いったい誰ならそれを責めることができるだろう。「もう少し働いてお金を貯めたら結婚して子どもをもつ」といった人生設計を二人が持つことは,むしろ責任のある態度でもあ

る。すでに述べてきた通り100%確実な避妊がない現実の中で、予想外の妊娠をしたこの女性に、多大な犠牲を払うことをいったい誰が命じることができるだろう（愛する男性と別れ、学業やキャリアを諦めてシングルマザーになり、やがて母子ともに貧困に陥るだろうと予測されるような場合であれば、なおのことである）。万人が平等である限り、そんな第三者などどこにも存在しないはずである。愛は決して強制できない。誰も彼女の人生に口出しできないし、ましてや「恋人より胎児を愛すべきだ」と強制することはできないのだ[48]。最終的に、私たちは彼女に選択を委ねるほかはない。彼女を信じるほかはない。

　もちろん、妊娠した当の女性の現実が厳しいものにならないように、周囲の人々が可能な限り手を差し伸べることは可能であるし、必要でもある。しかし、最終的に当人が自分の人生においてこの中絶は必要であると判断するのであれば、コーネルが言う通り、その判断を覆しうる権限を第三者に与えてはならない。そこで重要なのは、当人が自分の人生の主体であることであり、自らの人生の責任を引き受けられる選択をすることだ。その判断の「結果」を引き受けて生きていかねばならないのは、その人自身だからである。つまりリプロダクティヴ・ライツは、妊娠に気付いた女性が自分の生き方について第三者から不当な介入を受けない自由を保障するものであるとともに、それぞれが自分の人生における重大なライフ・イベントとしての妊娠や出産について、自らの信念に基づいた責任ある選択を行えること、すなわち道徳的主体として振る舞えることも保障していなければならない。言い換えれば、リプロダクティヴ・ライツは妊娠を継続するか断念するかの判断を当人に委ねることで、彼女の人としての統合性（integrity）――コーネルの言葉で言う身体的統合性（コーネル［1995：52→2006：91］）ならびにシャーウィンの言う道徳的主体（Sherwin［1981：34］［1992a：102］）であること――を保障するのである。

　以上、中絶をめぐる女性のリプロダクティヴ・ヘルス＆ライツ（RHRR）という国際的な規範について、フェミニスト倫理の観点から解釈してきた。このように見ていくと、RHRRとフェミニスト倫理という、全く別の領域から立ち現れてきた議論はいずれも、身をもって親密な関係性（の可能性）の中に置かれた個人の自律という孕む性ならではの困難を克服するために、必然的に生まれてきたものであることが見えてくる。また、女性を真に"人権"の対象とし

ていくためには，従来の孤立した「個人」観だけでは不充分であり，「人権」や「倫理」を男性をモデルとした人間観を超えて成立しうるものに鍛え上げていかねばならないことも明らかであろう。

注
1) ゴーマンの訳書では「中絶」とされているが，巻末用語集の「堕胎と中絶」の項目で示した本書の基本姿勢に沿って，近代医療以前の行為については「堕胎」とする。
2) 医師たちのもう一つの動機は，白人プロテスタントの女性を「女性本来の役割である母性に専念させる」ために既成ジェンダー秩序への「反乱」の一部である堕胎を禁止し，医学界における「モラル・ヘゲモニー」を回復することだった（荻野 [2001：15-6]）。
3) 例外は子宮外妊娠と子宮癌のみであった（Callahan, D. [1970：415]）。
4) アメリカのFDAは1960年に避妊ピルを認可した。
5) NRLCを初めとするプロライフ勢力は，1973年のロウ判決後に本格的なロビー活動を開始している（荻野 [2001：95]）。
6) レスリー・キャノルド（Leslie Cannold）は，予期せぬ妊娠に見舞われた女性の中絶を否定するプロライフの女性も，中絶を許容するプロチョイスの女性も，ともに「責任，母性，関係性，思いやり」とよく似た理由を挙げていることを見出した。ただしその実現の仕方が違っていた。彼女が調査したプロライフの女性たちは「いったん妊娠したらすべて産み育てるべき」だと考えていたが，プロチョイスの女性たちは「責任のある育児を行えない状況では中絶も辞すべきではない」と考えていたのである（Cannold [2000：16-7]）。
7) この対立は，プロライフ派による数々の暴力事件も引き起こした（cf. Baird-Wilde and Bader [2001]）。
8) より客観的に中絶後の女性の健康を評価したものとしてはRing-Cassidy *et al.* [2002] を参照。
9) なお，「性解放」の風潮の中でパートナー関係が未だかつてなく流動的になっていたため，女性が避妊していることは男性にとっても都合が良かったという側面もある。『プレイボーイ』誌を創刊したヒュー・ヘフナー（Hugh Hefner）が避妊ピルの熱烈な支持者であることは，広く知られている。
10) 荻野によれば，1931～32年に医師のもとで中絶した女性の91％は合併症を経験していなかったが，自力堕胎で合併症を免れたのは24％にすぎなかった。また，1927～28年の妊産婦死亡の少なくとも14％が非合法堕胎によるものと報告されており，1936年の調査では堕胎が原因で死亡する女性は年間1万5000人と見積もられていた（荻野 [2001：29-30]）。
11) 一方，イギリスでは1967年中絶法によって，西側諸国で最初に中絶の自由化が進められた。これを受けてフランスでも1968年に女性解放運動（Mouvement de

libération des femmes：略MLF) が発足して堕胎罪廃止を訴え，1974年に時限立法で合法化されて5年後には恒久化し，1982年，中絶費用の社会保障による負担が採択された (cf. ショワジール会 [1987])。
12) エルサルバドルは数少ない例外の一つである。この国は1973年にいったん中絶を合法化したにも関わらず，1997年にいかなる理由の中絶も全面的に禁止した (United Nations [2002])。
13) 中絶医の殺害やクリニックの爆破を初めとする北米のプロライフ派の犯罪行為については，Baird-Wilde and Bader [2001] を参照。
14) 胎児の権利が女性の権利より優先されたことで悪名高い事件の一つで，胎児生命を救うことを理由にした1987年の裁判所命令により，当人の望みに反して行われた帝王切開を受けてアンジェラは死亡した。
15) ROE v. WADE, 410 U. S. 113 (1973).
16) ジョンセンによれば，ダニエル・キャラハンは女性運動に肩入れしたわけではない。キャラハンは欧米では神学者のあいだで盛んに行われていた堕胎に関する議論を受けて，伝統的な道徳の世界における中絶禁止を擁護するつもりでこの本を書き始めたが，結果的に「きわめて広大で曖昧な中立的立場」へと向かっていったのである。彼によれば，この立場こそ公共政策と法律に関して一致した世論を醸し出す場を提供するものであった (ジョンセン [1998→2009：368])。
17) なお，妻のシドニー・キャラハン (Sidney Callahan) はプロライフ派のフェミニストとして知られ，夫妻は毎日のように家庭内でくり広げた論争の成果を共著『中絶——違いを理解する』(*Abortion：Understanding Differences*，未邦訳) にまとめている (Callahan and Callahan [1984])。
18) たとえば望まれない妊娠と望まれた妊娠では「妊娠」の意味は全く異なる。また，生物学的に妊娠したという事実があっても当人に「妊娠」が感知されないことは少なくない。
19) 1969年に全国中絶法撤廃協会 (NARAL) は，中絶規制法について修正主義と撤廃主義のどちらを取るかを議論した結果，全廃を目指す方向を選択していた (Lader [1995：75-6])。
20) ロウ判決では，胎児の道徳的地位については法が定めるものではないとして定義しなかった。
21) 「中絶強制」の例としては「一人っ子政策」を取る中国，「出産強制」の例としては中絶を全面的に禁止するポーランドや，第二次世界大戦中の日本の出生奨励策などが両極に位置づけられる。
22) 現代では国家や専門家集団で権力を握る人々が常に男性だとは限らないが，フェミニズムの文脈では，女性抑圧的な社会構造やシステムを体現する家父長的な権力の表象として「男性」が用いられることがある。たとえばシャーウィンが「反中絶法撤廃に反対している司祭は100パーセント男性であり，中絶をするのは100パーセント女性である」と言うのは，中絶反対の議論を「正確に理解するには，それを性別に階層化された社会というコンテクストの中で見なければならない」ことを指摘

するためである（cf. Sherwin [1992a：112]）。
23) なお，Helen Hardacreは日本の水子供養の胎児中心主義を指摘している。「胎児中心主義的レトリックは，胎児は人格をもつという考えから，胎児は人間として道徳的に等価な価値をもつと仮定する。そうしたレトリックでは，胎児を受胎の瞬間から赤ん坊と同様に扱い，あらゆるレベルの人権を付与する。さらにそこで胎児の"権利"は母のそれとは切り離され，母と胎児は敵対関係におかれる」（Hardacre [1997：3]）。
24) この論文の従来の日本語訳が抜粋された「削除版」であったことの問題点については，第8章で言及する。現在は拙訳で全訳が刊行されている（トムソン [2011]）。
25) 人間関係とそこから生ずる責任や感情を重視するフェミニスト倫理の立場から見ると，トムソンのジェンダー中立的な比喩は，「妊娠」という状態を男性論者にも「我が身にも起きうること」として想像させるための格好の材料でもあったはずだが，その後の議論がそうした方向にほとんど進まなかったのは，関係から距離を置き，抽象的なルールに依拠する男性倫理学者の態度も影響していたのではないかと思われる。
26) フェミニスト的な視点を有する論者でも，フェミニストだと自称しないことはままある。実際，トムソン自身の認識は不明であるが，その論文はフェミニスト的な発想に満ちている。
27)「道徳」（moral）と「倫理」（ethics）という二つの言葉は人によってまちまちに定義されたり，入り乱れて使われたりすることがあるが，本書ではこの二つの言葉を類語とみなしながら，次のように相対的に位置づけている。「道徳」はどちらかといえば個人の人格に関わる内発的な自覚に基づき，同質的集団のなかでボトムアップ的に立ち現れる善悪の価値判断だと見なす一方で，「倫理」はどちらかといえば何らかの制度の中における権威や集合的「真実」を敷衍することでトップダウン的に個人の行動を統率する規範として立ち現れる善悪の基準とみなす。このように考えることで，後述する「道徳的統合性」のように，個人の人格を構築する諸理念のかたまりを表すには「道徳」を用いるのがよりふさわしいが，「フェミニスト倫理」のように「フェミニズム」という思想体系における反性差別の理念から演繹される規範については「倫理」と呼び表すのがより適切だと考える。

ただし「道徳」と「倫理」は相互に関わるものであり，個人が集団の倫理を内面化することもあれば，個々人の道徳意識が社会的な倫理として規範化され，共有されることもある。そのために，実際の場面では道徳と倫理を区別なく使える幅広い領域が存在しているのだと考えられる。しかし，まさに中絶の問題にしばしば見られるように，現実の中で生きている個人にとって，それぞれに「倫理的」だとされる複数の考え方や行為が互いに矛盾することもあるし，具体的な状況の中で個人が二者択一的な「道徳的判断」を迫られることもありうる。つまり，ある種の基準に照らして「非倫理的」だと見なされる行為が，別の意味では「倫理的」であったり，当人にとっては「道徳的」であったりするようなことが現実には生じている。
28) 当時は，中絶は女性の健康を害する危険な処置であり，自由と男女平等が獲得さ

れれば中絶は不要になると信じた女性運動家も少なくなかった。そのように，中絶の要・不要で見解が分かれたのは，一つには当時の「治療的中絶」が様々に評価されていたためであり，また避妊手段も含めて生殖コントロール技術が行き渡っていなかったため，人によって見ている技術の効果と安全性がまちまちだったためだと考えられる。

29) フェミニスト法学やフェミニスト倫理学の議論に比しても，バイオエシックスへのフェミニスト・アプローチの導入は遅れた。女性や周縁化された社会集団の観点や経験を盛り込めない理論ばかりが流通している従来のバイオエシックスに限界を感じたインディアナ大学の哲学教授アン・ドンチン（Anne Donchin）が，世界中の女性たちの状況を改善する新たな方法論と戦略を生みだすために，1992年にThe International Network on Feminist Approaches to Bioethicsを設立したのが最初である。

30) スーザン・シャーウィンも著書『もう患者でいるのはよそう』でウルフ同様の指摘をしているが，この指摘が行われた原著の第2章「倫理，"フェミニン"倫理，フェミニスト倫理」と第3章「フェミニズムと倫理相対主義」は邦訳では割愛されている (Sherwin [1992a])。

31) 岩男寿美子訳の邦訳が1998年に刊行されているが，微妙なニュアンスを確認するため本書では邦訳は参考に留め，主に原著を参照した。

32) ギリガンが見出した「ケアの倫理」または「責任の倫理」は，コールバーグの「正義の倫理」と並ぶもう一つの倫理規範として知られるようになった。中立的で客観的だとみなされてきた従来の理論の裏にある男性中心主義性を暴き，心理学ばかりか哲学や社会学，人類学，法学を初めありとあらゆる学問領域にジェンダーの分析軸をもたらしたことも，ギリガンの功績だと言えよう。

33) ギリガンが被験者としたのは，中絶の選択に迫られた女性たちであった。

34) この結論は中絶をめぐる道徳判断を考えるために非常に重要である。なお，コールバーグが最終的にギリガンの議論を採り入れて持論を修正したことについては，コールバーグ他 [1992] を参照。

35) レイプや近親姦といった暴力の結果として妊娠した場合などのいくつかの例外を設けながら，それ以外はすべて「中絶は悪」とみなすという具合に，「普遍的規範」を定めるやり方にも，フェミニストは異を唱える。複雑に絡み合っている現実のコンテキストのなかから抽象的かつ普遍主義的に中絶の倫理性を検証しようとすること自体が，女性たちの経験を無視し，軽視し，矮小化していると考えるためである。逆に言えば，従来の普遍主義的な分析枠組みは，個々の女性が経験している現実の多様性を無視することで初めて成り立っているのにほかならない。

36) 一方アドリエンヌ・リッチは，「中絶は暴力だ」と言う。それは，「女が何よりまず自分自身に課す，深い絶望的な暴力だ。それはもうひとつのもっと邪道で，ひろくはびこる暴力，つまりレイプという暴力が生むものであり，それをずっと非難し続けるものだ」。この詩人の言う「レイプ」は男性（社会）から女性に加えられる様々な暴力を象徴している。リッチはまた，女にとって中絶は自虐的な行為であるとも

受け止めており,「自分自身に対する一種の暴力——罪の償い,懺悔」としての中絶を語っている(リッチ[1986→1990:381-2])。

37) なお,ロナルド・ドゥオーキンは統合性(integrity)について,人々にとって人生が重要であるのは,様々な正しい経験,業績,人間関係を含むためばかりではなく,そうしたもののあいだで一貫した選択が行われていることが表現される構造を持つためであると考え,そのように人生をインテグラルな(統合性をもつ)創造的物語として提示されることが統合性の理想であるとしている(Dworkin[1993:205→1998:332-3])。

38) この点について,トムソンはヴァイオリニストと「同じベッドの上で」過ごさねばならない期間が9ヵ月では終わらず9年間あるいは生涯続くのだったらどうかと問い直していることに注目すべきである。トムソンはこの問い直しによって,懐胎と出産を経ることで女性が子どもと必然的に結ぶことになる親密で長い関係を示唆していた(Thomson[1971:279]→トムソン[2011:13])。

39) 欧米には「子ども一人につき歯一本」という諺があると聞く。妊娠の経験によってカルシウムが奪われるということだが,経産婦に骨粗鬆症が多いことは事実である。妊娠という事態は,女性自身の生命・身体の維持という観点からすれば不要であるばかりか,利益のない出来事なのである。

40) なお,リトルは胎児の権利に関しては,「生命への権利には,その生命を維持するために必要なすべての支援を得る権利は含まれない」とトムソン同様の見解を示している。さらにリトルは,フランセス・カム(Frances Kamm)の議論を借りて,「放っておけば死にゆく者に助けの手をさしのべるのをとりやめることは,危害を加えることとは違う」と論じている(Little[2003:321])。

41) 女性を信じて任せる,託すといった意味合い。

42) フェミニスト倫理で〈胎児〉の位置付けがしばしば問題にされるのは,中絶をめぐる女性の権利に対する反論として,欧米で長い歴史をもち文化的な影響力も大きいキリスト教等の宗教勢が(コンセプション以後,一貫として)「胎児生命を保護すべき」と教えることの性差別性や不当性を指摘するためでもある。その「保護」のために犠牲を強いられるのは究極的に女性だからである。

43) 受精卵の物質的基盤はほぼすべて女性由来であり,その後の成長もすべて女性を通じてもたらされる栄養分に依拠している一方,男性に由来するのは精子が運び入れる遺伝情報のみだという事実は,ロスマンの主張の裏付けになる。

44) こうした布置はまさに奴隷制度とパラレルだと言えよう。

45) このように女性を妊娠や中絶に関する判断主体として捉えることの重要性は,妊娠した妻や恋人に中絶や出産を強制する男性たちが存在しているという事実によって,さらに強調されるべきであろう。

46) ここで述べている「自由」とは中絶を意識的に選択することばかりではなく,中絶という可能性がある中で出産を「選び取る」ことも意味する。選択肢を獲得することによって女性は生殖の奴隷とされることから脱し,積極的に生殖の主体になることが可能になる。

47) ノンフェミニスト倫理の論者たちが社会問題を自分の問題と見なさず他者に押しつけてきたことも，フェミニストは問題視する。たとえば，本来「出産や育児の慣行と政策は男性にも影響する」はずである。しかし，「ノンフェミニスト倫理学者たちは，手頃な保育所がないことや，安全で有効な避妊薬がないといったことを『女の問題』として見落とすことで，男性の問題も見落としている」のである（Tong［1997：52］)。
48) ここに中絶論争の根幹に信仰が大きく関連している難しさが表れている。一部の信仰を持つ人々は，「恋人よりも胎児をより多く愛せ」という命令は神から下されたものだと主張するかもしれない。しかし，信仰を持たない者にとって，そうした命令はあくまでも信仰を持つ第三者が主張しているものであり，絶対性を有しえない。

第8章

日本における中絶の倫理

1　堕胎罪と母性の強制

　日本における中絶に関する倫理的意識のありようは，キリスト教の影響が強い欧米社会とは大きく異なる。また，日本で「中絶の倫理」が明示的に語られたことは欧米に比してはるかに少ない。そこで，本章では堕胎や中絶をめぐる言説や社会の事象から，日本の女性たちがどのような倫理観を抱き，それをどう表明していたのかを歴史的に検討していくことにする。

　先に第5章において中絶をめぐる日本の法制度を確認した通り，元々胎児生命論が存在しなかった日本では，堕胎罪の存立基盤は薄弱であり，堕胎罪の存続そのものに対する疑問が早くから出ていた。大正期の初めにあっては，「胎児生命論は，刑法学者，医者や一部のインテリ女性など」に止まり，社会的に共通意識として定着してはいなかった（石崎 [1997：66]）。

　1915年に『青鞜』誌上で展開された堕胎論争で，安田皐月[1]が「胎児母体付属論から胎児生命論を否定し，堕胎罪廃止論を展開」しえたのも，一般に胎児生命論が定着していなかったためだと考えられる（石崎 [1997：66]）。安田は堕胎の罪を犯した女を描いた小説「獄中の女から男へ」で，「（堕胎は）人命をみだりに滅ぼす事」だと怒鳴る法官の言葉を「滑稽」だと受けとめ，次のように「少し皮肉」な答弁をする女主人公を描いている。

　「女は月々たくさんな卵細胞を捨てています。受胎したというだけではまだ生命も人格も感じ得ません。全く母体の小さな附属物としか思われないので

すから。本能的な愛などはなおさら感じ得ませんでした。そして私は自分の腕一本切って罪となった人を聞いた事がありません」(安田［1915］→堀場［1991：262-3］)

　法官を愚弄するようなこの一節で安田が真っ向から否定しているのは，「母性本能説」である。安田によるこの挑発的な小説は，当時ベストセラーであった下田次郎の『胎教』(1913年) とその姉妹編である『母と子』(1915年) が体現していたような母性像に対する若い安田の反発だったようにも思われる。東京高等師範学校の教育学の教授である下田は，男女の生物学的・身体的差異と進化の理論をもって，女性の役割やライフサイクル，母子関係を一元化し，性別役割分業型の家族を正当化する「母性愛」の観念を広めていた (沢山［1992：182-5］)。上記の女主人公の皮肉めいた言葉には，妊娠したとたんに「本能的に愛を感じる」と決めつけてくる母性規範への強い反発が感じられる[2]。
　ただし，ここで安田が自己堕胎を正当化する方便として胎児母体附属説を持ち出したのだと見るべきではない。主人公は自らの行為の違法性を充分に認識しており，その点は全く争っていないためである。その代わり，「私の考〔え〕は何が来ても動かない」とか，「私にはただ法律より私の信念の方が確かなのです」という具合に彼女がこだわり続けるのは，充分な養育ができないと知りつつ子どもを産むのは間違いだという，ギリガンの責任の倫理を思わせるような持論である。主人公が「刑法と善悪とは別問題」であり，堕胎を罪と定めているのは「法律で〔あり〕私ではなかった」と言う時に彼女が問題にしているのは，胎児の道徳的位置付けでもなければ，自己堕胎の正当化でもない。女のものではない倫理に則って，女にとって正しいと思われることを否定する法の不当性なのである。つまり，安田は「堕胎」に対してエンタイトルメント意識を抱いていたとも言えるだろう。
　なお，「堕胎」に対して安田がエンタイトルメント意識を抱くことができた背景には，その「堕胎」が相当に安全で確実だという認識が多少なりともあるのではないか。言い換えれば，この小説の各所に見え隠れする「堕胎」には，堕胎に失敗して女が死ぬという可能性がどこにも感じられないのである。寓話だからというのもあるが，安田の時代にすでに行われていた「治療的中絶」が，

それ以前の子堕しに比べてはるかに安全であったこと，つまりショーターの言う〈第一次中絶革命〉をすでに経ていたことも事実である。解決法が見えており，その解決法を阻む法に怒りを覚えていたからこそ，安田は自分たち女の「問題」を解決してくれる「堕胎」に対してエンタイトルメント意識を高揚させたのだとも考えられる。

　一方で，安田が胎児を母体の一部と位置づけて，身体の自己決定の一部として「胎児殺し」を正当化していたと捉えることはできるだろうか。確かに，彼女は「私は自分の腕一本切って罪となった人を聞いた事がありません」と述べているが，それを「皮肉」な対応であると自ら混ぜっ返しており，それが本旨ではないことが窺える。法官が，「人命をみだりに亡ぼす事を考えないか」といきり立った時に，「女は月々たくさんの卵細胞を捨てています……全く母体の小さな附属物としか思われない」と反論する姿に，生物学的な知見に裏付けされた新たな生命観の萌芽を見てとることもできるかもしれないが，むしろ，堕胎が女性自身の能動的かつ自発的な行為であることの自覚に基づき，そうした知見を利用して自ら母子の絆を断ち，押しつけられてくる母親像を一刀両断にしているのだと見るべきようにも思われる。実際，「胎児生命」が具体的にイメージ可能なものとして立ち現れるのは戦後になってからのことで，まだまだ先なのである。

　安田のような大正時代の女性にとって，妊娠は今以上に大きな運命の分かれ目であり，それを契機に押しつけられる母性規範の強さもひとしおだったに違いない。だからこそ，安田は猛反発せざるをえなかったのだろう。そのような大きな転換点で，当事者である女性の意識を無視して，その運命を勝手に決めようとする法・社会・国家のパターナリスティックな儒教倫理に，安田は持てる知識を総動員して「私の身体のことは私が決める」と自己主張したようにも見える。大正デモクラシーを背景として，生物学的な知識という新兵器も携えた「新しい女」の安田が唾棄しようとしていたのは，おそらく非科学的で古めかしく女性抑圧的な母性規範であり，女性の倫理的判断を頭ごなしに無視してくる男たちの法だったのである。

2　ウーマン・リブと避妊ピル

　日本において中絶が合法化されたのは，安田の小説から半世紀以上も経ってからであり，しかもそれは女性の自由や権利とは全く無関係に行われた。敗戦後の人口抑制策として制定された1948年の優生保護法と，その後ほどない改訂で経済的理由による中絶を認める条項が付け加えられたことにより，女性たちは期せずして実質上の中絶の自由を獲得したのである。ところが，そのように国家の人口調節弁として導入された政策は，人口減少が問題視されるようになったことで簡単に方向転換されることになる。結果的に，1970年代と1980年代の2度にわたって反中絶を掲げた宗教法人「生長の家」の息のかかった議員たちによって，優生保護法から「経済的理由」を削除する提案が行われ，女性たちは実質的な中絶の自由を奪われそうになったのである。

　こうした動きを「法改悪」と見なした一群の女性たちは，一斉に反対の声をあげた。彼女たちは後にウーマン・リブ[3]を自称する小グループを全国各地に形成していったが，優生保護法改正の動きを改悪とみなす点で彼女たちは一致し，〈優生保護法改悪反対運動〉の形で力を結集した。1971年のリブ合宿や大討論会などを通じて女性たちは結束を固めていき，1972年5月の優生保護法改正案の上程にあたっては，「リブ大会」を開催して「優生保護法改悪反対」に向けて一致団結したのである。10月には田中美津などによりリブ新宿センターという拠点が作られ，各地の女性たちを結ぶミニコミ『リブニュース　この道ひとすじ』（リブ新宿センター資料保存会［2008：1］）も創刊された。

　『リブニュース』創刊号の冒頭を飾った浅野京子の「闇から光へ——中絶禁止法の闘いに向けて」と題したエッセイには，当初のリブの女性たちの問題意識が窺われる。

> ……中禁法は，もし，上程され成立すれば，ヤミ中絶には堕胎罪が適用され，はっきり刑法上の問題になる。しかし恐しいのは，捕まるからだけでなく，未婚でもセックスしたい女，子供がほしくない女，その様々な女の寝所に，心の構造に罪へのおびえが忍び込んでくることだ。

"女は産むもの"という神話は若い女達の中にさえ重い鎖となっている。中絶は人殺しじゃないかといわれ、それが何故悪いとやり返しても、些かな間合に"産む女"のイメージが鋭く突き刺ってくる。"産む女"に対して一歩退いた"産めない女"が、かろうじて存在している。(浅野［1972→2008：1］)

　浅野は「女は産むもの」と位置づける儒教倫理を反映した母性規範に対して、真っ向から反発することができずにいる。そればかりか、「子を産んでいない女」としての罪悪感まで抱き、母にならない限り、「女であること」自体が「罪悪」だとする「世の価値観」の「重い鎖」につながれていることを自覚しながら抜け出せずにいる[4]。前節で引用した『青鞜』の安田が「刑法と善悪とは別問題……罪を認めているものは法律で私ではなかった」として、中絶罪悪視を唾棄したのとは大きな違いがある。大正時代の安田とリブの浅野を隔てるものは何であろうか。
　第一に、安田の時代は国家によって堕胎が厳禁されていた。一方、浅野の時代は、とりあえず中絶を合法的に行えるようになってから20年もの歳月が流れている。その間、日本では戦後の人口抑制策の結果としての大量中絶が行われ、諸外国から「中絶天国」との批判も浴びるようになっていた。そして何よりも、1970年代の日本ではそろそろ〈中絶胎児〉のイメージが可視化され、人々に共有され始めていた。当時の日本では、中絶は実質的には女性の要求しだいで受けられるものになっていたが、おそらく、それゆえに中絶を受けた女性を貶め、母としての罪を責める言説が優勢になりつつあったのかもしれない。性解放が叫ばれる一方で、避妊に「失敗」した時に中絶を選ぶ倫理的責任はすべて女性たちに押しつけられる。そうした不本意な状況が見えていながら、望まれない妊娠をすることでみすみす「産まない選択＝中絶」に追い込まれるなどということは、「私」の自由や自発性を重視したリブの女たちにとって最も避けたいことだったに違いない。自主的な「産まないこと＝避妊」を選び取る必要があった。だからこそ、避妊が普及していない日本人女性の実態を目の当たりにした時、浅野は次のような結論に至る。

　……アンケートでは、中絶の経験者のほとんどが避妊をしていず、知識も浅

い。……あたしたちは，避妊を自分のものにしなければならない。……（経口避妊薬）に対して，副作用がなければのむ，あるなら飲まないという答えが圧倒的に多かった。副作用があるかないかを誰が決めるのか，私たちは西洋医学の進歩をただ待っていなければならないのか。厚生省は，副作用があるから飲んではいけないと言っている。……避妊も自分に引き寄せ，自分のものにしなければ……。（浅野［1972→2008：2］）

上記において，浅野が「ピルを飲むこと，つまり避妊を自分のものにすること」に問題解決の可能性を見ていたのは明らかである。避妊ピルによって，女性は妊娠性を自己コントロールすることが可能になるばかりではなく，中絶を受けるのに比べてスティグマも罪悪感も抱えることなく性と生殖を切り離すことが可能になる。現時点から振り返ると，もしこの時点で日本でも欧米諸国同様にピルが解禁されていたら，単に避妊の選択肢が一つ増えるばかりではなく，自らの生殖の管理について日本の女性たちのエンタイトルメント意識がより高揚していた可能性もある。浅野もその可能性に気付いていた。

何もピルを飲むことが，女の自立であるといいたいわけではない。産むを選ぶ女は，産むことに，ピルと真剣にとり組むに代わる何かを掴んでいくだろう。「産まない女」の，ピルへ取り組む真剣さとは，生きることへの真剣さに他ならない。（浅野［1972→2008：2］）

ここで重視されていたのは，実際にピルを使うかどうかではなく，ピルへのあるいは生きることへの真剣な取り組みを通じて，自らの主体性と力を回復することであった——今の言葉で言うなら，目的はまさにエンパワーメントだったのである。そのように主体性と力を回復することで，結果的に母性神話に根ざした「罪悪感」ではない「何か」を掴んでいけるのではないかと，浅野は直感していたように思われる。ピルを求める闘争は，女にとって〈出口〉のない「産む／産まないの二者択一」の状況を突破しうる道になる可能性を秘めていた。
　一方，まさにこの女による自発的避妊という〈出口〉を開こうとしたのが，榎美沙子率いる「中絶禁止法に反対しピル解禁を要求する女性解放連合」，略

して「中ピ連」であった。榎をリーダーとする中ピ連は、日本のウーマン・リブ運動のなかでは異色の存在で、マスコミに登場する回数も他のグループを圧倒的に上回っていた（秋山［1993：133］）。なにより、中ピ連は独創的な運動スタイルを採用した。マスコミを信用せず、ミニコミによる情報交換に頼っていた他のリブのグループとは異なり、中ピ連は人目につくピンクヘルメットをかぶってミスコン会場や男の職場に押しかけるといった過激な抗議活動で、自分たちの要求内容をマスコミにしばしば取り上げさせたのである。

　薬学部出身の榎はピルについても詳しかった。ピルの副作用に関する「誤った報道」や「誤解」や「厚生省が作り出したピルはこわい薬というイメージ」が「不必要な不安感を世の中の女性に与えてい〔る〕」（榎［1973：104］）と見た彼女は、1973年6月の著書『ピル』において、ピルのメカニズムや歴史、世界の使用状況、具体的な飲み方、副作用などを解説し、そのアピールに努めた。ニーズ先にありきと考える榎はこの本で、避妊や中絶については、何よりも女性の「必要にこたえていこう」とする姿勢が重要で、「危険が伴うならより安全な中絶方法を」、「ピルに副作用があるのなら、もっと副作用の少ないピルを」求めていこうと提唱している（榎［1973：191-2］）。

　ところが、榎のピル擁護は他のリブの女性たちに共有されずに終わった。秋山は榎のピル擁護について、フランスのエヴリーヌ・スュルロや、アメリカのシュラミス・ファイアストーン（Shulamith Firestone）同様の「生殖テクノロジーにかなり楽観的な期待を抱」く科学万能主義であると、批判している（秋山［1993：123-4］）。だがリブの女性たちに広く見られるピルへの反感は、ピルそのものの問題性や科学万能主義への違和感というよりも、むしろ中ピ連の運動スタイルや榎の行動に対する不信感に根ざしていたようである[5]。1973年5月の『リブニュース』ミニ版1号には榎が支給したピルの試供品を飲んだ女性たちからの副作用の証言も見られ（リブ新宿センター資料保存会［2008：22-3］）、この頃からピルに関して否定的な見解が女性たちのあいだに広まっていったものと思われる。

　1973年10月のリブニュース『この道ひとすじ』第5号の特集は「ピル」であった。ここで編集者たちは、ピルをめぐる様々な政治的背景や副作用などを紹介したうえで「飲ませられる」のではなく、自発的に「飲む人」へと情報発信

をするとしながらも，次のように反ピル的な結論を出している。

> いま言えることは，ピルはある女には危険があり，他の女には，不快感から大きな苦痛や肉体的変化までにわたるさまざまな副作用を及ぼす。しかし，多くの女は，ほとんどハッキリした副作用なしにピルを服用している。……わたしたちはすべての女がピルを使用することについて，十分な情報に裏付けされた決断（バーバラ・シーマンのことば[6]）を下すことができるし，そうすべきだと考えている。（リブ新宿センター資料保存会［2008：76-8］）

つまり，中ピ連を除く大半の日本のリブの女性たちは，ピルを不自然または反自然なものと見なして嫌悪したばかりか，それは女性が自発的に飲むものではないと見た。むしろ男性が避妊の責任を回避するために，あるいは製薬会社や医師たちの利潤のために，女性が飲まされるものと位置づけて，ピルを否定したのである。だが，本当にそれだけだったのだろうか。現在の欧米のフェミニズムを知る目で見ると，榎のピル擁護には，女性の性を母性から切り離そうという欧米のフェミニストとも共通する意識が感じられる。なぜ榎がそのような発想に立てたのかは分からない。いずれにせよ，後に女性党を結成した榎が選挙に敗北したことで，中ピ連は社会の表舞台から消えていった。以降，日本においてピルと中絶の権利を高らかに主張する勢力は目につかなくなり，いったん開きかけた〈出口〉は消え，日本の女性たちは再び出口のない状況に陥っていったのである。

3　ウーマン・リブと障害者運動

ピル以外に，女性たちを解放するもう一つの〈出口〉があった。堕胎罪を撤廃することである。実際，浅野が優生保護法の改悪を，堕胎法を生かして中絶を禁止する「中禁」だと見ていたように，リブの女性たちは当初，優生保護法改悪に反発するのみならず，いやそれ以上に「堕胎罪撤廃」を前面に掲げて主張していた。ところが，以下に示すように，優生主義と中絶許容という二つの役割を併せ持っていた優生保護法の二重性ゆえに，女性たちが避けて通れなか

った障害者との対話を通じて，堕胎罪を撤廃することで中絶のスティグマから脱するという〈出口〉は閉ざされていったように思われる。

1973年半ば頃のリブの女性たちは，優生保護法の改悪は経済条項の削除によって中絶を行いにくくする中絶禁止法だとして「中絶の権利」を主張する人々と，同改悪は現存する障害者差別を隠蔽し拡大するものだとして「障害者差別との闘いを根底にすえた女性解放」を主張する人々とに，意見が二分された[7]（『女性解放』編集部［1973］→溝口他［1994：377-8］）。日本の優生保護法は，そもそも「優生手術」と「母体保護」という異質なものが「両者とも対象が女性」という共通点のために一つの法の中に盛り込まれたものである（末広［1981：58］）。しかもその母性保護は「建前」にすぎず，事実上は「経済条項」という隠れ蓑の下で「自由に」中絶が行われていた（末広［1981：74］）。そのため，保守派の政治家たちが打ち出してきた「経済条項の削除」法案に反対する女性たちの利害が，障害者の利害と衝突するのは必須であった。女性たちの中絶擁護は，優生思想に基づく障害児殺しの擁護と結び付けられ，障害者運動から批判されたのである。

一方で，リブの女性たちは1970年代初めに繰り返し報じられたコインロッカー・ベビー事件[8]や母親による子殺し事件に関して，おおむね子殺しの女に共感する姿勢を示していた[9]。「産めない」ことと「育てられない」ことはともに社会のせいであり，いつ自分が子殺しする側になってもおかしくないと見ていたためである。ところが，そうしたリブの態度が1970年に起きた母親による障害児殺人事件への減刑嘆願運動に発展した時，これに反発した障害者運動側から激しい批判を浴びることになった[10]。確かに障害者のおかれた状況を考えれば，彼らがそこで反発せざるをえなかったことも理解できるし，その底に優生保護法自体が抱える差別性を現実の中絶選択という形で女たちが具現化させられていたという側面もあった。いずれにせよ，この障害者側からの突き上げで，結果的にリブの女性たちは障害者差別の問題を避けて通れなくなったのである。

ただし，リブの時代の女性たちの中でも，先に紹介した中ピ連の榎は，障害者と共闘しない道を選んだ。彼女は「障害者の人たちが今度の改悪を，障害者に対する差別を一層強化しようとするものであるととらえ，その視点に立って

改悪反対を主張するのは当然のこと」だとしながらも，重要なのはあくまで「それぞれが，それぞれのおかれた状況から差別と闘っていくこと」だと考えたのである。中ピ連にとっては，「完全な避妊法も知らされず，女が無理やり生まされたり，堕ろされたり，子を殺されたりすることが社会の悪」なのであり，女性の決定権を確保することが優先課題だとされた[11]。このように女性を母性から切り離すことを重視した点で，榎と中ピ連はアメリカの中絶自由化運動に似ていた（松本彩子［2005：186］）。

　一方，リブ新宿センターを初めとするリブの女性たちの多くは，障害者側の提起に真摯に耳を傾け，より包括的に問題を捉え直した。1973年の『リブニュース』3号は「またまた優生保護法改悪阻止！なのだ!!——『障害者』問題を中心に」との見出しを掲げ，これ以降，「中絶禁止法」という言葉を使わなくなる。この変化について西村光子は次のように述べている。

　　今回の法改正を，最初の提案者・「生長の家」の意図と対峙させると女の決定権を攻撃する〈中絶禁止法〉となる。だが，……タイトルにあるように「障害者」の視点からみると，優生保護法の柱・優生思想を新しい時代に即して徹底させることにあることになる。この間，優生保護法改悪阻止の戦線のなかで女達が障害者から突きつけられた「障害者を殺してきたのは（母）親である」という提起を受け，話し合いを進めてきたことがうかがわれる。（西村［2006：169］）

　結果的に，リブ新宿センターを初めとする日本のリブの女性たちの多くは，優生保護法改悪阻止の闘いのなかで障害者と共闘する道を選び[12]，「産める社会を産みたい社会を」というスローガンを用いるようになった。これは「中絶が女性の権利であるかどうかを全面に出すのではなく，むしろ女性達が産みたいときに自由に産めるような社会を作り出すことが肝要だという，社会改革の側面を強調したスローガン」（森岡［2001：158-9］）として評価できる。だが，一方でこのスローガンでは要求内容が曖昧で，ほとんど実現不可能な理想主義的なものに留まってしまったことも否めない。リブの女性たちがそのような理想主義的な標語を採用したのは，無数の原因が複雑に絡み合った現状の中で具体

的な展望を見出しにくくなったためかもしれない。あるいは，あくまでも女の立場から刑法堕胎罪を批判していたのに，障害者からの思わぬ批判を受けたことで再考を強いられ，他者への共感も織り込んだより包括的でより高次のフェミニスト倫理の段階に突入したのだと見ることも可能かもしれない。いずれにせよ，おそらくそうしたスローガンに切り替えたことで，刑法堕胎罪の撤廃を求める声は聞こえにくくなっていった。その結果，自らを権利主体とし，自己を尊重するという姿勢もまた失われ，結果的に他者への配慮を優先するという従来の「女らしさ」や「母性役割」の範疇に収まるところへ帰着してしまったようにも見える[13]。複雑に絡み合う差別の実態を生きる中で，複眼的な視野を採り入れたがためにかえって求心性が失われた女性運動の主張は，優生保護法の「改悪に反対」する形で，実質的に合法的中絶を受けられるという既得権のみを保持する最小公約数的な獲得目標に絞られていったのである。

　一方，障害者運動からの批判は，女性たちに改めて中絶の意味を問い直させることにもなった。たとえば田中美津は，障害者運動側から突きつけられた問いを，次のような形で自らの同胞である女性たちに向けた。

　女は子の生命（いのち）に対しても，その感性を鈍化させてきたのではないか？　そのような女の意識に便乗する形で，『障害者』を出生前にチェックして，産むか産まぬかを女に選択させようとする試みが，仕かけられようとしてるのではないか？」（田中［1972］→リブ新宿センター資料保存会［2008：27-30］）

女性の自発性の名のもとに優生思想に加担させられることに警戒を発するこの視点は，中絶そのものの合法化をかけて闘っていた1970年代の欧米のフェミニストにはまだほとんど見られなかったものであり，その先見の明は正しく評価すべきである。しかし，田中に代表されるように，あくまでも孕む女を「母」に，孕まれる胎児を「子」に位置づけるリブの言説は，結果的に中絶を母による胎児殺しとみなす反中絶派の二項対立的な枠組みの外に出ることを不可能にしたばかりか，「中絶は母による子殺し」とする二項対立的な言説の枠組みを強化してしまい，母としての経験や立場ではなく，一人の女性としての経験や立場について語ることを難しくする状況を作ってしまったように思われる。続

いて次節では、あくまでも母子を二項対立的に捉える図式のなかから社会の責任を逆照射しようとした田中美津の有名なエッセイが、どのような中絶観を前提にしており、それがどのような倫理的効果をもたらしたのかを検討してみよう。

4　中絶と子殺しの交錯

田中美津がリブの女性たちのみならず、後の日本のフェミニストにも大きな影響を与えたリブの論者の一人であることは間違いない。「胎児の生まれる権利と対峙して、女性の決定権を問い直す」（松本彩子［2005：186］）態度を貫いた田中は、1973年のエッセイのなかで、日本脳性マヒ協会の「青い芝の会」による「障害者は殺されるのが当然か!!　優生保護法改悪案に反対する」という訴えを引き合いに出して、次のように述べた。

> 誤解のないようにくり返そう。社会の悪はどこまでも社会の悪として追及せねばならない。しかし、「こういう社会だから」「胎児は人間ではないから」という理屈をもって堕胎を肯定しようとしても、しきれないものが己の中にあり、それを問いつめることを回避しては、子供の命を神聖化する考えにあたしたちは勝てない。それは倫理やエセヒューマニズムとは関係ない地平における、生命（いのち）の持つ意味に対する問いかけである。（田中［1972→1994：61-4］）

社会が悪いから中絶するという自己弁護で、「おんなの子宮の犠牲の上に居直っている社会」を肯定してはならないとして、田中は次のように宣言する。

> ……中絶させられる客観的状況の中で、己の主体をもって中絶を選択する時、あたしは殺人者としての己を、己自身に意識させたい。現実に子は死ぬのだし、それをもって女を殺人者呼ばわりするのなら、敢えて己を罪人者だと開き直らせる方向で、あたしは中絶を選択したい。
> 　あぁそうだよ、殺人者だよと、切りきざまれる胎児を凝視する中で、それ

を女にさせる社会に今こそ退路を断って迫りたい。(田中 [1972→1994:61-4])

　自らの加害者性を問う田中の態度は，女性に加害を引き起こさせるものを批判的に解明し解消することを目指すものだったと，川上睦子は評価している (川上 [1997:30-7])。また森岡正博は，胎児の生命を絶つという事実から目をそらさず，中絶する自分を殺人者と捉える見方から，「自分が殺人者とならざるを得ないようになっている社会」の構造への問い，さらにその背後には「殺人や生命の殺戮なしには生きていけない人間存在」への根本的な問いがあると言う (森岡 [2001:169])。こうした評価はそれぞれ妥当なものであるが，ここでは田中の呼びかけが後の欧米のフェミニスト倫理における議論を先取りするものでもあったことを付け加えておきたい。
　たとえばアリソン・ジャガーは，ノンフェミニストの倫理には女性の視点が欠けていることを批判[14]する一方で，そうした視点の欠如を埋めるのがフェミニスト倫理の役割であるわけではないとした。なぜならジャガーにとって，フェミニスト倫理は女性だけではなく「みんな (everyone) の利害」に配慮すべきものだからである。こうしたフェミニスト倫理の考え方について，トングは次のようにまとめている。

　　フェミニストの倫理へのアプローチは，女性の道徳的関心事に敏感であると同時に，文化的に望ましくないとされるジェンダー——この場合，「女らしい (feminine)」あるいは「女性の (female)」とされるジェンダー——の一員であるということが，女性たちの道徳的および人格的，ならびに政治的，経済的，社会的なディスエンパワーメントに続いているというその仕組みに敏感であるという点で，ノンフェミニストの倫理へのアプローチとは異なっている。(Tong [1997:51])

　前章で述べた通り，フェミニスト倫理の論者たちは，ジェンダー差別のみならず階級差別やエスノセントリズム，ヘテロセクシズム，健常者優位主義など，あらゆる「人間を支配し従属させる他のパターンの非道徳性」も批判した (Tong [1997:49])。こうした捉え方は，田中美津を初めとするウーマン・リブの態度

と共通しており，むしろリブのほうが先に気付いていたことは注目に値する。

ただし本書の関心に立ち返ると，田中の言葉にいくつかの看過できない問題が含まれていることは否定しがたい。第一に，中絶で殺されるのは「子」であり，殺すのは「女」であると二項対立的な枠組みで母子を捉えた上で，両者の被害・加害関係を強調している点である。レトリックとしていったん反中絶派の前提を肯定したという見方も可能だが，仮にそうだとしても，現代日本社会において「母が子を殺す」というイメージはあまりにも凄惨でインパクトが強い。そのため，このメッセージの読み手の意識は「女性の加害者性」ばかりに集中してしまうことになり，討つべき「社会の加害者性」の像はかえってぼやけてしまうのではないか。そればかりか，そもそも討つべき仮想敵を「社会」と位置づけていたこと自体があまりに漠然としており，まだ運動としての方向性が明確化されていなかったことが窺われる。

第二に，「殺人者としての己」，「子は死ぬ」，「罪人者」といった過激な言葉による自己断罪は，田中に同感できない人々，特に中絶を肯定的に捉えていた女性たちや，必ずしも罪悪感だけではなく不当感を覚えていたり，あるいは「なぜ私が中絶しなければならないのか」という怒りを抱いていた人々までも沈黙に追いやった可能性がある。実際，日本の女性たちが優生保護法の意図せざるメリット——歴史的に早い時期に安全な中絶を簡単に利用できるようになったという恩恵——を受けてきたのは事実である（ノーグレン［2001→2008：260］）。また心理学的に見ても，中絶直後の女性は「やっと自分の人生が前に進められる」という思いから「安堵」を感じるのが一般的だとされる（デュ・ピュイ他［1997→2003：60］）。ところが日本では，「中絶は自由である，権利である，などと気易くはとても言えない」（田中［1972］）といった強い断罪の言葉が支配的であったため，中絶を受けられることの喜びや安堵は語られず，隠蔽され，その一方で確かに存在している「混乱，罪悪感，怒り，悲しみ，不安」などの複雑な感情（デュ・ピュイ他［1997→2003：60］）ばかりが表出され，しかも強化されていった。そうなると，中絶を無事に終えられた喜びや正しい選択だったという確信や，中絶の選択が自らの人生に及ぼしたポジティヴな結果について表明することが抑制され，女性同士で体験を共有することさえも妨げられる[15]。結果的に女性たちは分断されてしまい，「女性の経験」を語り合うことから自

分たちなりの中絶観を打ち立て，〈中絶のスティグマ〉に抗する道が閉ざされてきたように思われる。

　第三に，技術の観点から見るなら，田中の「切り刻まれる」という穏便ならぬ表現は，明らかにD&C（拡張掻爬術）あるいは中期中絶のD&E（拡張除去術），さらには妊娠後期のD&X（拡張挽出術）までも連想させるものである[16]。

　すでに「子」と位置付けられた胎児に対して「切り刻まれる」といった表現を用いることは，聞き手に実際以上に残虐な印象を持たせる。現実から離れた中絶のイメージは，女性の苦悩を不要に強めることがある。たとえばコーネルが引用している「自己損傷的な堕胎に対する彼女のひどい苦しみ」を表現したある小説の女主人公は，自己堕胎によって出てきたものが「嫌な臭いのする粘液性の血のかたまり」にすぎなかったにも関わらず，「自分の胎児をすでに赤ん坊としてイメージしていた」ために「ひどい苦しみ」を味わうことになったという（コーネル[1995→2006：119]）。この小説との類推で捉えると，田中の言葉が例示しているような残虐性を強調した中絶イメージは，自らの罪悪感の発露としてある種のカタルシスをもたらしたかもしれないが，それとともに，あるいはそれ以上に，罪悪感の中身を具体的に想像させる契機となり，中絶を受けた女性たちを後々苦しめる結果になった可能性もある。また，そのようにインパクトの強い表現を用いたことで，果たして「社会」の側が痛みを覚え反省したかといえば，それは非常に疑問である。むしろ社会の側にとってそこに描かれた残虐性は，〈中絶のスティグマ〉をさらに強化し，女性たちを責めさいなむ材料になってしまわなかっただろうか。

　さらに，すでに見てきた通り，日本では単なる〈胎児の可視化〉ではなく，中絶を批判する意図での〈中絶胎児の可視化〉が積極的に行われた。また，メディアで可視化される胎児のほとんどは週数が進んで人間らしさを獲得した後の胎児であり，嬰児との共通点が強調されることも多い。「赤ん坊のような胎児」が「切り刻まれる」というイメージは，あまりに凄惨である。しかし少なくとも現在では，9割以上の女性が受ける中絶は妊娠2ヵ月未満であり，医学的にはまだ胚と呼ばれ，メディアが供給している胎児のイメージに比べてはるかに未発達で小さく[17]，比較的人間らしさも乏しい段階だというのが実態である[18]（岩月[1983：123-4]）。その事実が忘れ去られている。

また，リブの女性たちが，自らの経験に基づく事実を直視するよりも，プロライフ派が主張するような「受精から一貫して生命」という観念を内面化し，「子殺し」のイメージから逃れられなかった理由の一つは，大量の中絶が行われてきたという歴史的事実と無関係ではないだろう。リブの女性たちの母の世代は，1950年代半ばをピークとする大量中絶時代を生きている。娘世代の彼女たちは，へたをすると自分たちをも殺しかねなかった母たちの行為を断罪したいという潜在的な願望を抱いていたのかもしれない。この点については，母娘の複雑な心理として，もっと研究される必要があると指摘するに留めておく。

　いずれにしても，日本が「中絶天国」と非難されていたことや，アメリカの女性健康運動のように自ら違法中絶を手がけるほどの必然性に迫られたことがなかったことから，リブの時代を生きた女性たちの大半が中絶は「必要悪」だという見解から抜け出せなかったようである。特に，障害者運動とのやりとり[19]以降は，中絶のポジティヴな面を主張することは抑制されたように見える。

　ここでもう一つ，中絶技術の問題が絡んでいることを指摘しておきたい。初期中絶のために全身麻酔が用いられている日本では，たとえ中絶経験があっても，自分のからだに何が行われたか，胎児がどのような様子だったかといった事実を知らない女性が多い。中絶の経験がある女性でも，実際の手術や胎児に関する記憶はまさに「空白」なのである。岩月澄江は，渡米した友人が経験した局所麻酔によるVAと，日本で別の友人の手術に立ち会った全身麻酔のD&Cを対照することで，全身麻酔による中絶では女性たちの体験が「空白化」し，「他の誰かに，代弁されてもまとめられても気付かなくなってしまう」と指摘している（岩月［1983：119-23］）[20]。「空白化」した女性たちの体験を埋めるものは，第三者の心無い言葉やスティグマを伴うイメージだったのかもしれない。

　川島晴代というある団体職員の女性は，28歳の時にサンフランシスコで自らが中絶を受けた経験を綴った手記の中で，中絶前の自分が抱かされていた先入観と，その先入観を180度転換させた自分の中絶体験の落差を明らかにしている。手術前，カウンセリングと検査を受け，心配には及ばないと言われながらも，不安を抱えながら手術室に向かった時のことを，彼女は次のように述懐する。

いよいよ手術だ。こわい。身を切り刻まれる恐ろしさ，人間になるかもしれないものを抹殺するという恐さ，暗く冷たい説明できない漠然とした恐怖が目前に広がる。……身構えてこわごわドアーをあける。(川島 [1983：38])

このように残虐性や冷酷さを予測しての恐怖と罪悪感が混じり合った〈中絶〉のイメージは，中絶に対して批判的かどうかを超えて，多くの日本人に共有されているに違いない。「身を切り刻まれる」という言葉から，D&Cへの不安も見て取れる。日本で全身麻酔の手術を受ける女性たちは，こうしたイメージを実体験によって書き換えることができない。だが麻酔によって意識が消失することのなかった川島にとって，結果的に中絶手術は当人にとって思ってもいなかったエンパワーの体験になったのである。身構えて開けた手術室のドアーの向こうで彼女を待っていたのは，先入観を覆されるような光景だった。

そこはハウスプラントが下がり，窓から陽光がそそぐ明るい小さな部屋だった。ものものしい医療機械や，鈍く光る器具は見あたらなかった。クレゾールのいやな臭いもなかった。診察台に腰掛け，すみにボックスとみかんの小箱くらいの大きさの機械があるだけだった。若い女性が親しげに声をかけてくる。雑談しているうち不安がだんだん沈まっていく。私の係の先生は経験のある女の先生だと聞き，大分安心する。日本の産婦人科に行ったことのある私の予想とは大分違っていた。
　少したつと先輩の感じのいい女性が現われ，親しげに話しかけてきた。「仕事は？　学生なの？」。雑談しながらも手を動かす前に，逐一，これから何をするのか説明してくれる。スペキュラムは温かかった。子宮ガンは心配ないとのこと。そして子宮の入り口を少し広げるため，わずかな局部麻酔をする。意識は全くハッキリしているので一部始終，何が行われているのかが，確認でき，安心感がある。細いチューブが子宮の入り口とミカン箱位の機械につながれる。スイッチを入れるとガーという機械音があたりに鳴り響く。医師のいうとおり下腹部が収縮する鈍い痛みがおこる。私の中のものがとりだされた証だ。ごめんなさい。もう二度とこんなことはしないからと祈るような気持だ。

すんだ。手術はあっけない位に簡単に終わってしまった。わずか数分間の出来事だった。自分が何をしたのか，この目で全部確認しておきたい。思いきって私の体内からとりだされたものをみせてもらう。小さな器に入れられた，赤い少しドロッとしたものを目をこらしてみる。肉眼では何も確認できなかった。そして確認できなかったことが私をホッとさせた。(川島 [1983：38-40])

　その後の休養室でスタッフから受けたサービス，パートナーの男性がずっと側にいられたことなど，「細かい心づかいのひとつひとつ」に川島は感銘を受けている。「中絶自体はいやな経験だが，私はそれをとてもいい環境で受けられた」と思い，「一言なんか言われたらくずれそうな私を無言で女たちがささえてくれていた」ことのありがたさを実感する。そして，「その過程全体を通じて常にやさしく励ましてくれたことを，肌でひしひしと感じた」ことで，「女の思いの体現，運動の成果」を見て取るのである (川島 [1983：38-40])。こうしたシスターフッドへの感謝は，次の運動を生んでいく女性たちのパワーの源になるだろうと予感される。

　もちろん，すべての欧米の女性たちが中絶のタブーと無関係に生きているわけではないし，常に川島が受けたような温かい中絶[21]が経験できるとも限らないだろう。しかし，VAとともに局所麻酔が導入され，女性たち自身が中絶を「経験」するようになったことは，すでに述べた通り中絶ケアそのものを改善させる契機になりうるし，女性たちが自らの経験を言葉で共有できるようになったことは，第三者が作る「罪悪としての中絶」物語と女性たちによるその内面化が織りなす悪循環の環にほころびを生じさせたであろうことは間違いない。

　日本の女性運動がこれまで〈中絶〉の前提として全身麻酔とD&Cを想定してきたのは，実際にこの方法が多かったためにほかならない。しかし，そのように女性たちに証言者となる可能性を与えない術式が常識とされ，放置されてきたことで，女性たちは自分の〈中絶〉を自分の言葉で語る契機が得られず，中絶への罪悪視を内面化して，当事者でありながら沈黙し続けてきたのである。

　対照的に，欧米の女性運動では中絶の当事者たちがしばしば発言し，中絶体験を語り継ごうとしてきた[22]。そうした中で，先に触れた初期中絶が「扁桃腺

の除去手術より安全」という主張がインパクトを持ち，しばしば引用されてきた。こうした発言について，日本のフェミニストは強い違和感や拒絶感を表明し，「非合法中絶という想像を絶する危険に対して闘っていた段階では，この段階[23]まで手が届かなかった」（秋山［1993：161-2］）のではないかと解釈してきたりした。それも一面では当たっている。事実，「ボストン『女の健康の本』集団」の著者たちは，「妊娠12週以内の中絶は，扁桃腺の除去手術より安全なくらいだと主張していたが，その時わたしたちは，中絶は精神的にも扁桃腺除去と同じ程度のものだというニュアンスで語っていた。それは真実ではなかった」と反省し，「中絶の精神的副作用」の存在を認めている（ボストン「女の健康の本」集団［1974：180］）。

　アメリカの女性たちが，「非合法中絶によって女性が殺される状況」（ジョンセン［1998→2009：367］）のなかで，胎児生命への配慮を根拠に中絶を取り締まろうとする人々に対してあえて挑戦的な態度を取ったというのは一面の真実であろう。しかし，〈中絶〉を観念的に捉えるのでなく，具体的で物理的な手術として捉えるなら，他の解釈も成り立つ。扁桃腺うんぬんが持ち出されたのは，実際にその手術で除去されるものと，VAで排出されるものが似ていたとか，手術の規模として同等だったといった素朴な実感に基づいていた可能性もある。アメリカの女性運動は，「妊娠中絶は医学的に見て危険だから禁止すべき」という中絶禁止派に抗する必要があり[24]，だからこそ「経験」を持ち出して安全性を主張したのかもしれない。さらに，中絶罪悪視に反発する気持ちもあったに違いない。いずれにしても，手術の経過を知らない日本人女性とは違って，局所麻酔で中絶を受けた欧米の女性たちは，ちょうど上記の川島がそうであったように，「予想していたよりはるかに軽い手術だった」という自らの偽らざる実感を他の女性たちに伝え，社会に証言することができたのである。

　このことから逆に，中絶手術を扁桃腺の除去手術になぞらえたことに対する日本女性の拒絶反応は，日本人にとって〈中絶〉がいかに重篤なものとして認識されていたのかの表れのようにも見える。そこにはスティグマに基づいた「自罰的」な態度も感じられる。中絶は安全で快適であってはならない，と彼女たちは心のどこかで思い込んでいるようにも見える。二度の妊娠をし，一度は中絶，二度目は出産したある女性は，「中絶の時には駅の裏側にある薄汚い産科

医院に行ったが，お産の時には駅の表側にある大きな総合病院に行った」と語ってくれた。なぜ違うところに行ったのかと問うと，「中絶する自分を罰したいという気持ちが心の奥にあったような気がする」と答えた。また，すでに述べた通り，学会で私が中絶薬やMVAの導入で女性にとっての中絶経験が改善されるといった内容の発表をした時，産婦人科医から「より良い方法を採用したら，気軽に中絶をする人が増える」と批判されたこともある。両者の発言の奥には，中絶はあくまでも悪いことであり，女性に対する罰の形を取ることでようやく許されるといった見方が共通している。

中絶をあくまでも「必要悪」に留めておく視点からは，女性の自律と自由を旨とするリプロダクティヴ・ヘルス＆ライツの議論にはなかなか行きつかないであろう。しかし，1980年代後半の一時期，日本でも「女性の自己決定権」という言葉で女性による決定が肯定されたことがあった。次節では，その成り行きと結果を見ていこう。

5　女性の自己決定権と生命倫理

1970年代初めから1980年代初めにかけて，優生保護法から経済的理由を削除することで実質的な中絶禁止をもくろむ保守派の動きが二度にわたってあり，女性たちは優生保護法改悪阻止に向けて一致団結した。結局，政治的な駆け引きによって法改正は行われなかったのだが（ノーグレン［2001→2008：120-30］），この間の女性たちの意識の変化は，彼女たちの掲げたスローガンから窺える。第一次優生保護法改悪阻止闘争の時，リブ新宿センターを中心とする日本のリブの女性たちは，「産める社会を産みたい社会を」と叫んだ。その後，1982年に結成された阻止連メンバーの大橋由香子によれば，第二次優生保護法改悪阻止闘争時の阻止連は，「産むのは女（わたし）たち，産まないと決めるのも女（わたし）たち」というスローガンを掲げて運動に参加していたのだが，メンバーたちは「産む産まないは女が決める」と思いながらも，「産む産まないは女の権利」と言うことには「ためらい」を感じていたと言う（柘植・加藤・大橋［1996：23］）。

この「ためらい」の裏には，権利のみでは割り切れない中絶への複雑な思い

がありそうだが[25]、その数年後に登場した「自己決定権という言葉は、わりとすんなりと自分たちの主張を表す言葉として、使えるようになった」と大橋は述懐している[26]。その理由を推測すると、一つには妊娠したことに気付いた女性たちは、最初から産むか産まないかのどちらかの立場に分かれていたわけではないため、「産む権利」と「産まない権利」という表現はなじまないが、「自己決定」の方は、自らの置かれた状況をまるごと抱えてどちらにすべきか悩みながらも最終的には自分で決めていくという実態に即していたのではないだろうか。また、女性にとっては産む決断も産まない決断も自分で自分の生き方を選び取ることだという考え方が、しっくり来たのかもしれない。あるいは単に「産まない権利」や「中絶の権利」を前面に出さない表現であるため、口にしやすかったのかもしれない。いずれにしても、優生保護法改正闘争の終了後、中絶にまつわる女性の権利を表すキーワードの一つとして「自己決定権」という言葉が使われるようになったことは間違いない。

　では、いつ頃から「自己決定権」という言葉が日本国内で使われだしたのだろう。上記の大橋が司会を務めた座談会の中で、柘植あずみは「1980年ごろ大学の女性論ゼミで中絶のことをとりあげたけれども、自己決定権という言葉の記憶はない……その言葉を明確に意識したのは、87年に『私事と自己決定』（日本評論社）という法学者の山田卓教授が書かれた本を読んでから」だと述べている。加藤秀一も、1983年に大学に入って1985年に金井淑子の文章でリプロダクティヴ・フリーダムという言葉を知って興味をもつようになり、研究を進めて1990年に「女性の自己決定権の擁護」という論文を発表するに至っている（cf. 岩本［1992］）。こうした証言から、どうやら「自己決定権」という言葉が国内で使われだしたのは1980年代後半のことらしい。

　加藤の上記論文は、1986年に法哲学者の井上達夫が『メタ・バイオエシックス』という本の中で胎児の生命権を擁護する反中絶論を展開したことに対して、「女性の自己決定権」を持ち出して反論したものである。江原由美子は、両者のやりとりを「真正面から『胎児の人権』と『女性の人権』を問題の争点として論争した数少ない論争の一つ」と評価して、自らの編著『生殖技術とジェンダー』に収録した[27]。

　井上と加藤それぞれの主張と江原の解説について詳しくは上掲書を参照して

いただくことにして，ここで確認しておきたいのは，ちょうど生命倫理学が日本に定着しつつあった萌芽期に起きたほぼ唯一の本格的な中絶論争と言われる井上と加藤の論争によって，国内の生命倫理学での中絶問題の見方に一定の枠組みが提示されたことである。この枠組みの特徴の一つは，中絶問題を「胎児の生命権」と「女性の自己決定権」の葛藤として二項対立的に捉えることである。もう一つの特徴は，現に中絶を受けている女性たちの姿や現に行われている中絶医療などがほとんど考慮されない抽象論に終始していることである。

　ただし，〈胎児〉と〈女性〉を対立的に捉えた抽象的な中絶是非をめぐる議論は，欧米の初期のバイオエシックスでも盛んに行われていたし，井上と加藤の論争も，欧米のバイオエシシストたちの議論に大いに依拠していた。バイオエシックスは1960年代末にアメリカで生まれた新しい学問である。この学問が「バイオエシックス」または日本語に訳した「生命倫理（学）」という名前を冠して日本国内に本格的に導入されるようになったのは，1980年代後半のことである。1988年には日本生命倫理学会が設立され，欧米におけるバイオエシックスの議論を翻訳・紹介した日本初の本格的なバイオエシックス論集『バイオエシックスの基礎——欧米の「生命倫理」論』も刊行された。翌年1月の『朝日新聞』社説は，「ことしは『生命倫理（バイオエシックス）本格化元年』といった趣がある」としながら，日本の生命倫理の問題点として「極端につまみ食い的」，「意志決定法の日本的変容」，「直輸入への偏向」という三つの傾向に警告を発していた（『朝日新聞』1989年1月16日朝刊）。実際，1988年に加藤尚武と飯田恒之が「草創期から現在にいたるバイオエシックスの全体像が見えてくるような論文集」を意図して編纂した『バイオエシックスの基礎——欧米の「生命倫理」論』であるが，以下に示す通り，その中絶にまつわる章は「つまみ食い的」な問題を抱えていたと言わざるをえない。

　『バイオエシックスの基礎』は，全6部のうちの第2部で「人工妊娠中絶」を扱っている。掲載された論文は，メアリー・ワーノック「体外受精をめぐる倫理的問題」（Warnock［1983］→加藤・飯田［1988：69-81］），ジュディス・トムソン「人工妊娠中絶の擁護」（Thomson［1971］→加藤・飯田［1988：82-93］），マイケル・トゥーリー「嬰児は人格を持つか」（Tooley［1972］→加藤・飯田［1988：94-110］）の3本であり[28]，いずれも原文を一部割愛した「削除版」として収録

されている。この削除の方針の問題性については後で触れることにして，先にその邦訳タイトルからすれば中絶そのものがテーマでないように思われるワーノックとトゥーリーの論文が，「人工妊娠中絶」の章に盛り込まれた理由を検討したい。

　理由の一端は，編者の一人飯田恒之が1985年に雑誌『理想』に寄せた文章に窺える（飯田［1985：185］）。飯田は，体外受精胚，胎児，嬰児といった「人」としての地位が曖昧な存在の受けとめ方が人々の「希望やどん欲な心の影響」をしばしば受けていることを憂えており，「権利義務の観点から世界をとらえる」ような「特定の関与の仕方そのものが，多分に任意であり罪深い身勝手なもの」（飯田［1985：185］）であると批判する。これを中絶にあてはめれば，おそらく飯田は〈胎児〉という「あいまいな存在」を——たとえば倫理的，法的な配慮が不要なものとして——恣意的に位置付けて中絶の自己決定権を主張することを「罪深く身勝手」だと批判的に見ていたのだと考えられる。そうした意識が『バイオエシックスの基礎』の中絶の章における論文選定と，削除の方針に影響した可能性がある。

　さて，臓器移植に用いられる「卵や胚（胎児）や予備の胚（胎児）と母親の関係からして，それらの利用には母親の同意が不可欠」だと主張するワーノックの論文が「人工妊娠中絶」の章の冒頭に収録された理由を考えてみよう。この論文は直接的に中絶の倫理に関わっておらず，両者をかろうじて結んでいるのは「母親と胎児の関係」である。このワーノックの論文について，編者の一人加藤尚武は「単純な功利主義」を退けて「提供者の使用拒否権を認めるという点」を評価し，「ここには道徳というものを，様々な感情が折り合わされた複雑な恐れや自戒の組み合わせだと考える円熟した見方が背後にある」（加藤［1986：43］）と賞賛していた。つまりここで賞賛されているのは，妊娠した女性が胎児に抱く感情を価値のあるものと位置付け，その価値に対して道徳的な配慮をすることが重要だとする見方である。ここで価値ある感情とされているのは，通常「母性」という言葉で呼び倣わされているものにあたるだろう。つまり，ワーノックの論文を「中絶」の章の冒頭に置くことで編者たちは，この価値ある「母性」という感情に照らして〈中絶〉を判断するという枠組みを提示しているのだと捉えることができるのである。この解釈は，中絶の権利を主

張する女性たちを「罪深く身勝手」だとする見方とも整合性がある。

　このように考えると，女性の中絶の選択を擁護するトムソンの論文は，おそらく『バイオエシックスの基礎』の編者たちとは本来意見を異にする内容だったはずだと推測される。しかしそれでもこの論文が収録されたのは，アメリカの重要な哲学論集『哲学と公共領域』第一巻に掲載され，「倫理学の入門過程に参加した米国の学生にとって一番有名」（ジョンセン［1998→2009：371］）だと言われるトムソンのこの論文を，その欧米での位置づけに照らして無視できなかったためであろう。だが，加藤と飯田の論集はバイオエシックスの議論を網羅的にかつコンパクトに紹介するための方途として各論文を部分的に「削除」するという方針を採用しており，掲載論文のテキストを「削除」する裁量は編者たちに委ねられていた。しかもはしがきにおいて「われわれの『削除版』が『完全版』よりも著作として優れていることを疑わない」（加藤・飯田［1988：vii］）とあることから，その削除が決して場当たり的なものではなく，明確な意図をもって行われたことが窺われる。しかし，トムソンの論文についてこの削除版におけるテキストの「刈り込み」がどのように行われたかを細かく見ていくと，非常に恣意的に，しかも原著者の意図に反した形で行われたことが浮かび上がってくるのである。

　『バイオエシックスの基礎』に収録された削除版の「人工妊娠中絶の擁護」をトムソンの原文と照らしてみると，削除版では1行から100行以上にわたって計20箇所，全体のおよそ3分の1が削除されていることが分かる。削除が行われたこと自体は紙幅の制約等があって仕方がなかったと言えるかもしれないが，その削除箇所の選定は納得しがたいものがある。まず，第7章で述べたように，ブーニンやトライブがトムソンの論文で最も重要だとしていた「善きサマリア人論」にまつわる節はまるごと消えており，トムソンの論文の本旨である中絶擁護の論拠がいくつも削除されている。また，思考実験を含む複雑な議論の中で，トムソンがところどころ自らの見解を明示することで論理の筋道を明らかにしているような部分が繰り返し削除されており，結果的に，非常に誤読されやすい文章になっているのである。

　具体例を挙げて見ていこう。原文でトムソンは，中絶に反対する人々が，「胎児は受胎の瞬間から人間である」という前提から「中絶は道徳的に許容されな

い」という結論を導く議論——トムソンが「すべりやすい坂道論」と呼んでいる議論——に，「相当に，かつ無批判的に依存していることには当惑させられる」（Thomson［1971］→トムソン［2011：11］）と難じているのだが，この部分が削除されている。さらに，「厳密に，いったいどのような道筋をたどれば，この前提から，『中絶は道徳的に許容されない』という結論にたどり着くのだろうか？一般に中絶反対派は，胎児は一人のひとであると立証することにありったけの時間をつぎ込み，この前提から中絶の非許容性に至る段階を説明することにはほとんど時間をかけていない」（Thomson［1971］→トムソン［2011：12］）という指摘の部分や，さらに「私が思うところでは，中絶反対派の論証のステップは簡単でもなければ明白でもなく，通常行われている以上に綿密な検証を要するものであり，綿密な検証を行った暁にはむしろ受け入れがたく感じられるに違いない」とトムソンが自らの議論を展望した部分も削除されている（Thomson［1971］→トムソン［2011：12］）。そして，上記の数文が消えた結果，次の部分でトムソンが反事実的な仮定を行っているという明らかな事実が，全く分からなくなってしまっている。

　「胎児は受胎の瞬間から人である」と一歩譲って認めることにしよう。ここから議論はどのように進行するであろうか。（加藤・飯田［1988：83］）

　先に指摘した削除部分を知らないまま上の2行を読んだ読者は，トムソンが「胎児は受胎の瞬間から人である」という議論を反事実的な仮定として採り入れたのではなく，前提として採用したのだと誤解してしまうのではないだろうか。だが実のところトムソンは，あくまでも議論のために「胎児が受胎の瞬間からひとである」（Thomson［1971］→トムソン［2011：12］）という中絶反対派の前提を採用したのであり，そこから得られる結論を否定していくことで，この仮定そのものの問題性を浮かび上がらせようとしていたのである。有名なヴァイオリニストの事例を初めとするユニークな思考実験はそうした意図により展開されたわけだが，削除版では上記のように論文の目的を示した部分が分かりにくくなっているのみならず，なんと次の結論部分さえそっくり削除されている。

中絶反対派の慣行に従って，私はここまでずっと単に胎児がひとであるものとして述べてきた。私が一貫して問うてきたのは，胎児がひとであるという前提から始まり，またこの前提に立たねば始まらない議論が従来の結論〔引用者注：中絶は道徳的に許容されない〕を支持できるかどうかであった。以上の議論で，それが支持できないものであることは論証された。(Thomson [1971] →トムソン [2011：32-3])

「削除版」では，この結論を含む終盤部分が150行ほど削られているばかりか，この結論に至るための論拠やそのまとめがところどころ抜けているため，論旨が全くもって読み取れない。結果的に，削除版においていかにも結論のように読めてしまうのは，「中絶を受ける女性は不道徳だとしても法的に不正ではない」と論じた次の部分である。

そういうわけで私自身の考えでは，たとえあなたがバイオリニストの彼に必要なその１時間，あなたの腎臓を使わせるべきであっても，そこからわれわれは，彼にはそうする権利があると結論づけるべきではない。もしあなたがそれを拒絶するなら，あなたはチョコレートを１人占めして１個もあげようとしない，あの少年と同じく実際自己中心的で，薄情で，無礼な人ではあるが，しかし不正なのではない。同様に，レイプされて妊娠したある女性が未誕生の人物に対して必要な時間だけ，自分の体の使用を許すべきだというような場合を想定してみて，だからといってわれわれは，そこからその人物にはそうする権利があると結論づけるべきではない。むしろわれわれは，彼女がそれを拒むなら彼女は自己中心的で，薄情で，無礼ではあるが，不正をはたらいているのではないと結論づけるべきである。(加藤・飯田 [1988：92])

原文では，この部分の記述を「しかしながら」(however)で受けて一蹴し，「誰も他者を生かしておくために多大な自己犠牲を払うことを道徳的に要求されることなどない」とまとめて，第7節の「善きサマリア人論」——「一部の人が生まれつき善きサマリア人になることを強制されるような状況」を周囲の人々が認めるのかどうかの問題——を展開していく。ところが削除版の論文では，

上記の「しかしながら」以降，結論が提示されていく第6節と第7節がまるごと削除されているために，トムソンの議論の結論が読者に分からずじまいになるばかりか，まことに論旨一貫しない出来の悪い論文に読めてしまうのである。この削除版を読んでトムソンの議論への興味を失った人がいても，全く不思議ではない。

結果的に，削除版のトムソンの論文は「婦人の自己決定論の立場から人工妊娠中絶やむなしの結論に至る」(飯田［1985：185］)という飯田の評が妥当であるかのように誤読される内容になってしまった。すなわち，自己決定権というものは，たとえ合法的であっても，胎児生命を殺すことをやむなしとする自己中心的で薄情な倫理的には許しがたいものだという評価が当てはまるような内容に読めてしまうのである。

さて，『バイオエシックスの基礎』の「人工妊娠中絶」の部を締めくくる論文は，トゥーリーの「嬰児は人格をもつか」である。この論文は〈胎児〉はおろか〈嬰児〉であっても人格要件を満たさないので殺しても構わないといった立場をとっており，つまるところ極論である[29]。だが削除版のワーノックとトムソンの論文で中絶の自己決定の非倫理性を確信した読者は，トゥーリーの論文を読むことで，胎児の権利の無視は他の生命軽視にもつながりうると早計してしまいかねない。こうして，『バイオエシックスの基礎』の「人工妊娠中絶」の部では，かなり恣意的に削除されたトムソンの論文に加えて，中絶そのものを論じていない他の2本の論文の削除版によって，まさに飯田が批判するような中絶を「罪深い身勝手な」ものと見る見方が構築されているのである。

ただし本書では，飯田や加藤が女性差別的であるとか，女性の権利に対して敵対的であったという批判を行うつもりはない。むしろ彼らは，日本の生命倫理創成期における問題関心に忠実であったのだと考える方が妥当のように思われる。当時の日本の生命倫理学者にとって，すでに法的に決着のついている中絶よりも，むしろ今まさに政策が決定されようとしている「脳死」のほうが緊急かつ大きな問題として認識されていたとしても不思議ではない。いやむしろ，脳死という新しい問題が出て来たことで，大勢の学者がバイオエシックスに目を向けたと言った方がよいかもしれない。国内では，厚生省は1985年に脳死判定基準としての「竹内基準」を発表しており，同年に脳死立法を目指す生命倫

理研究議員連盟の設立総会が開かれた。さらに1987年には日本医師会生命倫理懇談会が脳死を個体死と認定するといった一連の動きがあり、活発な議論が交わされるようになった。そうした議論を背景に、上記の『バイオエシックスの基礎』を編纂する際に、「人工妊娠中絶」にまつわる膨大な論文の中から脳死の問題と接点をもち、なおかつ女性の自己決定権に対抗するための立論を可能にする「胎児の道徳的地位」に的を絞って「つまみ食い」したというのが事の真相に近いのではなかろうか。彼らは、おそらく声をもたぬ脳死患者や胎児の生命権を代弁するという彼らなりの倫理観に基づいて行動したのであろう。

　だが、仮にそうだとしても、『バイオエシックスの基礎』は結果的に日本の生命倫理学におけるその後の中絶論の枠組みを「胎児対女性」の二項対立論に定置し、「中絶を受ける女性は罪深く身勝手」だという見方を広める役目を果たした。また、それによって日本の女性たちの中絶にまつわる沈黙をさらに深める効果も及ぼしてしまったように思われる。

　なおこの種のノンフェミニストによる「胎児か女性か」の二項対立の抽象的な中絶是非論は、欧米でも日本国内でも（圧倒的な量の差はあるものの）延々と行われているが、この論争に最終的な決着がついたことは一度もないと断言してもいい。1994年のカイロ会議以降、国内で中絶をめぐる議論が再燃した時にも同種の議論が繰り返された。たとえば、1996年の『インパクション』6月号は「優生保護法と自己決定権」を特集し、同じ年の『現代思想』8月号も「自己決定権」の特集を組んでいるが、そこで論じられる権利は観念的なものに止まり、現実の女性たちが抱えている社会的、政治的、文化的な状況の変革に向かうことはなかった。結局、「女性の自己決定権」は女性の実感に基づいた権利主張というよりも、バイオエシックスの論者たちによって「胎児の生命権」と二項対立的に論じられる概念として日本社会に定着してしまったように見える。そればかりか、中絶の痛みを抱えている女性たちを沈黙させる二項対立的な倫理議論の抑圧性は、ほとんど語られることもなかったのである。

6　中絶問題からリプロダクティヴ・ジャスティスへ

　本書では、日本における中絶の諸問題を海外との対比も交えて様々な角度か

ら検討してきた。

　日本において，中絶医療にまつわる問題群があることはもはや明白であろう。日本の中絶医療は，「ガラパゴス化」している。少なくとも世界の中絶技術の主流とは全く別に発展してきたことは間違いない。その底には，指定医制度で保護された医師たちの都合が優先され，女性をケアするという観点を軽視した中絶医療が改善されないまま長年用いられてきたという問題がある。また，選択肢のない日本の中絶医療では，インフォームド・コンセントは機能せず，女性のメンタルヘルスもないがしろにされてきた。さらに，自由診療制のために日本の中絶料金は高くなりがちで，業務独占が許されてきた医師たちには現状を変えようとする動機があまり働かなかったという問題もある。

　こうした医療の問題については，まさしく女性のリプロダクティヴ・ヘルス＆ライツ（RHRR）を原則に本腰を入れた対策を講じる必要がある。特に中絶医療については，国際的に推奨されている方法を導入することが急務であろう。中絶薬を導入するなら，従事者に対する再教育や訓練が必要になる。その際には，メンタルケアのためのインフォームド・コンセントやカウンセリングを担う専門家の養成を進め，また現行法を改正した上で，医師と助産師など専門家間で業務を再配分することも検討すべきであろう。一方，中絶の原因になる望まれない妊娠そのものを減らすために，避妊についてもより安全で確実な方法をアクセスしやすい形で提供していく必要がある。またそれ以前に，意図せぬ妊娠を減らすための意識改革が必要である。人々が避妊や妊娠について正しい知識を持って適切に行動できるようにするために，また性感染症や望まれない妊娠，カップル間性暴力などを予防するためにも，若者や一般への性教育を行い，情報および手段へのアクセスを充実させていく必要がある。そうしたプログラムを実施していくためには，医療のみならず，公衆衛生や地域保健，教育などとの協力が不可欠になるだろう。

　続いて法的な問題群がある。日本の女性がRHRRを享受できずにいる問題の根幹には，刑法堕胎罪と優生（母体）保護法のダブルスタンダードによって，産む責任を女性に負わせながら堕ろすことが断罪されてきたという事実がある。そのために，女性たちはスティグマにまみれた中絶に関して権利を主張しにくくなり，「実質的な中絶の自由」という最小公約数の要求を掲げた反対運動で，

法改正の試みを阻止するのみに留まってきた。さらに現在の刑法堕胎罪と母体保護法による中絶統制は実態とかけ離れているばかりか，新しい中絶医療の導入の足かせにもなっている。

　こうした法制度上の問題については，第一に，刑法堕胎罪と母体保護法を組み合わせたダブルスタンダードで女性たちを縛ってきた現行法体制を抜本的に改革しなければならない。刑法堕胎罪については，カナダのように規制を全廃するという方向もあるし，女性の権利を重視して修正を加えるというアプローチも考えられる。全廃する場合には，女性の意志に反した中絶や危険な中絶を別の形で取り締まる必要があるだろう。改正する方向を目指すのであれば，法益はあくまでも女性の安全と健康に置き，女性の意志に反した中絶を規制する不同意堕胎罪の条項は保留する一方で，CEDAW委員会の勧告にもある通り，女性自身を罰する条項は削除すべきである。

　母体保護法についても，RHRRの原則から次の点を改正すべきである。まず，第十四条一の「妊娠の継続又は分娩が身体的又は経済的理由により母体の健康を著しく害するおそれのあるもの」については，身体的健康上の理由のみならず精神的健康上の理由も加えることが必要である。一方で，いわゆる「経済条項」は削除して，代わりに妊娠初期における中絶について女性の要求しだい (on demand) の中絶を認める条文を追加することで，経済的理由を含む社会的理由に基づく初期中絶を広く合法化するのがおそらく妥当であろう。また，女性の身体で生じている「妊娠」の処置について，当の女性と同等の「同意権」を男性に与えている母体保護法の「配偶者の同意」要件も，CEDAW委員会の勧告の通り，削除すべきである。

　上述の具体的な医療システムや法律については，専門家による今後の検討が必要であろうが，RHRRを指針とすることで，どのように変更していくべきかという方向性自体はかなり明確になっているはずである。あとは，こうした問題に気付き，変更を求めるような機運が高まるかどうかの問題である。

　第7章第2節でも言及したが，フランスのエヴリーヌ・スュルロは女性運動の登場にはいくつかの条件が必要だとして，問題の明確化，解決の具体的可能性，世論の形成，現状の耐えがたさなどを挙げていた（スュルロ［1965→1966：33-4］)。本書では中絶をテーマに日本のRHRRの諸問題を明らかにしてきたが，

まずは事実を知り，その「事実」を踏まえて世論形成のために具体的な解決の可能性に向けた議論を始めることを提案したい。自分たちがいかに不当に扱われていたかに気づく人々が増えていけば，やがて世論が形成され，リプロダクティヴ・ジャスティスを求める運動が立ち上がっていくに違いない。

　本書では，一連の中絶問題の背景に，日本に特有の歴史的・社会的・文化的経緯に基づいて形成されてきた中絶観やそれを取り巻く具体的な中絶事情があること，そしてそうした現状を女性たち自身が諦め顔で受容しあるいは同調し，結果的に自律と自尊をみすみす手放してきたという問題を論じてきたつもりである。なお本書では，中絶と罪悪感の問題については詳しく取り上げることができなかった。しかし，本書で示してきた〈胎児観〉の作られ方や中絶医療の現状，中絶薬をめぐる情報操作や日本政府の胎児中心主義，人権としてのリプロダクティヴ・ヘルス&ライツ，欧米と日本の倫理的議論の差異などを振り返ってみることで，中絶を経験した女性たちが，性差別的な社会の中で内面化させられた自らの〈罪悪感〉を今一度問い直してみることを期待している。内面化された〈罪悪感〉を超えて，女性たちが種々の「不公正」に対して声を上げていくためには，フェミニスト倫理が新たな思考の突破口の一つになるだろう。女性たちが外から与えられたものに満足せず，自分自身の定義を見出し，エンタイトルメント意識を言葉にしていくことができれば，議論の流れも変わっていくだろう。

　さらに，中絶観を変えていくために，当事者自身の中絶のフェミニスト倫理を構築していこう。決して難しい話ではない。まずは自分の思いと向き合おう。たとえば，胎児への憐れみ，申し訳ないという気持ちとともに，「間違ったことはしていない」「これでよかったのだ」といった納得や安堵の気持ちもあって当然である。中絶を決して「選んだ」わけではなく「選ばされた」という気持ちや，相手の男性や家族，社会への怒りだってあるのではないか。嫌々従わされてしまったのに，自分で選んだふりをしていたことに気付いて，情けなく感じるかもしれない。そうした気持ちにしっかり耳を傾けていき，自分自身のモラルを見出し，紡ぎ直していくことだ。それはもちろん中絶だけに限った話ではない。自分が何に価値を置き，何を正しいと感じているのかを考え，言葉にするところからフェミニスト倫理の営みは始まる。そうして自分なりの価値

観,倫理観,道徳観をもつ女性たちは,道徳的主体として主体的に変革に向かっていくだろう。そんな女性たちが増えていくことで,世の中はきっと変わっていくと,私は信じている。

注
1) 後に結婚して「原田」と名乗った。
2) 「獄中の女から男へ」を書いたとき安田は妊娠しており,悪阻に苦しんでいたと言われる。なお堕胎はフィクションであり,当人は子をもうけている。
3) 実際のウーマン・リブでは,全国各地に種々様々なグループがあり,多様な活動が繰り広げられたと言われる。ただし,本書で扱う日本の「ウーマン・リブ」とは『資料 日本ウーマン・リブ史』や『リブニュースこの道ひとすじ―― リブ新宿センター資料集成』などの二次資料から収集した情報や,元リブの活動家等との交流に基づいて事後的に再構成したものであり,結果的に田中美津やリブ新宿センターの占める比重が大きくなっていることをお断りしておきたい。
4) 秋山洋子は,単身で子供のいない女性たちが多くを占めていた「日本のリブ運動が母性を否定しなかった」ことについて,「身軽な一人身の女性たち」でさえ「子供にこだわった」ことから「子を産んだ共通の経験はなくても,子を生まなかった経験,妊娠中絶の経験は,ずっと多くの女たちが共通に持っていたのではないか……そのことが,『産みたい……でも産めない』といったスローガンになってこぼれ落ちたのではないか」と述べている(秋山 [1993:188])。
5) リブ新宿センターと中ピ連の事実上の"分裂"について,秋山洋子は「リブ運動の思想的分裂といった次元のものではなく,もっと単純で次元の低いもの」としている(秋山 [1993:122])。
6) バーバラ・シーマンは,アメリカで1960年に解禁されたピルの副作用について議会で証言し,低用量ピル開発の端緒となったことで知られるフェミニストである。第2章第2節でも触れた1969年の著書 Doctor's Case against Pill は,ピル服用によって女性は不妊から心臓病,血栓症など幅広い副作用をこうむる恐れがあることを指摘しており,シーマンの警告はすでにピルを使用していた欧米の女性たちに衝撃を与え,日本のように未認可の国のフェミニストたちの警戒心を強めることになった。
7) この議論で「堕胎」とされているところは,混乱を避けるため,本書の定義に従い「中絶」と改めた。
8) 1973年に東京駅などのコインロッカーに嬰児が置き去りにされる事件が起きた。
9) たとえば『リブニュース』11号の新美美津子による「この叫びを聞け! 子殺し女は私であり,あなただ!」を参照(リブ新宿センター資料保存会 [2008:139-40])。
10) 障害者運動の側から見た母親による子殺しへの反論としては,横塚 [2007] を参照。

11) ただしこれ以前に，リブ新宿センターの中心メンバーが形成していた「ぐるーぷ闘うおんな」の木村久子は，「現状のままでの性解放は差別を更に拡大する恐れがある。共稼ぎの女が保育施設も満足にない中で育児と職業の二重苦を負っているのに，女だけの経済能力で子供を育ててゆくことは三重苦を負うことになる」と考えて，「女と共通の因子を持つ被差別部落や心身障害者や未組織労働者と問題を混みにして漠然と反体制運動としてかかわり合っていくべきではない」と論じていた。「そのような問題に手を出すことは自分の頭の上のハエも追えないのに人のハエまで追おうとする僭越な行為である」と考えたためである（木村久子［1972→1992：262］）。
12) 日本では現在でも胎児障害を理由とした中絶が公には認められていないのに対し，世界では，先進国の48ヵ国中39ヵ国がこれを中絶の許容要件としている。母体保護法に改正される以前の優生保護法は，胎児条項こそ明記してはいなかったが，法そのものが「優生上の見地から不良な子孫の出生を防止する」ことを目的としていたこと，また事実上ほぼ自由に中絶を行えたことから，日本において，あえて胎児条項を明記する必然性は薄かったのだと考えられる。1996年に母体保護法に改正されたことで障害者に対して差別的な「優生思想」の文言はなくなり，2013年に制定された障害を理由とする差別の解消の推進に関する法律の中に「行政機関等および事業所における障害を理由にする差別の禁止」がかろうじて盛り込まれた。
13) 日本のフェミニズムがしばしば「母性的」だと言われるのは，そうした自己主張の抑制と，中絶議論における胎児への配慮に象徴的に現れているような"母性愛的"な自己犠牲と他者配慮のためだろう。
14) ノンフェミニストの倫理に対するジャガーの批判は，(1)女性の関心事に対する配慮の欠如，(2)「女の問題」の軽視，(3)女性の道徳的主体性の否定，(4)"女性的"価値の剥奪，(5)女性の道徳的経験の価値を貶めていることの5項目にわたる（Tong［1997：52］）。
15) 対照的に欧米では，女性たちが非合法中絶の悲惨さを訴え，現代の合法的中絶をポジティヴな選択として位置づける体験談を本やビデオにまとめることで，中絶合法化が女性の重要なエンタイトルメントであるという意識を広めようとする例が見られる（Feldt［2002］，Fadiman［1992］）。
16) 1970年代も全中絶の9割以上を妊娠11週までの初期中絶が占めていた。田中の描写はD&Cのみならず中期中絶のD&Eも想起させるものであり，当時の多くの中絶の実態を反映しているとは言いがたい。
17) ある医師は小さい血の塊として「ぽろりときれいに取れる」と表現した。
18) なお，多くの文化・社会で妊娠12週が一つの分岐点であるのは，外観も含めて胎児のありようが大きく変化するためだと思われる。胎盤が完成するその時期を境に中絶の方法も変わる。それは単に胎児の大きさのみならず，存在の安定度も変わるためである。妊娠12週までオンデマンドの中絶を認める国々が多いのも偶然ではあるまい。
19) 障害者運動と女性運動のやりとりについては，森岡［2001：285-397］，Kato［2009：

131-9）を参照。
20) なお岩月は，「全身麻酔で中絶を行うときと，麻酔なしで行うしかない場合では，医者のていねいさが全然違う。……麻酔が効いていない体にはその個別性に合わせた慎重さが要求されるからだ」という友人の談も引用している（岩月［1983：123］）。全身麻酔は，女性から個性を取りのぞき，ただの肉体に還元するのである。
21) 第3章の注26でも言及したアメリカのテレビドラマ「スリーウイメン」の第3話は，まさに川島の経験したような中絶光景を描いている。
22) 日本でも1980年代頃には中絶の経験を公に語ろうとする機運が見られた。たとえば，(社)日本家族計画連盟［1983］，ユック舎［1984］，女のためのクリニック準備会［1986］，「女の人権と性」シンポジウム有志編［1988］などがある。
23) 繊細な感情に気付く段階ということか。
24) なお，中絶容認派のキャラハンは，『中絶』で医学的適応について詳述した末に，「中絶手続きの危険を理由に中絶法自由化に反対することはできない」と結論している（Callahan, D.［1970：42-3］）。
25) この優生保護法改悪阻止後の1983年から翌年にかけて，『悲しみを裁けますか——中絶禁止への反問』（日本家族計画連盟編［1983］），『なみだの選択——ドキュメント優生保護法』（谷合［1983］），『悲しいけれど必要なこと——中絶の体験』（ディーンズ［1984］）と，中絶を悲しみや涙と関連付けたタイトルの実話が続けざまに刊行された。こうした本が刊行されたのも，法的には決着が付いた後にも女性たちの心に残ったわだかまりを反映していたのかもしれない。
26) 阻止連が「女の自己決定権のいま」というタイトルで10周年記念連続シンポジウムを開催したことを1993年1月11日の『毎日新聞』朝刊が報じている。
27) 江原は同論文を解説したなかで，「自己」と「他者」を二分法で捉える現在の法学や法哲学の前提そのものを問い直すために，「女性の経験を反映させていく新しい概念」が必要だと述べている（江原［1996：309-73］）。
28) このうちトムソンとトゥーリーの論文は，全面改訳され江口聡編『妊娠中絶の生命倫理——哲学者たちは何を議論したか』に収録された（江口［2011］）。
29) 欧米のバイオエシックスにおいて，トムソンの問題提起はおおむね好意的に受け入れられ，女性の自律をめぐる理論が洗練されていったが，トゥーリーが論じたような余りに常識に反する議論は広くは受け入れられなかった（ジョンセン［1998→2009：372］）。

用語集

エンタイトルメント意識
胎児／胚／受胎産物
堕胎と中絶
中期中絶
フェミニスト倫理
プロライフ／プロチョイス／リプロダクティヴ・ライツ
リプロダクティヴ・ヘルス＆ライツ

エンタイトルメント意識

　本書で用いる「エンタイトルメント意識」(sense of entitlement) とは，世界7ヵ国の女性たちの性と生殖に関する権利意識を調査した国際リプロダクティヴ・ライツ研究行動グループ (The International Reproductive Rights Research Action Group：略 IRRRAG) が採用した概念である。Entitleとは, title（権原，すなわち権利の根拠）に「成らしめる」の意味をもつ接頭辞en-がついた動詞で「権原を与える」ことを意味する。entitlementはその名詞形である。IRRRAGは女性たちの現実の変革を目指す研究者や医療提供者，フェミニスト運動家のグループであり，フェミニストの健康運動ならびに女性の権利運動とそのネットワークを背景として発生した。「エンタイトルメント意識の概念」は，IRRRAGが1992年の設立会議で決定した研究活動の四つの枠組みの一つであった (Petchesky and Judd [1998：1-6])。

　IRRRAGの研究者たちは，普通の女性が日常生活のなかで生殖に関する健康や性的な事項に対応している個別の文脈やものの考え方を知らない限り，リプロダクティヴ＆セクシュアル・ライツを目標に据えることはできないとの考えから，国や法のありようとは別に，女性たちが現実生活において正当かつ正統だと感じている道徳的クレームを重視する主観的アプローチを採用することにした (Petchesky and Judd [1998：1])。つまり，IRRRAGの枠組みにおける「エンタイトルメント意識」とは，公式のあるいは法的な権利付与の有無にかかわらず，女性たち自身が（主に夫や親や医療提供者や国家に対して）要求しうると感じている主観的な権利意識のことである（この主観的アプローチにおける性と生殖にまつわる意思決定への権利または権限の意識について詳しくは，第6章を参照）。このように「エンタイトルメント」を理解することで，(1)自らのあるいは子どもたちの状況を変えていきたいという強い願望と，(2)自らの言葉や行為によってそうした変化を起こしていく権限 (authority) を有しているという主体意識の両方に注目できるようになる (Petchesky and Judd [1998：13])。

　IRRRAGの調査者たちがこの概念を用いたのは，国内法や国際条約に成文化されたリプロダクションにまつわる権利は，草の根の女性たちに知られていないばかりか，彼女たちが抱いている正義と不正義，公正と不公正，ニーズとその剥奪といったものからしばしばかけ離れているためでもある (Petchesky and Judd [1998：11])。エンタイトル

メント意識という概念は、女性たち自身に権利主張の主体になりうることを気付かせ、彼女たちをエンパワーする。このように捉えることで、日常的な不満や疑問の根幹にある不正を見出していくことが可能になり、彼女たち自身の権利意識も醸成されるのと同時に、成文化された権利がそこで侵害されているという事実もまた立ち現れてくるのである。

なお、本書で用いる「エンタイトルメント意識」は、アマルティア・センの「エンタイトルメント」のように、国家による権利保障やそこで得られる具体的な福利に関する意識を指しているわけではない。センの「エンタイトルメント」では、政府は個人が生まれながらにもつ権利を実現する義務を負うとの前提に基づいて、個人が何かに対する権利を保有していることが是認され、その人が権利として有している（福利の）量が導き出される（セン［1999→2000：40］）。本書における「エンタイトルメント意識」は、センの「エンタイトルメント」のように限定するのではなく、より広範で現実的かつ個別的なニーズに基づき、それが公的、私的に関わらず満たされるべきだという意識を指している。

胎児／胚／受胎産物

欧米では「胎児」(fetus) に関して名称をめぐる争いがある。プロライフ派には、妊娠週数に関わらず受精以降出産まですべて「胎児」と呼んだり、「未生の赤ん坊」(unborn baby) など生まれて来ることを前提とした名称を用いたりする傾向が見られる。（なお、日本語の「胎児」はまさに「腹の子」を指しており、「成果」や「派生物」の意味も持つ英語のfetusとは若干ニュアンスが異なることには注意を要する。）

一方、欧米のプロチョイス派は「胚」(embryo)、「受胎産物」(products of conception)、「それ」(it) など、故意にモノに近づけた言葉を採用することがある。このように、立場の違いに基づいて恣意的に選択された言葉によって、思考が誘導されることには注意が必要である（Fromer［1982：234］）。

この点に配慮して、本書では明らかに胚と胎児の両方にまたがる場合には「胚／胎児」と併記する。また、実際には「胚」であるものにまで慣習的に「胎児」という言葉で総称することで、「胚」と「胎児」の同一視が問題を引き起こしかねない場面では、括弧等を用いて読者の注意を喚起することにする。また、成長段階をより正確に表示したほうが望ましい場合には「受精卵」、「胚」、「胎芽」といった表現も用いる。こうした成長段階によって変化する名称は、本書において重要な意味をもつため、第1章で詳しく説明する。

堕胎と中絶

人は常にそれぞれの経験や状況に即した予断をもって様々な事象や物事を見ているものであり、「中絶」も例外ではない。同じ言葉を使いながら、実は互いに別の物を見ており、別々のイメージを抱いていることがあるのだが、そうした違いに気づかないために、誤解やすれ違いが生じることがあり、中絶の議論にはそれがしばしば見られる。

「堕胎」と「中絶」という言葉を同義語と考えている人も見受けられるが、「堕胎罪」はあっても「中絶罪」と言うことはないように、「堕胎」と「中絶」は類義語ではあっ

ても常に交換可能な概念ではない。一般に「堕胎」の方がより忌まわしいイメージがつきまとい，「中絶」を非難するためにあえてこの語が用いられることもある。

「堕胎」は明治刑法の造語ではなく，1813年に賀川蘭斎はこの言葉を現在同様のニュアンスで使用していたという（沢山［2005：66］）。胎児死を確認してから母親を救う回生術を試みた賀川は，生きている子を堕ろす医師たちを非難するために「堕胎」を使ったのである。高橋梵仙も，堕胎を間引き（出産直後に行われる子殺し）とともに徳川時代に行われた悪習および弊風と位置づけている（高橋梵仙［1936→1981：例言，283］）。明治政府が刑法堕胎罪を定める際に参照した仏刑法のavortement（仏）の訳語として「堕胎」を用いたのも，すでにこの言葉に罪のニュアンスが含まれていたためであろう。

一方の「中絶」は「人工妊娠中絶」（artificial termination of pregnancy）の略である。「人工妊娠中絶」は，戦後の優生保護法で合法的に行われる医療行為を（堕胎とは区別して）指すために採用された言葉である。新聞などでしばらくは「人中」という略語も使われていたが，そちらはしだいに廃れていき「中絶」が残ったようである。

英語のabortionはラテン語のaboriri（生まれ損う）からきており（ポッツ他［1977→1985：iii］），合法的中絶（legal abortion）と違法の堕胎（illegal abortion）の双方を含むばかりか，人工流産（artificial abortion）や自然流産（spontaneous abortion）までをも含む広い概念であるため，文脈によっていずれを指しているのか区別する必要がある。

妊娠中絶を英語に直訳するとTermination of pregnancyになる。その略語である「TOP」は，中絶のスティグマを帯びていない中立性の高い言葉とみなされ，プロチョイス派の人々のあいだでしばしば使われている。同様に，戦後の日本で「中絶」の語が定着する前に使われた「人工流産」や「人中」という言葉は，犯罪的ニュアンスをもつ「堕胎」と一線を画した中立的なニュアンスを持っていたようにも思われる。しかし，当初の合法性や正当性のニュアンスは抜け落ち，やがて「中絶」そのものにも悪いイメージがつきまとうようになった。

以上より，本書では基本的に「堕胎」という言葉を19世紀後半の帝国主義諸国等で禁止された罪としての「子堕し」を連想させる言葉とみなし，近代医学が外科的中絶（D&C）を確立する以前の生命のリスクが高かった種々の子堕しの試みについて用いることにする。一方，「中絶」は，基本的に合法的で医療的な処置について用いる。

なお，キャシー・ルーディ（Kathy Rudy）が言うように，「『中絶』（abortion）という言葉で，寸分の狂いもなく，ぴったり表現できる行為はどこにも存在しない」（Rudy［1996：xiii］）。つまり，誰かが自分なりの信念や想像や判断に基づいて用いる「中絶」や「堕胎」という言葉は，現実の「中絶」の「行為」とぴったり一致することはありえないと肝に銘じておく必要がある。現実の中絶は千差万別であり，思い込みに基づく一意的な決めつけは，まずたいてい見当違いである。

また，本書では法的に厳密な議論を行う意図はない。さらに，昨今の新型出生前診断で話題になっているような障害をもつ子どもの中絶の是非についても取り上げない。そうした問題に進んでいくためにも，まずは現代日本で最もありふれている男女カップルの性交の結果としての不慮の妊娠による「中絶」の実態を明らかにする必要があると考えている。

中期中絶

　妊娠初期の中絶と妊娠中期以降の中絶を隔てているのは，実のところ妊娠週数それ自体ではなく，胎児の発達段階に従って変えざるを得ない中絶技術の差異である。ポッツらは1970年代後半に，「（妊娠）初期の（中絶）手術は正常な分娩より安全」であり，「中期以降の手術は鉗子分娩より危険」であるため，この二つははっきり区別すべきだと主張した（ポッツ他［1977→1985：145］）。初期と中期で中絶技法が変わるのに応じて，女性の身体的・精神的危険も大きく変わるため，初期中絶と中期中絶について同じ「中絶」という言葉を使うのは誤解のもとだというのである。

　上述の対比で彼らが前提していたのは，D&CまたはVA（各中絶技法の内容については第3章で詳述する）による初期中絶と1960年代末に臨床応用実験に成功し1970年代に製剤化された陣痛誘発剤プロスタグランジンによる中期中絶であった。この薬による中期中絶は，手術のタイミングが悪いと不完全中絶になって外科的処置が必要になるし，排出が遅れがちであるため女性の苦悩を長引かせ，医療費もかさむことで知られていた（ポッツ他［1977→1985：148-59］）。

　ただし，プロスタグランジンが登場するまでの中期中絶は，さらに悲惨なものだったことを付記しておく。19世紀以来のヘガール拡張器やラミナリア桿またはダイラパンによる頸管拡張，消息子を用いた卵胞穿刺，メトロイリーゼなどによる機械的な陣痛誘発（佐藤勤也［1910：706-8］，貴家［1958：103-4］）のほか，注入法の一種であるサリン法もしばしば用いられた。羊膜内に高濃度の塩水を注射するサリン法は，胎児がもがき苦しんで死んでいくことで悪名高く，その様子に医師や看護師が深い道徳的ジレンマを感じたことはマグダ・ディーンズの著書『悲しいけれど必要なこと』に描写されている（ディーンズ［1984］）。ただしこの本の舞台は，ロウ判決以前のアメリカで合法的に中絶を受けられたごく少数の病院の一つであり，そこには国内全域どころか世界各地から中絶を求める女性たちが殺到した。そもそも，その戦場さながらの状態で中絶が行われるという過酷な状況と悲惨さを伝えるのが著者の目的でもあった。そうした状況は，1973年の中絶合法化によって技術的にも人員的にも大いに改善されたと考えられる。

　プロスタグランジン（PG）は，カリム（S. M. M. Karim）博士によって開発され，妊娠中期以降の「治療的中絶」にも応用された（Karim and Filshie［1970］）。しかし，PGは薬が少なすぎると用をなさず，薬が多すぎると過強陣痛により子宮裂傷や子宮破裂を起こす恐れがあった。妊娠中期の中絶には，他にも様々な方法が試みられてきたが，どれもが流産までに時間がかかり，時には危険で重篤な合併症を伴うことから，当時は決め手となる方法が確立されてはいなかった（佐々木他［1993：1341-4］）。1980年代になって中期中絶専用薬としてPGの一種であるゲメプロスト（商品名プレグランディン）が開発され，日本では14週以上の中絶に用いられることが多いようである。

　なお，海外では最近，中期中絶においても，初期中絶同様に，中絶薬ミフェプリストン（RU486）と子宮収縮剤ミソプロストールの組み合わせが使用されるようになっている。これらのうちミソプロストールは，比較的安価で入手しやすいために，中期中絶の目的でこの薬を複数回用いる方法も確立されている。ただし，ミソプロストール単独使用では中絶が完了しないケースが報告されており，プレグランディン同様に，外科的手段によるバックアップが必要だと言われる（佐藤和雄［1999：49］）。

WHOが2012年の『安全な中絶 第2版』で推奨する薬剤を用いた中期中絶法も，ミフェプリストン20mgを投与しておき，その36〜48時間後にミソプロストールを繰り返し投与する方法と，ミソプロストール400μgを経腟投与または舌下投与する方法の二つである（WHO [2012a : 3-4]）。前処理としてミフェプリストンを経口投与するようになったことで，中期中絶の安全性と有効性は高まったと言われている（WHO [2003 : 38]）。

　一方，中期中絶で用いられる外科的中絶技法として，拡張除去術（dilation and evacuation：略D&E）がある。WHOのガイドラインのD&Eの説明では，D&C同様の手順で子宮口を開大してから，まず電動の吸引機を用いて子宮の内容物をできるだけ取り除き，遺残物がある場合や定かでない場合には最後にキュレットで搔爬を行うとされている（WHO [2003 : 31]）。

　WHOは，妊娠12週超から14週までについては，D&Eと薬剤を使う方法（ミフェプリストンとミソプロストール，またはミソプロストール単独）の両方を推奨している（WHO [2012a : 4]）。ただし，D&Eについては慎重な態度を取り，「提供者が監督者の下で十分な訓練を受けておらず，技能を維持できるだけの経験を常に積んでいるのでない限り，内科的手法（薬による中期中絶）を用いるべき」だとしている（WHO [2012a : 34]）。

　なお，D&Eに類似してはいるが，遷延分娩により女性の生命が危ぶまれる場合にのみ用いられる救命手術として，「拡張挽出術」（dilation and extraction：略D&X）がある。D&Xは2000年に全米で行われた中絶のわずか0.17％にすぎない（Finer and Henshaw [2003 : 6-15]）が，アメリカのプロライフ派はこの方法を全面禁止しようと運動を続けている。

　だが，実のところこの方法は，かつて日本で胎児縮小術や回生術と呼ばれていたものと類似している。これらの手法は，あくまでも母体救命のために，生存の見込みのない死亡した胎児の身体部分を切断するなどして迅速に産道から除去するというもので，ごく稀な処置である。

　近年，欧米のプロライフ派は，この技法を部分出産中絶法（partial-birth abortion）という名称で呼び，胎児を半ば出産しておきながら途中で殺して残りを引き出す後期中絶が横行していると強い非難を浴びせている。しかし，D&Xが女性の生命の危険がある場合に行われる緊急措置であることを考慮すれば，この批判は全くもって妥当ではない。

フェミニスト倫理

　フェミニスト倫理（Feminist Ethics）は様々に定義されてきたが，本書ではアリソン・ジャガー（Allison Jaggar）による包括的な定義を基本的に採用する。すなわち，フェミニスト倫理は「女性の従属は道徳的に誤りであること」と，「女性の道徳的経験が尊重されるべきであること」の二つの想定を共有し，「倫理における男性的バイアスを見出し，それに挑戦していくこと」を目指す営みであると考える（Jaggar [1991 : 97-8]）。

　フェミニスト倫理をジェンダー倫理と関連付ける人々もいる。アンネマリー・ピーパー（Annnemarie Pieper）によれば，そもそもフェミニスト倫理は女性中心的な視点で始まったものだが，今ではそれがもたらした「コペルニクス的転回」の要点，すなわち

「ジェンダー」の視点から伝統的倫理学における性差別を改善するための方法になり，両性に開かれているものである（ビーバー [1998→2006 : 27-32]）。

スーザン・シャーウィン（Susan Sherwin）は，早い時期にフェミニスト倫理とフェミニン倫理を区別して定義した一人である。彼女によれば，フェミニン倫理は伝統的な倫理へのアプローチが女性の体験を見落としていることを指摘し，その重要性を主張するが，フェミニスト倫理はもう一歩踏み込んで，フェミニズムの政治的パースペクティヴを応用し，倫理における反女性的なバイアス――女性に支配と抑圧を経験させるような倫理のパターン――を見出し，それを批判する。またシャーウィンは，女性自身が道徳判断の主体になることも重視した（Sherwin [1992a : 42-3, 49-50]。ローズマリー・トング（Rosemarie Tong）も，フェミニスト倫理とは，女性たちの道徳経験を軽んじ，その価値を貶めてきた伝統的な西洋の倫理学を見直し，再形成し，再考する試みであり，「女らしさ」の価値を中心として従来の倫理を検証するフェミニン倫理とは区別する必要があると言う（Tong [1996 : 52]）。ジョアン・C・キャラハン（Joan C. Callahan）は，先のジャガーの定義に依拠して，次のように説明している。まず，フェミニン倫理は「女性の経験を含めることを強調」し，「ケア，もしくは伝統的に女性の徳とみなされてきたもの，特にケアの行動における養育性や共感を重視」する女性による倫理へのアプローチであるが，フェミニスト倫理のアプローチは「集団としての女性が抑圧されていることを認識」し，「そうした抑圧の源泉を表現」し，「女性の抑圧をいかに克服できるかを指摘」するものである（Callahan, J. C. [1995 : 4, 13]）。

以上，表現は様々であるが，フェミニスト倫理は女性に対する抑圧を認識し，それをなくすために「行動」することを旨としており，本書もその立場を採用している。フェミニスト法学者スーザン・M・ウルフ（Susan M. Wolf）の言う通り，そもそもフェミニズム自体が「抑圧の発見や分析のみに関心があるわけではなく，（現実社会の中で）抑圧を減らし，究極的にはなくす道を求める」（Wolf, S. M. [1996 : 66]）実践的な試みであり，そうした試みこそ，今の日本の状況下では最も必要なことだと著者は考えている。そのため，本書は理論上の真偽を問うスタイルの倫理議論には関心がなく，現実社会で生身の女性たちが経験している抑圧（不正）に目を向け，その解決を目指しており，そのためにフェミニスト倫理の立場を採用している。

蛇足のようにも思えるが，「フェミニズム」そのものについても付言しておく。そもそもフェミニストの理論は「女性の多様な経験にもとづいて発展」してきたもので，「今までひとつにまとまった思想であったことはない」（ブライソン [1999→2004 : 10]）。1980年代までに，フェミニズムをリベラル・フェミニズム，社会主義／マルクス主義フェミニズム，ラディカル・フェミニズム等，いくつかの流れに分類することがしばしば行われるようになり，ほかにも，ブラック・フェミニズム，レズビアン・フェミニズム，ポストコロニアル・フェミニズム等々，様々な差異化も行われてきた。しかし，こうした分類は，流動的で相互に連動している概念に一定の秩序を与えようとした人為的なものであり，互いに競い合うフェミニズムの分派があるわけではない。

フェミニン倫理，フェミニスト倫理，フェミニスト・バイオエシックスについても同じことが言える。これら三つは一続きの流れを成しており，共通する部分が多い。本書では，フェミニン倫理やフェミニスト・バイオエシックスの論者，あるいは単に女性の

哲学者とされるような論者の議論を厳密に区別することなく、フェミニスト的発想に基づく倫理にまつわる言説をフェミニスト倫理として扱うことにした。本書で取り上げた〈フェミニスト倫理〉は、網羅的で学問的な体系を成しているわけではなく、理念的な指針にすぎないことも付記しておく。

なお、ジェンダー色が強い倫理へのアプローチを行うからといって、決して男性差別的になるわけではない。「倫理へのアプローチが性差別的になるのは、二つの性のいずれかの関心事やアイデンティティや問題や価値を組織的に排除する場合のみである。フェミニスト倫理学者は、ノンフェミニスト倫理学者が女性に対して行っているようなことを、男性に対して行おうとは全くしていない」(Tong [1997：49, 52])。フェミニスト倫理は男性たちを抑圧する意図はない。むしろ、女性ジェンダーへの抑圧を構築し、支え、永続化させているシステムや慣習、無知等々を批判していくことで、男性ジェンダーへの抑圧も同時に解消されていく可能性は少なくないと考える。

プロライフ／プロチョイス／リプロダクティヴ・ライツ

一般に、プロライフとは中絶に関する女性の選択権よりも胚/胎児の生命を尊重する考え方を指す。プロチョイスとは中絶に関する女性の選択を尊重する考え方を指す。本書では前者を支持する人々をプロライフ派、後者を支持する人々をプロチョイス派と集合的に表現している。

プロライフ派の中絶反対運動は、基本的に、受精の瞬間から胎児は人間であるという宗教的信念に基づいて開始された。世界的に影響力をもったアメリカにおけるプロライフ運動は、アメリカ最高裁が事実上、同国内の初期中絶を合法化した1973年のロウ判決以降、全国的に盛んになった。日本でも1960年代から1980年代にかけて「生長の家」がプロライフ的信念に基づく中絶反対運動を活発にくり広げたが、その際に、アメリカのプロライフの影響も大きく受けていた。

一方、ロウ判決によって女性のプライバシー権に基づく合法的中絶を勝ち取ったことを支持する人々は、判決への反発から急速に力を蓄えていったプロライフ運動に対抗するために、プロチョイス運動を開始した。ロウ判決以来、「いつから人間の生命か」についての議論は、かえって政治的論争を巻き起こしたと言われる(柘植 [1999：32])。プロチョイス派は、いわゆる女性解放運動(women's liberation movement：略WLM)やその一部である女の健康運動と深く関連しているが、ここでは世界中で「中絶反対」を繰り広げたプロライフ運動に抗するために、合法的中絶を受けられる権利のみに絞ったシングル・イシュー・モデルを採用した政治運動の総称として捉える。

なお、すべてのフェミニストがプロチョイスを支持しているわけではない。多くのフェミニストが中絶を受けられる権利を支持しているのは確かだが、避妊や中絶は究極的に男性支配を貫徹させるものだと見て中絶合法化に反対するプロライフ・フェミニストもいる(たとえばSweet [1985] など)。つまり、中絶に関して単純に「フェミニスト＝プロチョイス」対「反フェミニスト＝プロライフ」の争いと捉えるのは全くの誤りである(Kramarae and Treichler [1985：93])。フェミニストにとって「チョイス」とは、何かを得る自由ばかりではなく、何かを拒否する自由もあることを意味する。

合法的中絶の確保に問題を絞ったプロチョイス運動に対し、リプロダクティヴ・ライ

ツという言葉を冠した運動は，女性のリプロダクションに関わる様々な権利をより幅広く捉えようとしている．つまりリプロダクティヴ・ライツ運動は，中絶を選択する権利のみならず，子どもを産む権利や中絶を要するような妊娠を回避する権利なども含む幅広いリプロダクティヴ自己決定権とリプロダクティヴ・ヘルスケアへの権利を主張している（リプロダクティヴ法と政策センター [2001：19-22]）．

一方，中絶は望ましくないと捉える女性がいたとしても，中絶禁止を道徳的・法的に強制されることはより望ましくないと考えることで，妊娠を継続するか否かを判断する道徳的主体（moral agent）としての女性の権利を主張するようになったフェミニストは少なくない．たとえばレスリー・キャノルド（Leslie Cannold）は，「中絶を含めた完全なリプロダクティヴ・ライツがなければ，女性は自由と平等を求める闘いに最初から負けている」と考え，「この権利が必要になる状況には陥りたくない」と感じたところから研究に乗り出して，やがて，女性たちは，自らが今，この状態で，赤ん坊への責任を引き受けられるかどうかを判断する権利を認められるべきだとの結論に達した（Cannold [2001：1-2, 136]）．

さらに最近では，普遍的人権の一つであるリプロダクティヴ・ライツの実現を阻むローカルな諸事情に目を向け，この「権利」が実現されない「不正」を暴き，解決を求めていこうとする「リプロダクティヴ・ジャスティス」（Reproductive Justice：略RJ）という思潮と運動が生まれている．著者は今の日本にRJの理念を導入し，運動を立ち上げていくことが有効なのではないかと考えている．一つには，普遍的人権として認められた「リプロダクティヴ・ライツ」は，すでに「私たちのもの」だからである．次の獲得目標は，このすばらしき理念を絵に描いた餅にするのではなく，私たちの現実生活の中で実現していくことに据えるべきだろう．

最後になるが，プロライフとプロチョイスのあいだにも，互いに相手の立場を矮小化したり，スティグマ化したりする名称をめぐる争いが生じていることを指摘しておく．たとえば，プロチョイス派が，プロライフの立場をリベラリズムに反すると批判して「反選択派」（anti-choice）と呼ぶことがある．逆に，プロライフ派がプロチョイスの立場を「中絶賛成派」（pro-abortion）と呼んだり，「中絶権（abortion rights）の運動」と矮小化したりすることもある．（たいていの「プロチョイス」は，中絶することだけではなく，「中絶を受けないこと」や「産み育てること」といった選択肢もなければ，「選択できない」と考える．）さらに「プロチョイス」よりさらに幅広い概念である「リプロダクティヴ・ライツ」についても，「中絶権」のみに矮小化して批判する人々がいるが，そうした批判は全くの的外れである．

本書ではそうした矮小化や曲解を否定し，あくまでも幅広く網羅的な人権概念として「リプロダクティヴ・ライツ」を捉える．

リプロダクティヴ・ヘルス＆ライツ

この概念が国際社会の表舞台に登場したのは，1994年のカイロ会議であった．以来，国連文書では "reproductive health and reproductive rights" または重複している二つ目の "reproductive" を省略して，"reproductive health and rights" という表現が使われてきた．略語としては "RHRR" と "RH&R" のどちらも使われる．

このRHRRについて，日本では政府訳を初めとして「リプロダクティブ・ヘルス／ライツ」という訳語が使用されることが多いが，この表記では英語のand（順接）にあたる部分をor（選択）の意味をもつ記号「／」に置き換えているため，healthとrightsという二つの概念について，相互に置き換え可能でどちらか一方で足りるかのように誤解させかねない。「リプロダクティヴ・ヘルス」と「リプロダクティヴ・ライツ」という両概念の相補性と不可欠性を示すためには，「／」よりは「&」を採用する方が望ましい。

なお，「性と生殖の健康と権利」という具合に，カイロ会議等の文言にはない"sexual"という言葉を追加して訳されることも，日本ではしばしばある。これは，リプロダクションの問題は性の問題とともに考えなければ不充分だとする国際的な女性の健康運動に根強い主張を取り入れた意訳である。実際，最近は国連組織でもsexual and reproductive health and rightsといった言葉が使われることがある（Women Watch [2005]）。しかし，"sexual health"や"sexual rights"は，reproductive health and rightsとは違って国際的な公文書できちんと定義されたことがなく，個人によってさまざまな使い方をされがちである。さらに"sexual and reproductive health and rights"はマイノリティの権利や子どもの性教育との絡みで論じられることが少なくないため，そうした議論に流れることで本書の関心から離れてしまう恐れもある。さらに，セクシュアリティをリプロダクションと同時に使うことは，セクシュアリティをヘテロセクシュアルに限定してしまう恐れもある。そのため，本書では"reproductive health and rights"の訳としてsexualの含意を盛り込んだ上記の意訳は採用しない。

なお，「リプロダクティヴ」という用語は長くて日本人には分かりにくいとの意見もあるが，"reproductive"を「生殖」と訳してしまうと，「生み殖やす」面ばかりが強調されることになり，避妊や中絶など「産まない」ための生殖コントロールの側面や，個体の再生産，あるいは社会の再生産などまで網羅しうる原語の幅広い含意が消えてしまう。

以上より，本書では"reproductive health and (reproductive) rights"の訳語として，引用以外は「リプロダクティヴ・ヘルス&ライツ」を当て，その略語として「RHRR」を採用する。リプロダクティヴ・ヘルスおよびリプロダクティヴ・ライツ概念の形成と変遷，その定義については，第6章で説明する。

文献一覧

*英文はアルファベット順，和文は50音順

欧文文献

Alexandre, Henri. 2001. "A History of Mammalian Embryological Research." In *the International Journal of Developmental Biology*, 45：457-67.

Amnesty International. 2009. "A Fact Sheet on CEDAW: Treaty for the Rights of Women." In <http://www.amnestyusa.org/sites/default/files/pdfs/cedaw_fact_sheet.pdf>（2013年4月24日）.

Amory, J. K. 2008. "Progress and Prospects in Male Hormonal Contraception." In *Current Opinion on Endocrinology, Diabetes and Obesity*, 15(3)：255-60.

Baier, Annette. 1985. *Postures of Mind: Essays on Mind and Morals*, University of Minnesota Press.

Baird-Wilde, Patricia and Eleanor J. Bader. 2001. *Targets of Hatrid: Anti-Abortion Terrorism*, Palgrave.

Bankole, A., S. Singh, and T. Haas. 1998. "Reasons Why Women Have Induced Abortions: Evidence from 27 Countries." In *International Family Planning Perspectives*, 24(3)：117-52.

Barbieri, Marcello. 2003. *The Organic Codes: An Introduction to Semantic Biology*, Cambridge University Press.

Baulieu, Etienne-Emile. 1991. *The "Abortion Pill": RU-486, a Woman's Choice*, Simon & Schuster.

Beckman, L. J. and M. Harveys. 1997. "Experience and Acceptability of Medical Abortion with Mifepristone and Misoprostol among U. S. Women." In *Womens Health Issues*, 7(4)：253-62.

Beric B. M. and M. Kupresanin. 1971. "Vacuum Aspiration, Using Pericervical Block, for Legal Abortion as an Outpatient Procedure up to the 12th Week of Pregnancy." In *The Lancet*, 2(7725)：619-21.

Boonin, David. 2002. *A Defense of Abortion*, Cambridge University Press.

Boston Women's Health Book Collective. 2005. *Our Bodies, Ourselves: A New Edition for a New Year*, Touchstone.

Brasor, Philip and Masako Tsubuku. 2012. "Japanese Laws Make Abortion an Economic Issue." In <http://blog.japantimes.co.jp/yen-for-living/japanese-laws-make-abortion-an-economic-issue/>（2013年4月25日）.

British Journal of Gynaecology. 2008. "An International Obstetrics and Gynaecology." In *British Journal of Gynaecology*, 115(9): 1171-8.

Bunch, Bryan. 2004. "The History of Science and Technology." In *A Browser's Guide to the Great Discoveries, Inventions, and the People Who Made Them from the Dawn of Time to Today*, Scientific Publishing.

Bunch, Charlotte and Niamh Reily. 1997. *Demanding Accountability: the Global Campaign and Vienna Tribunal for Women's Human Rights*, United Nations Development Fund for Women.

Burke, Theresa and David C. Reardon. 2002. *Forbidden Grief: The Unspoken Pain of Abortion*, Acorn Books.

Buttler, Judith. 1990. *Gender Trouble: Feminism and the Subversion of Identity*, Routledge. (ジュディス・バトラー. 1999.『ジェンダー・トラブル——フェミニズムとアイデンティティの攪乱』竹村和子訳, 青土社.)

Cahill, Lisa Sowle. 1987. "Abortion Pill RU 486: Ethics, Rhetoric, and Social Practice." In *Hastings Center Report*, 17(5): 5-8.

Callahan, Daniel. 1970. *Abortion: Law, Choice & Morality*, Macmillan Company.

Callahan, Joan C. 1995. *Reproduction, Ethics, and the Law: Feminist Perspectives*, Indiana University Press.

Callahan, Sidney and Daniel Callahan. 1984. *Abortion: Understanding Differences (The Hastings Center Series in Ethics)*, Springer.

Campbell, P. 1993. "Efficacy of Female Condome." In *The Lancet*, 341(8853): 1155.

Cannold, Leslie. 2001. *Abortion Myth: Feminism, Morality, and the Hard Choices Women Make*, Wesleyan.

Card, Claudia. 1991. *Feminist Ethics*, University Press of Kansas.

Casper, Monica J. 1999. "Feminist Encounters with Fetal Surgery." In Morgan and Michaels ed. 1999.

Center for Women's Global Leadership. 2013. "About CWGN." In <http://www.cwgl.rutgers.edu/about> (2013年6月29日).

Chalker, Rebecca and Carol Downer. 1992. *A Woman's Book of Choices: Abortion, Menstruation, RU 486*, Four Walls Eight Windows.

Charlesworth, Hilary. 1994. "What are 'Women's International Human Rights'?" In Cook ed. 1994.

Childbirth by Choice Trust. 1998. *No Choice: Canadian Women Tell Their Stories of Illegal Abortion*, Childbirth by Choice Trust.

Clarke, Gary N. 2006. "A. R. T. and History, 1678-1978." In *Human Reproduction*, 21(7): 1645-50.

Committee on Women, Population and the Environment (CWPE). 2007. "Dangerous Contraceptives: Norplant and Depo-Provera." In <http://www.cwpe.org/files/Norplant%20and%20Depo-Provera.pdf> (2014年1月10日).

Convention on the Elimination of All Forms of Discrimination against Women

(CEDAW). 2009. "Concluding Observations of the Committee on the Elimination of Discrimination against Women: Japan (CEDAW/C/JPN/CO/6)." In <http://www2.ohchr.org/english/bodies/cedaw/docs/co/CEDAW.C.JPN.CO.6.pdf>（2013年6月29日）.
——. 2013. "Fast Facts about CEDAW." In <http://www.cedaw2012.org/index.php/press-room/fast-facts-about-cedaw>（2013年6月29日）.
Cook, Rebecca J. 2002. "The Injustice of Unsafe Motherhood." In *Developing World Bioethics* 2(1)：64-81.
Cook, Rebecca J. and Bernard M. Dickens. 2000. "The Scope and Limits of Conscientious Objection." In *International Journal of Gynecology and Obstetrics*, 71(1).
Cook, Rebecca J. and Mahmoud Fathalla. 2001. "Advancing Reproductive Rights beyond Cairo to Beijing, Women and International Human Rights Law." In *Women and International Human Rights Law 3*, eds. K. D. Askin and D. M. Koenig, Transnational Publishers.
Cook, Rebecca J., Bernard M. Dickens and Mahmoud Fathalla. 2003. *Reproductive Health and Human Rights: Integrating Medicine, Ethics and Law*, Oxford University Press.
Cook, Rebecca J., Bernard M. Dickens and Mihai Horga. 2004. "Safe Abortion: WHO Technical and Policy Guidance." In *Internatinal Journal of Gynaecology and Obstetrics*, 8(1)：79-84.
Cooke, Robert E. 1968. *The Terrible Choice: The Abortion Dilemma*, Bantam Books.
Cooper, Cynthia L. 2002. "Abortion under Attack." In *Ms.* August/September. Reprinted in <http://www.msmagazine.com/aug01/pas.html>（2013年6月18日）.
Crary, David. 2010. "Abortion Pill Remains Controversial." In *the Washington Post* on October 3; A3. Reprinted in <http://www.washingtonpost.com/wp-dyn/content/article/2010/10/02/AR2010100200365.html>（2013年5月31日）.
Creinin, M. D. and J. Edwards. 1997. "Early Abortion: Surgical and Medical Options." In *Current Problems in Obstetrics, Gynecology, and Fertility*, 20：1-32.
Danco Laboratories. 2002. "Dear Health Care Provider." In <http://www.fda.gov/downloads/Safety/MedWatch/SafetyInformation/SafetyAlertsforHumanMedicalProducts/UCM171066.pdf>（2013年5月1日）.
——. 2005. "Risk Evaluation and Mitigation Strategy (REMS)." In <http://www.fda.gov/downloads/Drugs/DrugSafety/PostmarketDrugSafetyInformationforPatientsandProviders/UCM258412.pdf>（2013年5月1日）.
——. 2013. "Mifeprex: Prescribing Information." In <http://www.earlyoptionpill.com/section/health_professionals/prescribing_information/>（2013年6月25日）.
Dayananda, I., *et al.* 2012. "Abortion Practice in Mexico: a Survey of Health Care Providers." In *Contraception*, 85(3)：304-10.
Daylard, Cynthia. 2005. "Beyond the Issues of the Pharmacist Refusals: Pharmacies that Won't Sell Emergency Contraception." In *The Guttmacher Report on Public*

Policy, 2005 August. Reprinted in <http://www.guttmacher.org/pubs/tgr/08/3/gr080310.pdf> (2013年6月26日).
Deschner, A. and S. A. Cohen. 2003. "Contraceptive Use is Key to Reducing Abortion Worldwide." In *The Guttmacher Report on Public Policy*, 6(4) : 7-10.
Diggory, P. 1989. "Reducing Late Abortions." In *British Journal of Obstetrics and Gynaecology*, 96(2) : 132-4.
Donati, S. 1996. "Reducing Pain of First Trimester Abortion under Local Anaesthesia." In *European Journal of Obstetrics, Gynaecology Reproductive Biology*, 70(2) : 145-9.
Donchin, Ann and Laura M. Purdy, eds. 1999. *Embodying Bioethics: Recent Feminist Advances*, Rowman & Littlefield Publishers.
Duden, Barbara. 1999. "The Fetus on the 'Farther Shore'." In Morgan and Michaels ed. 1999.
Dworkin, Ronald. 1993. *Life's Dominion: An Argument about Abortion, Euthanasia, and Individual Freedom* (Vintage Edition), Vintage. (ロナルド・ドゥオーキン. 1998.『ライフズ・ドミニオン——中絶と尊厳死そして個人の自由』水谷秀雄・小島多恵子訳, 信山社.)
Ellertson, Charlotte, *et al.* 1999. "Providing Mifepristone-Misoprostol Medical Abortion: The View From the Clinic." In *Journal of the American Medical Women's Association*, Spring 1999 : 91-7.
Erdman, J. N., A. Grenon and L. Harrison-Wilson. 2008. "Medication Abortion in Canada: a Right-to-Health Perspective." In *American Journal of Public Health*, 98 (10) : 1764-9.
Fadiman, Dorothy. 1992. *When Abortion Was Illegal; Untold Stories* (VHS), Bulllfrog Films.
Fathalla, F. F. 1988. "Promotion of Research in Human Reproduction: Global Needs and Perspectives." In *Human Reproduction*, 3 : 7-10.
Feldt, Gloria. 2002. *Behind Every Choice Is a Story*, University of North Texas Press.
Fielding, S. L., E. Edmunds and E. A. Schaff. 2002. "Having an Abortion Using Mifepristone and Home Misoprostol: a Qualitative Analysis of Women's Experiences." In *Perspectives on Sexual and Reproductive Health*, 34(1) : 34-40.
Filshie, G. M. *et al.* 1973. "Portable Karman Curette Equipment in Management of Incomplete Abortions." In *The Lancet*, 2(7838) : 1114-6.
Finer, Lawrence B. and Stanley K. Henshaw. 2003. "Abortion Incidence and Services in the United States in 2000." In *Perspectives on Sexual and Reproductive Health*, 35(1) : 6-15.
Freedman, Lynn and Deborah Maine. 1995. "Facing Facts: the Role of Epidemiology in Reproductive Rights Advocacy." In *the American University Law Review*, 4 : 1085-92.
Fried, Marlene Gerber. 1990. "Transforming the Reproductive Rights Movement: the

Post-Webster Agenda." In *From Abortion to Reproductive Freedom: Transforming a Movement*, ed. Marlene Gerber Fried, South End Press.
―― . 2004. *Undivided Rights: Women of Color Organizing for Reproductive Justice*, South End Press.
―― . 2006. "The Politics of Abortion, a Note." In *Indian Journal of Gender Studies*, 13：22.
Friedan, Betty. 1998. *It Changed My Life: Writing on the Women's Movement*, Harvard University Press.
Fromer, M. J. 1982. "Abortion Ethics." In *Nursing Outlook*, 30(4)：234-40.
Gerber, Elaine Gale. 2002. "Deconstructing Pregnancy: RU486, Seeing 'Eggs' and the Ambiguity of Very Early Conceptions." In *Medical Anthropology Quarterly*, 16(1)：92-108.
Gibson, Susanne. 2004. "The Problem of Abortion: Essentially Contested Concepts and Moral Autonomy." In *Bioethics*, 18(3)：221-33.
Gilligan, Carol. 1982. *In a Different Voice: Psychological Theory and Women's Development*, Harvard University Press.（キャロル・ギリガン．1998.『もうひとつの声――男女の道徳観のちがいと女性のアイデンティティ』岩男寿美子訳,川島書店.）
Ginsburg, Faye D. 1989. *Contested Lives: the Abortion Debate in an American Community*, University of California Press.
Ginsburg, Faye and Rayna Rapp. 1999. "Fetal Reflections: Confessions of Two Feminist Anthropologists as Mutual Informants." In Morgan and Michaels ed. 1999.
Gomperts, R. J. et al. 2008. "Using Telemedicine for Termination of Pregnancy with Mifepristone and Misoprostol in Settings Where There is No Access to Safe Services." In *BJOG: An International Journal of Obstetrics and Gynaecology*, Royal College of Obstetricians and Gynaecologist.
Greenslade, F. C. et al. 1993. "Summary of Clinical and Programmatic Experience with Manual Vacuum Aspiration." In *IPAS Advances in Abortion Care* 3(2)：1-4.
Grimes, D. A. 2013. "Misogyny and Women's Health." Reprinted in <http://www.womenhealth.or.th/iwac/download/speaker_presentation/PL3%20David%20Grimes.pdf>（2013年6月26日）.
Grimes, D. A., J. F. Hulka and M. E. McCutchen. 1980. "Midtrimester Abortion by Dilatation and Evacuation versus Intra-Amniotic Instillation of Prostaglandin F2 Alpha: a Randomized Clinical Trial." In *American Journal of Obstetrics and Gynecology*, 137(7)：785-90.
Grimes, D. A., et al. 2006. "Unsafe Abortion: the Preventable Pandemic." In *The Lancet*, 368(9550)：1908-19.
Guttmacher Institute. 2005. "Canada Approves Over-the-Counter Access to Plan B Emergency Contraception." In <http://www.guttmacher.org/media/inthenews/2005/04/20/index.html>（2013年6月18日）.

――. 2009. "Abortion Worldwide: A Decade of Uneven Progress." In <http://www.guttmacher.org/pubs/Abortion-Worldwide.pdf>（2014年2月11日）.

――. 2012a. "Facts on Induced Abortion Worldwide." In <http://www.guttmacher.org/pubs/fb_IAW.pdf>（2013年6月18日）.

――. 2012b. "Contraceptive Use in the United States." In <http://www.guttmacher.org/pubs/fb_contr_use.pdf>（2013年6月18日）.

――. 2013a. "Bans on "Partial-Birth" Abortion." In *Guttmacher Report: State Policies in Review, as of June 1 2013*. Reprinted in <http://www.guttmacher.org/statecenter/spibs/spib_BPBA.pdf>（2013年6月18日）.

――. 2013b. "Estimated Number of Induced Abortions (in Millions) and % Unsafe Worldwide by Region, Subregion and Year." In <http://www.guttmacher.org/media/presskits/abortion-WW/graphics.html>（2013年6月4日）.

Gynuity Health Projects. 2009. *Providing Medical Abortion in Low-resource Settings: an Introductory Guidebook*. In <https://www.womenonweb.org/en/page/6885/gynuity-guidebook>（2013年5月17日）.

Hadley, Janet. 1997. *Abortion: Between Freedom and Necessity*, Temple University Press.

Hardacre, Helen. 1997. *Marketing the Menacing Fetus in Japan*, University of California Press.

Hartmann, Betsy. 1995. *Reproductive Rights and Wrongs: The Global Politics of Population Control—Revised edition*, South End Press.

Hartouni, Valerie. 1999. "Reflections on Abortion Politics and the Practices Called Person." In Morgan and Michaels ed. 1999.

Henshaw, Stanley K. 1990. "Induced Abortion: a World Review 1990." In *International Family Planning Perspective*, 22(2): 76-89.

――. 1994. "Abortion Services under National Health Insurance: the Examples of England and France." In *Family Planning Perspectives*, May.

――. 1999. "Unintended Pregnancy and Abortion: a Public Health Perspective." In *A Clinician's Guide to Medical and Surgical Abortion*, ed. M. Paul *et al.*, Churchill Livingstone.

Henshaw, Stanley K., Susheela Singh and Taylor Haas. 1999. "The Incidence of Abortion Worldwide." In *International Family Planning Perspectives*, 25(Suppl.): S30-8.

Hern, Warren M. 1981. "Midtrimester Abortion." In *Obstetrics and Gynecology Annual*, 10: 375-422.

――. 1984. *The Epidemiologic Foundations of Abortion Practice*, Lippincott.

Hooker, A. B. *et al.* 2013. "Systematic Review and meta-Analysis of Intrauterine Adhesions after Miscarriage: Prevalence, Risk Factors and Long-Term Reproductive Outcome." In *Human Reproduction Update*, 2013 Sep 29 [Epub ahead of print], <http://www.ncbi.nlm.nih.gov/pubmed/24082042>（2013年10月22日）.

International Confederation of Midwives (ICM). 2008. "Position Statement: Midwives' Provision of Abortion-Related Services." In <http://www.internationalmidwives.org/assets/uploads/documents/Position%20Statements%20-%20English/PS2008_011%20ENG%20Midwives%20Provision%20of%20Abortion%20Related%20Services.pdf> (2013年4月22日).
Ipas. 2008. "Who We are?" In <http://www.ipas.org/About_Us.aspx> (2013年6月18日).
Jaggar, Allison M. 1991. "Feminist Ethics: Projects, Problems, Prospects." In *Feminist Ethics*, ed. Claudia Card, University Press of Kansas.
―――. 1992. "Feminist Ethics." In Lawrence C. Becker and Charlotte Becker eds., *Encyclopedia of Ethics*, Garland Publishing.
―――. ed. 1994. *Living with Contradictions: Controversies in Feminist Social Ethics*, Westview.
―――. 1994a. "Sexual Difference and Sexual Equality." In Jaggar ed. 1994.
―――. 1994b. "Abortion and a Woman's Right to Decide." In Jaggar ed. 1994.
Japan. 2006. "Consideration of Reports Submitted by States Parties under Article 18 of the Convention on the Elimination of All Forms of Discrimination against Women: Sixth Periodic Report of States Parties." Reprinted in <http://daccess-dds-ny.un.org/doc/UNDOC/GEN/N08/499/51/PDF/N0849951.pdf?OpenElement> (2013年6月18日).
Jensen, Jefferey T., S. Marie Harvey and Linda Beckman. 2000. "Acceptability of Suction Curettage and Mifepristone Abortion in the United States: A Prospective Comparison Study." In *American Journal of Obstetrics and Gynecology*, 182(6): 1292-9.
Joffe, Carol E. 1986. *The Regulation of Sexuality: Experiences of Family Planning Workers*, Temple University Press.
―――. 1995. *Doctors of Conscience: The Struggle to Provide Abortion Before and After Roe v. Wade*, Beacon Press.
―――. 1999. "Abortion in Historical Perspective." In *A Clinician's Guide to Medical and Surgical Abortion*, ed. E. Steven Lichtenberg, et al., Churchill Livingstone.
Joseph P. Kennedy Jr. Foundation. 1968. *The Terrible Choice: The Abortion Dilemma*, Bantam Book.
Kafrissen, M. E., K. F. Schulz, D. A. Frimes, and W. Cates Jr. 1984. "Midtrimester Abortion: Intra-amniotic Instillation of Hyperosmolar Urea and Prostaglandin F2 Alpha v Dilatation and Evacuation." In *Journal of American Medical Association*, 251(7): 916-9.
Kahn, Ada P. and Linda Hughey Holt. 1992. *The A to Z of Women's Sexuality: a Concise Encyclopedia, Revised and Expanded edition*, Hunter House.
Kaplan, Lawrence J. and Rosemarie Tong. 1994. *Controlling Our Reproductive Destiny: A Technological and Philosophical Perspective*, MIT Press.

Karim, S. M., *et al.* 1969. "Induction of Labour with Prostaglandin F2a." In *The Journal of Obstetrics and Gynecology of the British Commonwealth*, 76(9)：769-82.
Karim S. M and G. M. Filshie. 1970. "Therapeutic Abortion Using Prostaglandin F2alpha." *The Lancet*, 24；1(7639)：157-9.
Karman, H. 1972. "The Paramedic Abortionist." In *Clinical Obstetrics and Gynecology*, 15：379-87.
Kato, Masae. 2009. *Women's Rights?: The Politics of Eugenic Abortion in Modern Japan*, Amsterdam University Press.
Kelly, Laurie, *et al.* 2004. *Donald School Textbook of Ultrasound in Obstetrics and Gynecology*, Informa Health Care.
Kenyon, M. D. Edwin. 1986. *The Dillamma of Abortion*, Faber & Faber.
Kerins, M., *et al.* 2004. "Emergency Contraception. Has Over the Counter Availability Reduced Attendances at Emergency Departments?" *Emergency Medical Journal*, 21：67-8. Reprinted in <http://emj.bmj.com/content/21/1/67.full>（2013年6月19日）.
Khilnani, G. C. 2004. "Tuberculosis and Pregnancy." In *Indian Journal of Chest Disease*, 46：105-11. Reptinted in <http://medind.nic.in/iae/t04/i2/iaet04i2p105.pdf>（2013年6月18日）.
Kramarae, Cheris and Paula A. Treichler. ed. 1985. *A Feminist Dictionary*, Pandora.
Kumar, Anuradha, *et al.* 2009. "Conceptualizing Abortion Stigma." In *Culture, Health and Sexuality*, 11(6)：625-39.
Labarbera, Peter. 2003. "Abortion in America: Thirty Years after Roe v. Wade, a Prolife Veteran Remember and Reflects." In *Family Voice*, January/February: 16-20. Reprinted in <http://www.cwfa.org/familyvoice/2003-01/AbortionAmerica_January_February.pdf>（2013年6月18日）.
Lader, Lawrence. 1995. *A Private Matter: RU 486 and the Abortion Crisis*, Prometheus Books.
Leary, Virginia A. 2005. "The Development of the Right to Health." In *Human Rights Tribune*, 11(3).
Lee, Ellie. 2003. *Abortion, Motherhood, and Mental Health*, Aldine de Gruyter.
Lichtman, Ronnie, Lynn Louse Simpson and Allan Rosenfield. 2003. *Dr. Guttmacher's Pregnancy, Birth & Family Planning*, New American Library.
Lie, Mabel L. S., C. Robson and R. May. 2008. "Experiences of Abortion: A Narrative Review of Qualitative Studies." In *BMC Health Service Research*, 8：150.
Little, Margaret Olivia. 2003. "Abortion." In *A Companion to Applied Ethics*, ed. R. G. Frey and Christopher Health, Wellman, Blackwell.
Luker, Kristin. 1975. *Taking Chances: Abortion and the Decision Not to Contracept*, University of California Press.
――. 1984. *Abortion & the Politics of Motherhood*, University of California Press.
Maguire, Daniel C. 2001. *Sacred Choices: The Right to Contraception and Abortion in*

Ten World Religions, Fortress Press.
Mahowald, Mary Briody. 1993. *Women and Children in Health Care: An Unequl Majority*, Oxford University Press.
Major, Blenda. 2003. "Psychological Implications of Abortion." In *Canadian Medical Association Journal*, 168(10) : 1257-8.
Maloney, Anne M. 1994. "Women and Children First?" In Jaggar ed. 1994.
Marie Stopes International. 2013. "Abortion Fees." In <http://www.mariestopes.org.uk/Fees/Womens_services/Abortion.aspx>(2013年6月4日).
Mason, Carol. 1999. "Minority Unborn." In Morgan and Michaels ed. 1999.
Mathews-Green, Frederica. 1994. *Real Choices: Listening to Women; Looking for Alternatives to Abortion*, Conciliar Press.
Michaels, Meredith W. 1999. "Galaxies, Fetal, eds. MORGAN, Lynn M. and MICHALES, Meredith W." In *Fetal Subjects, Feminist Position*, University of Pennsylvania Press.
Minkoff, Howard and Lynn M. Paltrow. 2006. "The Rights of Unborn Children and the Value of Pregnant Women." In *The Hasting Center Report*, 36(2) : 26-8.
Mommers, E., *et al.* 2008. "Male Hormonal Contraception: a Double-Blind, Placebo-Controlled Study." In *The Journal of Endocrinology and Metabolism*, 93(7) : 2572-80.
Moreu, C., *et al.* 2011. "Medical vs. Surgical Abortion: the Importance of Women's Choice." In *Contraception*, 84(3) : 224-9.
Morgan, Lynn M. 1999. "Materializing the Fetal Body." In *Fetal Subjects, Feminist Positions*, Morgan and Michaels ed., University of Pennsylvania Press.
Morgan, Lynn M. and Meredith W. Michaels ed. 1999. *Fetal Subjects, Feminist Positions*, University of Pennsylvania Press.
Moskowitz, Marc L. 2001. *The Haunting Fetus: Abortion, Sexuality, and the Spirit World in Taiwan*, University of Hawaii Press.
Murphy, Elaine M. 2003. "Being Born Female Is Dangerous for Your Health." In *American Psychologist*, 58(3) : 205-10.
NARAL Pro-choice America. 2005. "History of NARAL Pro‐Choice America" In <http://www.prochoiceamerica.org/assets/files/about-naral-history.pdf>(2013年6月27日).
Nashid, T. and P. Olsson. 2007. "Perceptions of Women about Menstrual Regulation Services: Qualitative Interviews from Selected Urban Areas of Dhaka." In *Journal of Health, Population and Nutrition*, 25(4) : 392-8.
National Abortion Federation (NAF). 2010. "Surgical abortion/History and Overview." In <http://www.prochoice.org/education/resources/surg_history_overview.html>(2013年6月29日).
National Library of Medicine, National Institutes of Health, Department of Health & Human Services. 1998. "The C. Everett Koop Papers: Reproduction and Family

Health." In <http://profiles.nlm.nih.gov/QQ/Views/Exhibit/narrative/abortion.html> (2013年6月29日).
O'Brian, Jo, et al. 2008. "Cathoric Church and Right to Choose." In *The Gurdian* on 2008/10/3.
Page, Nanette and Cheryl E. Czuba. 1999. "Empowerment: What Is It?" In *Journal of Extension*, 37(5).
Patient Update. 2007. "The Contraception Report: The Levonorgestrel Intrauterine System." Reprinted in <http://www.contraceptiononline.org/contrareport/pdfs/12_05_pu.pdf> (2008年9月16日).
Paul VI. 1968. "Humane Vitae." Reprinted in <http://www.vatican.va/holy_father/paul_vi/encyclicals/documents/hf_p-vi_enc_25071968_humanae-vitae_en.html> (2013年6月29日).
Petchesky, Rosalind Pollack. 1987. "Fetal Images: the Power of Visual Culture in the Politics of Reproduction." In *Feminist Studies*, 13(2): 263-92.
——. 1990. *Abortion and Woman's Choice, revised edition*, Northeastern University Press.
——. 1998. "Introduction." In Petchesky and Judd 1998.
——. 2003. *Global Prescriptions: Gendering Health and Human Rights*, Zed Books.
Petchesky, Rosalind P. and Karen Judd. 1998. *Negotiating Reproductive Rights: Women's Persopectives Across Countries and Cultures*, Zed Books.
Phelan, Jessica. 2013. "France Makes Abortion Free." In <http://www.globalpost.com/dispatch/news/regions/europe/france/130402/france-abortion-free> (2013年6月4日).
Pius XI. 1930. "Cati Connubii (Encyclical of Pope Pius XI on Christian Marriage)." In <http://www.vatican.va/holy_father/pius_xi/encyclicals/documents/hf_p-xi_enc_31121930_casti-connubii_en.html> (2013年6月29日).
Planned Parenthood Federation of America. 2002. "The Facts Speak Louder than 'The Silent Scream'." In *White Paper*. Reprinted in <http://www.plannedparenthood.org/files/PPFA/Facts_Speak_Louder_than_the_Silent_Scream_03-02.pdf > (2013年6月29日).
——. 2013a. "In-Clinic Abortion Procedures." In <http://www.plannedparenthood.org/health-topics/abortion/in-clinic-abortion-procedures-4359.asp > (2013年6月4日).
——. 2013b. "The Abortion Pill (Medication Abortion)." In <http://www.plannedparenthood.org/health-topics/abortion/abortion-pill-medication-abortion-4354.asp > (2013年6月4日).
Post, Stephen G. ed. 2004. *Encyclopedia of Bioethics, 3rd Edition*, MacMillan Reference Books.(参考邦訳：生命倫理百科事典翻訳刊行委員会編．2007.『生命倫理百科事典』丸善.)
Pritchard, Jack A. and Paul C. MacDonald. 1976. *Williams Obstetrics 15th edition*,

Appleton-Century-Crofts.

Ranjit, N., A. Bankole, J. E. Darroch and S. Singh. 2001. "Contraceptive Failure in the First Two Years of Use: Differences across Socioeconomic Subgroups." In *Family Planning Perspectives*, 33(1)：19-27. Reprinted in <http://www.guttmacher.org/pubs/journals/3301901.pdf>（2013年6月29日）.

Religious Tolerance Org. 2006. "The RU-486 Abortion Pill: How It Works; What the Expelled Embryo Looks Like." In <http://www.religioustolerance.org/aboru486e.htm>（2013年6月29日）.

Reproductive Health Supplies Coalition. 2012. "Misoprostol for Maternal Health." Reprinted in <http://www.path.org/publications/files/RHSC_misoprostol_br.pdf>（2013年6月18日）.

Reville, Jo. 2004. "Campaign for Home Abortions." In *The Observer*, September 26. Reprinted in <http://observer.guardian.co.uk/uk_news/story/0,6903,1312922,00.html>（2013年6月29日）.

Reymond E. G. *et al*. 2012. "The Comparative Safety of Legal Induced Abortion and Childbirth in the United States." In *Obstetrics and Gynecologies*, 119(2Pt1)：215-9.

Rh Value Publishing. 1981. *New Webster's Universal Encyclopedia*, Crescent.

Ring-Cassidy, Elizabeth and Ian Gentles. 2002. *Women's Health after Abortion: The Medical and Psychological Evidence*, De Verber.

Romance-Clarkson, Sara E. 1994. "What Role for Induced Abortion in the Management of Unwanted Pregancies?" In *Unwanted Pregnancies and Public Policy*, ed. Hector Korea, Nova Science.（参考邦訳：サラ・E・ロマンス・クラークソン．1997.「望まれない妊娠の処置としての人工中絶の役割」『望まざる妊娠と公共政策』ヘクター・コレア編，UPPP翻訳委員会訳，シオン出版会．)

Royal College of Obstetricians and Gynaeclologists（RCOG）. 2004. "GUIDELINE: The Care of Women Requesting Induced Abortion — Evidence-based Clinical Guideline," No.7.

Rudy, Kathy. 1996. *Beyond Pro-Life and Pro-Choice: Moral Diversity in the Abortion Debate*, Beacon Press.

Sachdev, Paul. 1994. "The Abortion Battle: the Canadian Scene." In *Medicine and Law*, 13(1-2)：1-9.

Sato, Ryuzaburo and Miho Iwasawa. 2006. "Contraceptive Use and Induced Abortion in Japan: How Is It So Unique among the Developed Countries?" In *The Japanese Journal of Population*, 4(1)：33-54.

Seaman, Barbara. 1970. *The Doctors' Case Against the Pill*, Avon Books.

Second IWAC. 2013. See <http://www.womenhealth.or.th/iwac/>（2013年6月28日）.

Sen, Amartya. 1981. *Poverty and Famines: An Essay on Entitlement and Deprivation*, Oxford University Press.（アマルティア・セン．2000.『貧困と飢饉』黒崎卓・山崎幸治訳，岩波書店．)

Several Sources Shelters. 1998-2007. The Silent Scream Script and Photos. In <http://www.silentscream.org/silent_e.htm>（2013年6月29日）.

Shea, Judy. 1985. "Pornography and the Sexual Revolution." In *Pro-life Feminism: Different Voices*, ed. Gail Grenier, Sweet Life Cycle Books.

Sherwin, Susan. 1981. "The Concept of a Person in the Context of Abortion." In *Bioethics Quarterly*, 3(1)：21-34.

———. 1992a. *No Longer Patient*, Temple University Press.（参考邦訳：スーザン・シャーウィン．1998.『もう患者でいるのはよそう——フェミニスト倫理とヘルスケア』岡田雅勝・服部健司・松岡悦子訳，勁草書房.）

———. 1992b. "Feminist and Medical Ethics." In *Feminist Perspective in Medical Ethics*, ed. Helen B. Holmes and Laura Purdy, Indiana University Press.

Silliman, Jael Miria, Marlene Gerber Fried, Loretta Ross and Elena R. Gutierrez. 2004. *Undivided Rights: Women of Color Organize for Reproductive Justice*, South End Press.

Simonds, Wendy, Charlotte Ellertson, Kimberly Springer and Beverly Winikoff. 1998. "Abortion, Revised: Participants in the U. S. Clinical Trials Evaluate Mifepristone." In *Social Science & Medicine*, 46(10)：1313-23.

Sistersong Women of Color Reproductive Health Collective and the Pro-Choice Public Education Project in Collaboration with Many Others for the United States Social Forum. 2007. *Reproductive Justice Briefing Book: A Premier on Reproductive Justice and Social Change*. Reprinted in <http://protectchoice.org/downloads/Reproductive%20Justice%20Briefing%20Book.pdf>（2013年6月3日）.

Smith, Beverly. 1994. "Choosing Ourselves: Black Women and Abortion." In Jaggar ed. 1994.

Sollinger, Rickie. 1994. *An Abortionist: A Woman against the Law*, University of California Press.

Spadoni, L. R., R. B. McLean and W. L. Herrmann. 1964. "A Rapid Immunological Test for the Detection of Early Pregnancy." In *Western Journal of Surgery, Obstetrics and Gynecology*, 72：92-7.

Speroff, Leon and Philip D. Darney. 1996. *A Clinical Guide for Contraception Second Edition*, Williams & Wilkins.（レオン・スペロフ．1999.『避妊ガイドブック——避妊の医療と相談援助・性教育のために』我妻堯監訳・早乙女智子編訳，文光堂.）

———. 2011. *A Clinical Guide for Contraception Fifth Edition*, Lippincott Williams & Wilkins.

Stenvoll, Dag. 2007. "Contraception, Abortion and State Socialism: Categories of Birth Control and Their Political Implications." 研究代表岩本美砂子『報告書 リプロダクティブ・ライツに関する政策の国際比較——合衆国・東欧・韓国・日本』23-37.（参考「避妊，中絶と社会主義政権（中東欧・ロシア）」同報告書56-71.）

Stetson, Dorothy McBride. 2001. "Conclusion: Comparative Abortion Politics and the Case for State Feminism." In *Abortion Politics, Women's Movements, and the*

Democratic State: A Comparative Study of State Feminism, ed. D. M. Stetson, Oxford University Press.
Sujpluem, C., et al. 1978. "Auxiliary Midwife IUD Insertion: Results of a Comparative Study, Thailand." In *Bangkok, Ministry of Public Health*, April : 20.
Sweet, Gail Grenier. 1985. *Pro-Life Feminism*, Life Cycle Books.
Teva Women's Health. 2012. "ParaGard T380A Intrauterine Copper Contraceptive." In <http://www.paragard.com/> (2013年6月18日).
Third Wave Foundation (TWF). 2006. "Our History." In <http://www.thirdwavefoundation.org> (2013年6月26日).
Thomson, Judith J. 1971. "A Defense of Abortion." In *Philosophy and Public Affairs*, 1 : 47-66. (トムソン [2011])
Time Inc. 2013, "Drama of Life Before Birth: Landmark Work, Five Decades Later." Reprinted in <http://life.time.com/culture/drama-of-life-before-birth-landmark-work-five-decades-later/#ixzz2Qc9TfwKX> (2013年4月16日).
Tong, Rosemarie. 1996. *Feminist Approaches To Bioethics: Theoretical Reflections And Practical Applications*, Westview Press.
――. 1997. "Perspectives on Abortion." In *Feminist Approaches to Bioethics: Theoretical Reflection and Practical Applications*, ed. R. Tong, Westview Press.
――. 2001. "Is a Global Bioethics Possible?" In *Globalizing Feminist Bioethics: Crosscultural Perspectives*, ed. Rosemarie Tong et al., Westview Press.
――. 2009. "Feminist Ethics." In *Stanford Encyclopedia of Philosophy*. Reprinted in <http://plato.stanford.edu/entries/feminism-ethics/> (2013年6月18日).
Tooley, Michael. 1972. "Abortion and Infanticide." In *Philosophy & Public Affairs*, 2. (トゥーリー [2011])
Tribe, Laurence H. 1992. *Abortion : The Clash of Absolutes*, Norton.
Trussell, J. and C. Ellertson. 1999. "Estimating the Efficacy of Medical Abortion." In *Contraception*, 60(3) : 119-35.
Trussell, J. and Elizabeth G. Raymond. 2008. "Emergency Contraception: A Last Chance to Prevent Unintended Pregnancy." In <http://ec.princeton.edu/questions/ec-review.pdf> (2013年6月18日).
Trussell, J., R. A. Hatcher, W. Cates, F. H. Stewart and K. Kost. 1990. "A Guide to Interpreting Contraceptive Efficacy Studies." In *Obstet Gynecol*, 76 : 558-67. Reprinted and edited by W. L. Pendley in <http://www.ecofuture.org/pk/pkbc01.html> (2013年6月18日).
Tunc, Tanfer. 2008. *Technologies of Choice: A History of Abortion Techniques in the United States, 1850-1980*, VDM Verlag.
Ulmann, Andre. 2000. "The Development of Mifepristone: A Pharmaceutical Drama in Three Acts." In *JAMWA* 55(3), Supplement : 117-20.
UNFPA. 1994. "Summary of the ICPD Programme of Action." In <http://www.unfpa.org/public/home/sitemap/icpd/International-Conference-on-Population-and-

Development/ICPD-Summary> (2013年6月18日).
United Nations. 1980→2006. Department of Economic and Social Affairs, Division for the Advancement of Women, "Convension on the Ellimination of All the Discrimination against Women." In <http://www.un.org/womenwatch/daw/cedaw/states.htm> (2013年6月18日).
――. 1993. World Conference on Human Rights, 1993, "Vienna Declaration and Programme of Action (A/Conf.157.23)." In <http://www.un-documents.net/ac157-23.htm> (2013年6月28日).
――. 1994. Population Information Network, "Report of the International Conference on Population and Development (A/Conf.171/13)." In <http://www.un.org/popin/icpd/conference/offeng/poa.html> (2013年6月29日).
――. 1995. Department for Policy Coordination and Sustainable Development (DPCSD), "Report of the Fourth World Conference on Women." In <http://www.un.org/esa/gopher-data/conf/fwcw/off/a--20.en> (2013年6月29日).
――. 1999. "Report of the Committee on the Elimination of Discrimination against Women: 20th Session (A/54/38/Rev.1)." In <http://www.un.org/womenwatch/daw/cedaw/reports/21report.pdf> (2013年6月29日).
――. 2002. "Country Profiles-Abortion Policies: A Global Review, 2002." In <http://www.un.org/esa/population/publications/abortion/profiles.htm> (2013年4月23日).
――. 2005. "World Contraceptive Use 2005." In <http://www.un.org/esa/population/publications/contraceptive2005/WCU2005.htm> (2013年6月4日).
――. 2009. General Assembly WOM/1742, "Japan Tells Women's Anti-Discrimination Committee Efforts to Meet Treaty." Reprinted in <http://www.un.org/News/Press/docs//2009/wom1742.doc.htm> (2013年6月29日).
――. 2011a. *World Contraceptive Use 2011*. Reprinted in <http://www.un.org/esa/population/publications/contraceptive2011/wallchart_front.pdf> (2013年6月4日).
――. 2011b. "Press Conference to Mark World Reaching a 7 Billion Population." Reprinted in <http://www.un.org/News/briefings/docs/2011/111031_SG.doc.htm> (2013年6月4日).
UN Office of the High Commissioner for Human Rights (OHCHR). 2000. "Women's Rights are Human Rights." In *Human Rights Quarterly: Special Issue on Women's Rights*, spring.
U. S. Central Inteligence Agency (CIA). 2013. "The World Fact Book." Reprinted in <https://www.cia.gov/library/publications/the-world-factbook/rankorder/2223rank.html> (2013年5月8日).
U. S. Food and Drug Administration (FDA). 2004a. "Historical Information on Mifepristone (marketed as Mifeprex) Previous FDA Alerts and Updates." In <http://www.fda.gov/Drugs/DrugSafety/PostmarketDrugSafetyInformationforPatientsandProviders/ucm111339.htm> (2013年6月18日).

──. 2004b. "FDA to Announce Important Labeling Changes for Mifepristone." In <http://www.fda.gov/Drugs/DrugSafety/PostmarketDrugSafetyInformationfor PatientsandProviders/ucm111339.htm>（2013年6月18日）.

──. 2005a. "Questions and Answers on Mifeprex (mifepristone) 7/19/2005." In <http://www.fda.gov/Drugs/DrugSafety/PostmarketDrugSafetyInformationfor PatientsandProviders/ucm111341.htm>（2013年5月30日）.

──. 2005b. "MIFEPREX® (mifepristone) Tablets, 200 mg, Rev 2: 7/19/05." In <http://www.accessdata.fda.gov/drugsatfda_docs/label/2005/020687s013lbl.pdf>（2013年5月1日）.

──. 2006. "FDA Approves Over-the-Counter Access for Plan B for Women 18 and Older." Reprinted in <http://www.fda.gov/ScienceResearch/SpecialTopics/WomensHealthResearch/ucm134289.htm>（2013年6月14日）.

──. 2007. "Mifeprex (mifepristone) Information, 2007." In <http://www.fda.gov/Drugs/DrugSafety/PostmarketDrugSafetyInformationforPatientsandProviders/ucm111339.htm>（2013年6月18日）.

──. 2009. "FDA Approves Additional Use for IUD Mirena to Treat Heavy Menstrual Bleeding in IUD Users." In <http://www.fda.gov/newsevents/newsroom/pressannouncements/2009/ucm184747.htm>（2013年6月18日）.

──. 2011a. "Medication Guide." Reprinted in <http://www.accessdata.fda.gov/drugsatfda_docs/label/2011/020687s014lbl.pdf>（2013年3月11日）.

──. 2011b. "Mifepristone U. S. Postmarketing Adverse Events Summary through 04/30/2011." Reprinted in <http://www.fda.gov/downloads/Drugs/DrugSafety/PostmarketDrugSafetyInformationforPatientsand Providers/UCM263353.pdf>（2013年5月8日）.

──. 2013. "Label and Approval History." Reprinted in <http://www.accessdata.fda.gov/scripts/cder/drugsatfda/index.cfm?fuseaction=Search.Label_ApprovalHistory#apphist>（2013年3月11日）.

U. S. National Library of Medicine. 2013. "The C. Everett Koop Papers: Reproduction and Family Health." In <http://profiles.nlm.nih.gov/ps/retrieve/Narrative/QQ/p-nid/88>（2014年2月12日）.

Wang, M. et al. 2013. "Serum Angiopoietin-2 and b-HCG as Predictors of Prolonged Uterine Bleeding after Medical Abortion in the First Trimester." PLos.one, May, 16；8(5)：e63755.

Warnock, Mary. 1983. "In Vitro Fertilization: the Ethical Issues (2)." In The Philosophical Quarterly 33(132)：238-49.（参考邦訳：メアリー・ワーノック「体外受精をめぐる倫理的問題」加藤・飯田編訳［1988］）

Weddington, Sarrah. 1992. A Question of Choice, Penguin Books.

Weitz T. A., A. Foster, C. Ellertson, D. Grossman and F. H. Stewart. 2004. "'Medical' and 'Surgical' Abortion: Rethinking the Modifiers." In Contraception, 69(1)：77-8.

Wertz, R and D. Wertz. 1977. Lying-in: a History of Childbirth in America, Oxford

University Press.
Westfall, J. M. *et al.* 1998. "Update on Early Medical and Surgical Abortion." In *Journal of Women's Health*, 7：991-5.
Williamson, Elizabeth. 2004. "A Family's March to Redemption: 3 Generations Join Abortion Rights Rally in Honor of Woman Who Died." In *Washington Post*, April 24, 2004.
Willis, Ellen. 1985. "Putting Women Back into the Abortion Debate." In *Village Voice*, July 16, 1985：15.
Wind, Rebecca. 2002. "European Experience Shows That It Takes Time for Medical Abortion to Be Widely Used." In *Guttmacher Media Release*, June 2, 2002.
Wolf, Naomi. 1995. "Our Bodies, Our Souls." In *New Republic*, October 16.
Wolf, Susan M. 1996. *Feminism and Bioethics: Beyond Reproduction*, ed. Susan M. Wolf, Oxford University Press.
──. 1996a. "Introduction: Gender and Feminism in Bioethics." In Susan. M. Wolf, 1996.
──. 1996b. "Feminism and Bioethics." In Susan M. Wolf, 1996.
Women on Web (WoW). 2013. In <http://www.womenonweb.org/> (2013年6月24日).
Women's Health Project. 2001. "Advocating for Abortion Access: Eleven Country Studies." Reprinted in <http://www.federa.org.pl/dokumenty_pdf/english/Advocating-abortionAccess.pdf > (2013年6月18日).
Women Watch. 2005. "Women and Health (including Reproductive Health, AIDS and Human Rights)." In <http://www.un.org/womenwatch/forums/review/health/> (2013年6月18日).
World Health Organization (WHO). 1995. *Complications of Abortion: Technical and Managerial Guidelines for Prevention and Treatment*. Reprinted in <http://apps.who.int/iris/bitstream/10665/40349/1/9241544694.pdf> (2013年4月22日).
──. 2003. *Safe Abortion: Technical and Policy Guidance for Health Systems*. (2013.『安全な中絶──医療保健システムのための技術及び政策の手引き 第2版』すぺーすアライズ訳)
──. 2004. *Unsafe Abortion 4th edition*. Reprinted in <http://whqlibdoc.who.int/publications/2004/9241591803.pdf> (2013年6月18日).
──. 2005a. "Great Expectations: Making Pregnancy Safer." In *The World Health Report 2005:* Make Every Mother and Child Count.
──. 2005b. "The Selection and Use of Essential Medicines: Report of the WHO Expert Committee." Reprinted in <http://whqlibdoc.who.int/trs/WHO_TRS_933_eng.pdf> (2013年5月2日).
──. 2005c. *WHO Drug Information*, 19(3). Reprinted in <http://apps.who.int/medicinedocs/en/d/Js7918e/5.1.2.html> (2013年5月2日).
──. 2006. *Frequently Asked Clinical Questions about Medical Abortion*. (2013.『薬剤による中絶 (Medical Abortion) ──臨床上の一般的な質問』すぺーすアライズ訳)

―――. 2011. *Unsafe Abortion 6th edition: Global and Regional Estimates of the Incidence of Unsafe Abortion and Associated Mortality in 2008.*（2012.『安全でない中絶――全世界と各地域の安全でない中絶と安全でない中絶による死亡の推計（2008年現在）第6版』すぺーすアライズ訳）
―――. 2012a. "Safe Abortion 2nd edition."（2013.『安全な中絶 第2版』すぺーすアライズ訳）
―――. 2012b. "Essential Medicines WHO Model List 17th edition." Reprinted in <http://whqlibdoc.who.int/hq/2011/a95053_eng.pdf >（2013年4月25日）.
World Medical Association. 2006. "World Medical Association International Code of Medical Ethics." In <http://www.wma.net/en/30publications/10policies/c8/index.html>（2013年6月18日）.

和文文献
赤林朗．2005．『入門・医療倫理Ⅰ』勁草書房．
秋元美世他編．2003．『現代社会福祉辞典』有斐閣．
秋山洋子．1993．『リブ私史ノート』インパクト出版会．
浅井春夫他．2003．『ジェンダーフリー・性教育バッシング――ここが知りたい50のＱ＆Ａ』大月書店．
浅倉むつ子・若尾典子・戒能民江．2004．『フェミニズム法学』明石書店．
浅野京子．1972．「闇から光へ――中絶禁止法の闘いに向けて」リブ新宿センター資料保存会編［2008］所収．
浅野富美枝．2000．「優生保護法から母体保護法へ」『歴史評論』600：54-66．
アジア女性資料センター．2009．「CEDAWが日本政府審査の総括所見を公表」In <http://ajwrc.org/jp/modules/bulletin/index.php?page=article&storyid=486>（2010年5月19日）．
芦田みどり．2003．『ジェンダー医学――〈高齢化＝女性化〉時代に向けて』金芳堂．
芦野由利子．1998．「人工妊娠中絶の歴史と法律」『21世紀のキーワード リプロダクティブ・ヘルス／ライツ』メディカ出版．
熱田敬子．2011．「『赤ちゃん』を語る効果と胎児の人間化――中絶体験と出産を予定する妊娠体験を比較して」『社会学年誌』52：103-118，早稲田社会学会．
阿藤誠．1982．「出生抑制行動の日米比較――計画外出生の分析」『人口問題研究』161（1）：36．
阿部浩己・今井直・藤本俊明．2002．『テキストブック国際人権法 第2版』日本評論社．
綾部琢哉．1998．「妊娠の成立，およびその異常」『日本産科婦人科学会雑誌』日本産科婦人科学会，60（5）：111-4．
有賀美和子．2000．『現代フェミニズム理論の地平――ジェンダー関係・公正・差異』新曜社．
アンダマール，ソニア他．2000．『現代フェミニズム思想辞典』奥田暁子監訳，明石書店．（Sonya Andermahr, Terry Lovell and Carol Wolkowitz. 1997. *A Concise Glosesary of Feminist Theory*, A Hodder Arnold Publication.）

飯田亘之．1985．「可能なことと望ましいこと」『理想』理想社，12：180-91．
家坂清子．1998．「人工妊娠中絶——人工妊娠中絶とカウンセリング」『ペリネイタルケア』夏季増刊号，メディカ出版，137-41．
生駒藤太郎．1905．『家畜発生学』有隣堂．
石井美智子．1983．「『医療』としての堕胎——英国1967年堕胎法の改正論議にみる同法の特徴と問題点」『医療と法と倫理』唄孝一編，岩波書店．
石崎昇子．1997．「日本の堕胎罪の成立」『歴史評論』歴史科学協議会，571：53-70．
石浜淳美．1981．『間違いだらけの中絶——二度と悲劇を起こさぬために』潮文社．
伊田広行．2000．「ジェンダー・エシックスの自覚から，シングル単位思想の獲得へ」『ジェンダー・エシックスと社会福祉』杉本貴代栄編著，ミネルヴァ書房．
市川尚．2001．「産婦人科医療事故の現状と防止対策」『産婦人科の実際』金原出版，50：1273-80．
岩月澄江．1983．「産む性はひとり分を生きる——中絶からの発見」『女の性と中絶——優生保護法の背景』社会評論社編集部編，社会評論社，246-66．
岩本美砂子．1992．「生殖の自己決定権と日本的政策決定——一九九〇年妊娠中絶可能期間二週間短縮をめぐって」『女性学』1，日本女性学会．
——．2007．「日本における政治とリプロダクティブ・ライツ」『アジア女性研究』16（3）：18-32．
——．2008．「多様な女性とリプロダクティブ・ライツ」辻村みよ子他編『男女共同参画のために——政策提言』東北大学出版会，391-411．
上田健二．2002．『生命の刑法学——中絶・安楽死・自死の権利と法理論』ミネルヴァ書房．
ウルストンクラフト，メアリ．1980．『女性の権利の擁護』白井堯子訳，未来社．
江口聡編・監訳．2011．『妊娠中絶の生命倫理——哲学者たちは何を議論したか』勁草書房．
NHK「日本人の性」プロジェクト．2002．『データブック日本人の性行動・性意識』NHK出版．
榎美沙子．1973．『ピル』カルチャーセンター．
江原由美子．1996．「生命・生命技術・自己決定権」『生殖技術とジェンダー』江原由美子編，勁草書房．
大久保美保．2003．「看護者は人工妊娠中絶にどうかかわっているのか——中絶看護に対する態度（attitude）の調査から」『助産雑誌』57(3)：24-30．
大沢岳太郎．1901．『胎生学 初版』南江堂書店．
太田典礼．1976．『日本産児調節百年史』人間の科学社．
大林道子．1994．『お産—女と男と——羞恥心の視点から』勁草書房．
大原正義．2005．「愛・性・いのちの教育」『ノートルダム女学院機関誌 教育のプリズム』5：120-38．
緒方房子．2006．『アメリカの中絶問題——出口なき論争』明石書店．
岡野八代．2002．『法の政治学——法と正義とフェミニズム』青土社．
岡村州博．2002．「研修医のための必修知識 C．産科疾患の診断・治療・管理 2．子宮

内容除去術」『日本産科婦人科学会雑誌』日本産科婦人科学会, 54(3)：55-6.
荻野美穂. 1994.『生殖の政治学——フェミニズムとバース・コントロール』山川出版社.
——. 2001.『中絶論争とアメリカ社会——身体をめぐる戦争』岩波書店.
——. 2008.『「家族計画」への道——近代日本の生殖をめぐる政治』岩波書店.
小山田勝保. 1955.「所謂吸引子宮内容除去法（第1報）」『産科と婦人科』診断と治療社, 22：610.
女の人権と性シンポジウム有志編. 1988.『沈黙をやぶった女たち』ミネルヴァ書房.
女のためのクリニック準備会. 1986.『中絶——女たちからのメッセージ（第2版）』女のためのクリニック準備会.
外務省. 1985（締結）.「女子差別撤廃条約」In <http://www.mofa.go.jp/mofaj/gaiko/josi/3b_001.html>（2013年6月29日）.
——. 2008a.「国際人権規約」In <http://www.mofa.go.jp/mofaj/gaiko/kiyaku/index.html>（2008年12月1日）.
——. 2008b.「女子差別撤廃条約実施状況 第6回報告（仮訳） 平成20年4月」Reprinted in <http://www.mofa.go.jp/mofaj/gaiko/josi/pdfs/hokoku06.pdf>（2013年5月15日）.
柏木惠子. 2003.『家族心理学——社会変動・発達・ジェンダーの視点』東京大学出版会.
家族計画協会. 2013.「第6回男女の生活と意識に関する調査」『機関誌 家族と健康』平成25年2月1日発行, 707号.
家族計画国際協力財団（ジョイセフ）. 2004.『世界のリプロダクティブ・ヘルスをめざす道のり——国際的議題になったリプロダクティブ・ヘルス／ライツ 1968-2003』ジョイセフ.
勝本勘三郎. 1906.「堕胎罪と遺棄罪に付いて」『内外論叢』5(1).
加藤尚武. 1986.『バイオエシックスとは何か』未来社.
加藤尚武・飯田亘之編訳. 1988.『バイオエシックスの基礎——欧米の「生命倫理」論』H. T. エンゲルハート, H. ヨナス他著, 東海大学出版会.
金井雄二・海野信也. 2008.「異常妊娠」『日本産科婦人科学会雑誌』日本産科婦人科学会, 60(1)：N4-5.
上坪隆. 1979→1993.『ドキュメント水子の譜——戦争孤児と女たち』現代教養文庫.
からだと性の法律をつくる女の会. 2001a.「からだと性の法律をつくる女の会」In <http://www.soshiren.org/houritu/houan.html>（2013年6月18日）.
——. 2001b.「生殖医療に関する意見書——人工妊娠中絶をめぐる現行法の問題点と, 出生前診断について」In <http://jdsn.ac.affrc.go.jp/shingikai/shiryou-1.html>（2013年6月18日）.
川上睦子. 1997.「中絶論の再考——フェミニズムと生命論」『フォーラム'90』社会評論社, 6：30-7.
川島晴代. 1983.「手記 私にとって中絶とは——サンフランシスコのクリニックで」『悲しみを裁けますか——中絶禁止への反問』日本家族計画連盟編, 人間の科学社.
川本隆史. 1995.『現代倫理学の冒険——社会理論のネットワーキングへ』創文社.
貴家寛而. 1958.『産科学』金原出版.

北村邦夫．1998．『21世紀のキーワード リプロダクティブ・ヘルス／ライツ』メディカ出版．
―――．2004．「20歳未満の人口妊娠中絶率がさらに減少」『家族と健康』609．
―――．2005．「ピル（医療と性と政治）(1)抗議の辞任」『週刊医学界新聞』2652．
―――．2013．「『第6回男女の生活と意識に関する調査結果』概要」In <http://www.koshu-eisei.net/upfile_free/20130118kitamura.pdf>（2013年4月10日）．
木村久子．1972．「女性解放運動の方向性について」溝口明代他編 [1992], 253-64．
木村好秀．1996．「人工妊娠中絶の社会医学的背景に関する研究」『平成7年度 厚生省心身障害研究 望まない妊娠等の防止に関する研究 平成7年度研究報告書』68-81．
―――．1998．「人工妊娠中絶の術式」北村邦夫編 [1998], 126-31．
―――．2001．「人工妊娠中絶実施者に関する社会医学的研究 第1報――13年3ヶ月間における避妊法の実態とその意識」『母性衛生』42(2)．
教皇庁教理省．1987．『生命のはじまりに関する教書』カトリック中央協議会．
ギルボー，ジョン．1998→2001．『ピル博士のピルブック』早乙女智子訳，メディカルトリビューン．(John Guillebaud. 1997. *The Pill, Fifth Edition*, Oxford University Press.)
金城清子．1991．『法女性学――その構築と課題』日本評論社．
黒島淳子・實川真理子．1996．「中絶を受けた女性の心理」『平成7年度厚生省心身障害研究――望まない妊娠等を防止する報告書』．
グロスマン，アチナ．1992．「中絶と経済危機――1931年の第218条反対運動」『生物学が運命を決めたとき――ワイマールとナチスドイツの女たち』ブライデンソール他編，近藤和子訳，評論社，81-103．
剣持加津夫．1966．『99／100 消えゆく胎児との対話』読売新聞社．
―――．1982．「小さな生命」『胎児は人間でないのか 優生保護法の疑問点』日本教文社編，日本教文社．
厚生労働省．2005．「ミフェプレックス（MIFEPFEX）（わが国で未承認の経口妊娠中絶薬）に関する注意喚起について」．Reprinted in <http://www.mhlw.go.jp/topics/bukyoku/iyaku/kojinyunyu/050609-1c.html>（2013年5月30日）．
―――．2006．「平成17年度実績評価書――思春期の保健対策の強化と健康教育の推進を図ること」．Reprinted in <http://www-bm.mhlw.go.jp/wp/seisaku/jigyou/05jisseki/6-7-1.html>（2013年6月18日）．
―――．2009．「平成20年度保健・衛生行政業務報告（衛生行政報告例）結果の概要」．Reprinted in <http://www.mhlw.go.jp/toukei/saikin/hw/eisei/08/index.html>（2013年6月18日）．
―――．2011．「平成22年（2010年）医師・歯科医師・薬剤師調査の概況」．Reprinted in <http://www.mhlw.go.jp/toukei/saikin/hw/ishi/10/>（2013年6月5日）．
―――．2012．「保健・衛生行政業務報告（衛生行政報告例）」．Reprinted in <http://www.mhlw.go.jp/toukei/saikin/hw/eisei_houkoku/11/>（2013年6月5日）．
厚生労働省医薬食品局監視指導・麻薬対策課．2004a．「個人輸入される経口妊娠中絶薬（いわゆる経口中絶薬）について（平成16年10月25日）」．Reprinted in <http://

www.mhlw.go.jp/houdou/2004/10/h1025-5.html>（2014年2月10日）.
――. 2004b.「経口妊娠中絶薬『RU486』または『ミフェプリストン錠』に関するQ&Aの改訂について（平成16年11月18日）」. Reprinted in <http://hhp.umin.ac.jp/pdf/N-20041129.pdf>（2013年5月8日）.
――. 2004c.「経口妊娠中絶薬による健康被害事例の収集に関する御協力のお願いについて」. Reprinted in <http://www.jsog.or.jp/kaiin/html/infomation/info_26oct2004.html>（2014年2月10日）.
厚生労働省医薬食品局審査管理課長. 2011. 社団法人日本産科婦人科学会理事長等宛通達「ノルレボ錠 0.75mgの適正使用への協力依頼について」薬食審査発0304第1号（平成23年3月4日）. Reprinted in <http://wwwhourei.mhlw.go.jp/cgi-bin/t_document.cgi?MODE=tsuchi&DMODE=CONTENTS&SMODE=NORMAL&KEYWORD=&EFSNO=10905&PAGE=1&FILE=&POS=0>（2013年6月29日）.
――. 2004.「経口妊娠中絶薬による健康被害事例の収集等について」薬食監麻発第1025001号（平成16年10月25日）. Reprinted in <http://www.jsog.or.jp/kaiin/html/infomation/info_26oct2004.html>（2013年6月25日）.
厚生労働省医薬食品局長. 2004.「医薬品等の個人輸入の取扱いについて（協力依頼）」薬食発第1022005号（平成16年10月25日）. Reprinted in <http://www.geocities.jp/customsprofesser/2004-1115.pdf>（2013年6月18日）.
厚生労働省大臣官房統計情報部人口動態・保健統計課保健統計室衛生行政業務統計第一係. 2012.「平成23年度保健・衛生行政業務報告（衛生行政報告例）結果の概況」. In <http://www.mhlw.go.jp/toukei/saikin/hw/eisei_houkoku/11/>（2013年6月4日）.
厚生労働省大臣官房統計情報部人口動態・保健統計課保健統計室保健医療統計係. 2007.「H18（2006）年度の医師・歯科医師・薬剤師調査の概況」. In <http://www.mhlw.go.jp/toukei/saikin/hw/ishi/06/index.html>（2010年9月5日）.
河野美代子. 1999.『新版 さらば，悲しみの性――高校生の性を考える』集英社文庫.
コーネル，ドゥルシラ. 1995→2006.『イマジナリーな領域――中絶，ポルノグラフィ，セクシュアル・ハラスメント』仲正昌樹他訳，御茶の水書房.（Drucilla Cornel. 1995. *The Imaginary Domain: Abortion, Pornography and Sexual Harassment*, Routledge.）
――. 2002→2005.『女たちの絆』岡野八代・牟田和恵訳，みすず書房.（Drucilla Cornel. 2002. *Between Women and Generations: Legacies of Dignity*, Palgrave.）
ゴーマン，マイケル・J. 1990.『初代教会と中絶』平野あい子訳，すぐ書房.
コールバーグ，ローレンス他. 1992.『道徳性の発達段階――コールバーグ理論をめぐる論争への回答』片瀬一男・高橋征仁訳，新曜社.
国際連合広報センター. 1997.「世界人権会議 ウィーン宣言および行動計画 1993年6月」. Reprinted in <http://unic.or.jp/centre/txt/vienna.txt>（2013年4月24日）.
国民生活センター. 2013a.「経口妊娠中絶薬の安易な個人輸入や使用は危険！」. In <http://www.kokusen.go.jp/news/data/n-20130307_1.html>（2013年5月1日）.
――. 2013b.『国民生活センター報告書』. Reprinted in <http://www.kokusen.go.jp/

pdf/n-20130307_1.pdf>（2013年5月1日）．
国連人口基金（UNFPA）．2012．『世界人口白書2012』ジョイセフ．
小竹久美子．2003．「中絶をする人・した人のケアの実際」『助産雑誌』57(3)：9-13．
斎藤有紀子編著．2002．『母体保護法とわたしたち――中絶・多胎減数・不妊手術をめぐる制度と社会』明石書店．
財務省関税局長．2004．「医薬品等の個人輸入の取扱いについて（協力依頼）財関第1115号（2004年10月25日）」．In <http://www.geocities.jp/customsprofesser/2004-1115.pdf>（2013年6月18日）．
佐々木純一他．1993．「妊娠中期治療的流産の目的でゲメプロスト膣坐薬使用中に子宮破裂をおこした1症例」『日本産科婦人科学会雑誌』45(11)：1341-4．
佐藤和雄編．1999．『産婦人科20世紀の歩み』メジカルビュー．
佐藤公彦．1997．「比較女性学の試み――日本・アメリカ・フランスの中絶自由化の歴史を中心に」『比較文化研究』日本比較文化学会，36：50-7．
佐藤勤也編．1910．『実用産科学』半田屋医籍商店．
佐藤龍三郎・岩沢美帆．1996．「わが国における人工妊娠中絶の要因についての人口学的検討――特に有配偶率，性行動，避妊との関連」『平成7年度 厚生省心身障害研究 望まない妊娠等の防止に関する研究』研究報告書，25-30．
――．1998．「わが国の夫婦における妊娠・出生の調節：妊娠歴の分析」『人口問題研究』54(4)：19-45．Reprinted in <http://www.ipss.go.jp/syoushika/bunken/DATA/pdf/14406003.pdf>（2008年9月22日）．
澤崎千秋・富澤幸夫・加賀山純夫．1950．「書誌情報――アブレル氏法の批判」『日本産科婦人科学會雜誌』2(10)：443-50．
沢山美果子．1992．「『母性』『父性』を問う――子産み・子育てにおける男と女」『性というつくりごと』伊奈正人・鮎京正訓編，勁草書房．
――．2005．『性と生殖の近世』勁草書房．
シーガー，ジョニー．2005．『地図で見る世界の女性』原民子・木村くに子訳，明石書店．
シービンガー，ロンダ．2004→2007．『植物と帝国』小川眞里子・弓削尚子訳，工作社．(Londa Schiebinger. 2004. *Plants and Empire: Colonial Bioprospecting in the Atlantic World*, Harvard University Press.)
清水邦彦．1994．「昭和四五年以前からの水子供養」『西郊民俗』148：21-5．
――．1996．「水子供養」『日本の仏教』6号，法蔵館，44-48．
清水久美・坂本みゆき．2001．『お産ルネサンス――わたしの身体はわたしのもの』雲母書房．
下川耿史編．2001．『増補版 昭和・平成家庭史年表』河出書房新社．
下田次郎．1913．『胎教』実業之日本社．
――．1915．『母と子』実業之日本社．
シャー，エドウィン・M．1965→1981．『被害者なき犯罪』畠中宗一・畠中郁子訳，新泉社．(Edwin M. Schur. 1965. *Crimes without Victims*, Prentice-Hall.)
ショーター，エドワード．1992．『女の体の歴史』勁草書房．(Edward Shorter. 1982. *A History of Women's Bodies*, Basic Books.)

『女性解放』編集部. 1973→1994. 「『堕胎の権利』をめぐって」溝口明代他編［1994］, 377-8.
ショワジール会編. 1987. 『妊娠中絶裁判――マリ＝クレール事件の記録』辻由美訳, みすず書房.
ジョンセン, アルバート・R. 2009. 『生命倫理学の誕生』細見博志訳, 勁草書房.（Jonsen, A. R. 1998. *The Birth of Bioethics*, Oxford University Press.）
シンガー, ピーター＆ディーン・ウェールズ. 1988. 『生殖革命』加茂直樹訳, 晃洋書房.（Peter Singer and Deane Wells. 1984. *Reproduction Revolution: New Ways of Making Babies*, Oxford University Press.）
申惠丰. 2002. 「『経済的, 社会的及び文化的権利に関する委員会』の一般的意見（4）」『青山法学論集』43(4).
末広敏昭. 1981. 『優生保護法――基礎理論と解説』蜻蛉舎.
杉浦公昭. 1983. 『恐怖！ 水子霊の謎』ダイナミックセラーズ.
鈴井江三子. 2004. 「超音波診断を含む妊婦健診の導入と普及要因」『川崎医療福祉学会誌』14(1)：59-70.
スュルロ, エヴリーヌ. 1966. 『未来の女性――彼女は母性を放棄するか』根本長兵衞訳, 朝日新聞社.（Evelyne Sullerot. 1965. *Demain Les Femmes*, Laffont.）
セン, アマルティア. 2000. 『自由と経済開発』石塚正彦訳, 日本経済新聞社.（Amartya Sen. 1999. *Development As Freedom*, Oxford University Press.）
総理府. 2009. 「北京宣言及び行動綱領実施のための更なる行動とイニシアティブ（いわゆる「成果文書」）」. In <http://www.gender.go.jp/international/int_norm/int_un_initiative/index.html>（2013年6月29日）.
ダイヤグラム・グループ編著. 1992. 『新版 ウーマンズ・ボディー』池上千寿子他訳, 鎌倉書房.（Diagram Group. 1990. *The Modern Woman's Body*, Diagram Visual Information.）
高澤敦夫. 1999. 「人工妊娠中絶の計量的考察」高橋三郎編［1999］, 25-50.
高橋三郎編. 1999. 『水子供養――現代社会の不安と癒し』行路社.
高橋剛. 2002. 「研修医のための必修知識 C. 産科疾患の診断・治療・管理 2. 子宮内容除去術」『日本産科婦人科学会雑誌』日本産科婦人科学会, 54(3)：65-6.
高橋剛・岡村州博. 2005. 「研修医のための必修知識 C. 産科疾患の診断・治療・管理 2. 子宮内容除去術」『日本産科婦人科学会雑誌』日本産科婦人科学会, 54(3)：65-6.
高橋梵仙. 1936→1982. 『堕胎間引きの研究』第一書房.
高橋由典. 1999. 「二つの水子供養」高橋三郎編［1999］, 113-47.
高原幸子. 2002. 「女性の自己決定とエンタイトルメント概念」『国立女性教育会館研究紀要』6：59-68.
武田繁太郎. 1985. 『沈黙の四十年――引き揚げ女性強制中絶の記録』中央公論社.
竹村秀雄. 2004. 「人工妊娠中絶 医療事故の実際とリスクマネージメント2」『臨婦産』58(2)：142-7.
田中千惠・林謙治. 1996. 「ピルの薬理と使用法について」『平成7年度 厚生省心身障

害研究 望まない妊娠等の防止に関する研究』平成7年度研究報告書,110-23.
田中美津.1970.「反論を待つために！――混迷を続ける女性解放闘争への問題提起として」溝口明代他編［1992］,192-3.
――.1972.「敢えて提起する＝中絶は既得の権利か？」溝口明代他編［1994］,61-4.
谷合規子.1983.『なみだの選択――ドキュメント優生保護法』潮出版社.
谷口真由美.2007.『リプロダクティブ・ライツとリプロダクティブ・ヘルス』信山社.
田間泰子.2001.『母性愛という制度――子殺しと中絶のポリティクス』勁草書房.
――.2006.『「近代家族」とボディ・ポリティクス』世界思想社.
塚原久美.2005.「人工妊娠中絶の技術革新と女性の福祉（ウェルフェア）」『社会環境研究』10,金沢大学大学院社会環境科学研究科.
――.2010.「技術の観点から見た日本のリプロダクティヴ・ライツ政策の問題点」『医学哲学 医学倫理』日本医学哲学倫理学会,28：38-48.
柘植あづみ.1999.『文化としての生殖技術――不妊治療にたずさわる医師の語り』松籟社.
柘植あづみ・加藤秀一・大橋由香子.1996.「座談会 中絶の権利とテクノロジー」『インパクション』インパクト出版会,96：22-37.
辻村みよ子.1997.『女性と人権――理論と歴史から学ぶ』日本評論社.
――.2000.「女性と人権――『人権の世紀』を拓く課題」『国立婦人教育会館研究紀要』4：3-8.
角田由紀子.1991.『性の法律学』有斐閣選書.
ディーンズ,マグダ.1984.『悲しいけれど必要なこと――中絶の体験』加地永都子訳,晶文社.
デュ・ピュイ,キャンダス＆デイナ・ドヴィチ.2003.『癒しのカウンセリング――中絶からの心の回復』片山亜紀訳,平凡社.（Candace De Puy and Dana Dovitch. 1997. *The Healing Choice: Your Guide to Emotional Recovery After an Abortion*, Fireside.）
寺川直樹他.2007.「OC使用の新ガイドラインと本邦の現状」『日本産科婦人科学会雑誌』日本産科婦人科学会,59(9)：N510-3.
ドゥーデン,バーバラ.1993.『胎児へのまなざし――生命イデオロギーを読み解く』田村雲供訳,阿吽社.（Barbara Duden. 1991. *Der Frauenleib Als Offentlicher Ort*, Luchterhand Literaturverl.）
――.1994.『女の皮膚の下――十八世紀のある医師とその患者たち』井上茂子訳,藤原書店.（Barbara Duden. 1987. *Geschichte unter der Haut. Ein Eisenacher Arzt und seine Patientinnen um 1730*. Klett-Cotta ／J. G. Cotta'sche Buchhandlung Nachfo.）
トゥーリー,マイケル.2011.「妊娠中絶と新生児殺し」神崎宣次訳,江口聡編・監訳［2011］.
トムソン,ジュディス.2011.「妊娠中絶の擁護」塚原久美訳,江口聡編・監訳［2011］.
内閣府男女共同参画局.1995.「第4回世界女性会議 行動綱領（総理府仮訳）」. In <http://www.gender.go.jp/international/int_norm/int_4th_kodo/index.html> (2013年6月18日).

――．2009a．「資料 女子差別撤廃委員会の最終見解（仮訳）」．In <http://www.gender.go.jp/whitepaper/h22/zentai/html/shisaku/ss_shiryo_2.html>（2013年12月7日）．
――．2009b．「第6回報告審査に関する女子差別撤廃委員会からの質問事項に対する回答（仮訳）」．In <http://www.gender.go.jp/international/int_kaigi/int_teppai/pdf/responce_j.pdf>（2013年5月15日）．
――．2010．「男女賃金格差の国際比較」『男女共同参画白書平成22年度版』．In <http://www.gender.go.jp/whitepaper/h22/zentai/html/zuhyo/zuhyo012.html>（2013年6月4日）．
中岡俊哉．1980．『水子霊の秘密――強運を阻む』二見書房．
中島久美子．2007．「ホルモン出す新避妊具」『読売新聞』2007年9月21日．
仲村三千代・岡村州博．2008．「D. 産科疾患の診断・治療・管理 7. 子宮内容除去術」『日本産科婦人科学会雑誌』日本産科婦人科学会，60(1)：N12．
新村拓．1996．『出産と生殖観の歴史』法政大学出版会．
――．1998．『医療化社会の文化誌』法政大学出版会．
西岡瑷子．1963．『これをあなたは見てないのだ』太平書房．
西村光子．2006．『女たちの共同体（コレクティブ）――七〇年代ウーマンリブを再読する』社会評論社．
日本医師会．2005．「医師確保策――15カ国における産科医調査」．In <http://dl.med.or.jp/dl-med/teireikaiken/20090401_1.pdf>（2010年5月17日）．
日本家族計画協会．2006．「いろいろな避妊法」．In <http://www.jfpa-clinic.org/bc/pick06-main.html>（2013年6月18日）．
日本家族計画連盟編．1983．『悲しみを裁けますか――中絶禁止への反問』人間の科学社．
日本カトリック司教教護会．2004．「『ヒト胚の取扱いに関する基本的考え方』（中間報告書）についての意見」．In <http://cbcj.catholic.jp/jpn/doc/cbcj/040304.htm>（2013年6月18日）．
日本産科婦人科学会．2004．「会員へのお知らせ」2004年11月18日．
――．2005．「研修医のための必修知識と追補」．
――．2007．「異常妊娠」『日本産科婦人科学会雑誌』日本産科婦人科学会，59(11)：663-81．
――．2008．「D. 産科疾患の診断・治療・管理：7. 子宮内容除去術」『日本産科婦人科学会雑誌』日本産科婦人科学会，60(1)：12-4．
日本産科婦人科学会・日本産婦人科医会．2008．『産婦人科診療ガイドライン――産科編2008』日本産科婦人科学会事務局．
日本産婦人科医会医療対策委員会．2002．「平成15年2月17日放送 10代の人工妊娠中絶についてのアンケート結果から」．In <http://www.jaog.or.jp/sep2012/JAPANESE/MEMBERS/TANPA/H15/030217.htm>（2013年6月24日）．
日本パラメディカル協会．2010．「日本パラメディカル協会ホームページ」．In <http://www.para-m.com/>（2010年5月2日）．
日本プライマリ・ケア連合学会．2013．「プライマリ・ケアとは」．In <http://www.

primary-care.or.jp/>（2013年 6 月25日）．
日本弁護士連合会．1986．「自由権規約選択議定書批准促進等要望決議」．In <http://www.nichibenren.or.jp/activity/document/civil_liberties/year/1986/1986_2.html>（2013年 6 月29日）．
―――．1998．「女子差別撤廃条約の選択議定書の採択を求める意見書」．In <http://www.nichibenren.or.jp/activity/international/library/un/woman_jfba_rep1998.html>（2013年 6 月29日）．
―――．2013．「国際人権ライブラリ」．In <http://www.nichibenren.or.jp/ja/kokusai/humanrights_library/treaty/>（2013年 6 月29日）．
ノーグレン，ティアナ．2008．『中絶と避妊の政治学――戦後日本のリプロダクション政策』岩本美砂子監訳，塚原久美・日比野由利・猪瀬優理訳，青木書店．（Tiana Norgren. 2001. *Abortion before Birth Control: The Politics of Reproduction in Postwar Japan*, Princeton University Press.）
野口裕二．2002．『物語としてのケア――ナラティヴ・アプローチの世界へ』医学書院．
ノディングス，ネル．1997．『ケアリング――倫理と道徳の教育 女性の観点から』立山善康他訳，晃洋書房．（Nel Noddings. 1984. *Caring: A Feminine Approach to Ethics and Moral Education*, University of California Press.）
ハイムズ，ノーマン・E．1957．『受胎調節の歴史』古沢嘉夫訳，河出書房新社．（Norman Edwin Himes. 1936. *Medical History of Contraception*, Williams & Wilkins.）
橋本やよい．2000．『母親の心理療法――母と水子の物語』日本評論社．
バス，トマス・A．1995．『「ヒト」の再発見――独創する科学者11人が語る』茅野美ど里訳，三田出版会．（Thomas A. Bass. 1993. *Reinventing the Future: Conversations With the World's Leading Scientists*, Addison-Wesley Publishing Company, Inc.）
長谷瑠美子．2003．「中絶前後のカウンセリング」『助産雑誌』57(3)：14-7．
濱田幸子他．2000．「人工妊娠中絶を受けた女性の意識調査――避妊とSTDについて」『母性衛生』41(3)：204．
ハム，マギー．1999．『フェミニズム理論辞典』木本喜美子・高橋準監訳，明石書店．（Maggie Humm. 1995. *The Dictionary of Feminist Theory, Second Edition*, Prentice Hall.）
原田（安田）皐月．1915．「獄中の女から男へ」『『青鞜』女性解放論集』堀場清子編，1991，岩波書店．
ビアーズ，マーク・H．編．2004．『メルクマニュアル医学百科 最新家庭版』福島雅典監訳，日経BP社．
ピーパー，アンネマリー．1998→2006．『フェミニスト倫理学は可能か？』岡野治子・佐藤弘志監訳，知泉書館．（Annemarie Pieper. 1998. *Gibt es eine feministische Ethik?*, UTB.）
樋口正俊．1991．「周産期医療におけるインフォームド・コンセントとその限界――私ならこうする優しくてわかりやすい説明のしかた，人工妊娠中絶」『周産期医学』21(10)：1535-8．
兵藤智佳．2002．「人口政策におけるReproductive Rights概念について――フィリピンにおける婚姻を事例として」『国際協力研究』18(1)：8-16．

ファイアストーン,シュラミス.1972.『性の弁証法——女性解放革命の場合』林弘子訳, 評論社.(Shulamith Firestone. 1970. *The Dialectic of Sex: The Case for Feminist Revolution*, Morrow.)

ファルーディ,スーザン.1994.『バックラッシュ——逆襲される女たち』伊藤由紀子・加藤真樹子訳,新潮社.(Susan Faludi. 1991. *Backlash: The Undeclared War Against American Women*, Crown.)

藤目ゆき.1999.『性の歴史学——公娼制度・堕胎罪体制から売春防止法・優生保護法体制へ』不二出版.

ブライソン,ヴァレリー.2004.『争点・フェミニズム』江原由美子監訳,勁草書房.(Valerie Bryson. 1999. *Feminist Debates: Issues of Theory and Political Practice*, McMillan.)

古川雅子.2012.「中絶は犯罪ですか? 堕胎罪という矛盾」『アエラ』(2012.12/31-2013.1.7号)26(1):65-7.

ブロッキントン,I. F. 1999.『母性とメンタルヘルス』岡野禎治監訳,日本評論社.(Ian Brockington. 1984. *Motherhood and Mental Health*, Oxford University Press.)

ペンス,グレゴリー・E. 2000.『医療倫理(1)よりよい決定のための事例分析』宮坂道夫・長岡成夫訳,みすず書房.(Gregory E. Pence. 1990. *Classic Cases in Medical Ethics: Accounts of the Cases That Have Shaped Medical Ethics, With Philosophical, Legal, and Historical Backgrounds*, McGraw-Hill.)

ボーランド,リード(アニカ・ラーマン編).1997.『性と生殖に関する権利——リプロダクティヴ・ライツの推進』房野桂訳,明石書店.(Reed Boland. Ed. Anika Rahman. 1997. *Promoting Reproductive Rights: A Global Mandate, First Edition*. The Center for Reproductive Law and Policy.)

ボールズ,ジャネット・K. 他.2000.『フェミニズム歴史事典』水田珠枝・安川悦子監訳,明石書店.(Janet K. Boles. 1996. *Historical Dictionary of Feminism*, Scarecrow Press.)

ボストン「女の健康の本」集団.1974.『女の身体——生徒愛の真実』秋山洋子・栗原和代・山田美津子編訳,合同出版.(Boston Women's Health Book Collective. 1973. *Our Bodies, Ourselves*, Simon and Shuster.)

ポッツ,マルコム他.1985.『文化としての妊娠中絶』池上千寿子・根岸悦子訳,勁草書房.(Malcolm Potts, Peter Diggory and John Peel. 1977. *Abortion*, Cambridge University Press.)

堀場清子編.1991.『「青鞜」女性解放論集』岩波書店.

毎日新聞社人口問題調査会編.2000.『日本の人口——戦後50年の軌跡』毎日新聞社.

間壁さよ子.2006.「産婦人科診療における女性医師の役割」『日本産科婦人科学会雑誌』58(9):N242-8.

牧野康男.2009.「中絶によるトラブル」『日本産科婦人科学会雑誌』日本産科婦人科学会,61(9):435-8.

松崎憲三.2001.「堕胎(中絶)・間引きに見る生命観と倫理観」『民俗学論叢』16:1-17.

松田ふみ子．1965．『婦人公論の五十年』中央公論社．
まつばらけい・わたなべゆうこ．2001．『なぜ婦人科にかかりにくいの？』築地書館．
松本彩子．2005．『ピルはなぜ歓迎されないのか』勁草書房．
松本佳代子・早乙女智子．2005．「経口中絶薬mifepristoneの個人輸入」『臨床評価』32(1)：213-31．
松本清一．2003．「ウィメンズヘルスとは」『ウィメンズヘルス事典——女性のからだとこころガイド』日本母性衛生学会監修，中央法規出版．
松山栄吉．1988．「各国における人工妊娠中絶術の実態」『産婦人科の実際』37(9)：1249-56．
見崎恵子．2000．「M・ペルティエ（M. Pelletier）における個人主義と女性参政権の主張——第一波フランス・フェミニズムのなかの『過激分子』」『ジェンダー研究』3：41-54．
「水子供養の文化と社会」研究会．2004．「誕生前の『死』？——現代日本の水子供養」．In <http://www.ne.jp/asahi/time/saman/> （2013年6月18日）．
水島希．2006．「月経吸引器Del-Emと女性の健康運動」『女性学年報』27：1-24．
水野真希．2008．「産婦人科の『裏側』で行われる中絶ケア」『女たちの21世紀』56：26-7．
溝口明代．1991．「水子供養と女性解放」『『母性』を解読する』グループ「母性」解読講座編，有斐閣選書，74-94．
溝口明代・佐伯洋子・三木草子編．1992．『資料 日本ウーマン・リブ史 I』松香堂．
――．1994．『資料 日本ウーマン・リブ史 II』松香堂．
嶺輝子．2004．「中絶のトラウマ・ケア」『トラウマとジェンダー——臨床からの声』宮地尚子編，金剛出版．
宮地尚子．1998．「孕ませる性と孕む性——避妊責任の実体化の可能性を探る」『現代文明学研究』1：19-29．Reprinted in <http://www.kinokopress.com/civil/0102.pdf> （2013年6月18日）．
――．2013．『トラウマ』岩波書店．
ミレット，ケイト．1985．『性の政治学』藤枝澪子訳，ドメス出版．（Kate Millet. 1970. *Sexual Politics*, Doubleday.）
麦倉泰子．2005．「中絶の倫理問題についての考察」『立教大学コミュニティ福祉学部紀要』7．
棟居徳子．2006．「国際人権法における健康権保障の到達点と課題」金沢大学大学院博士課程学位論文．
森岡正博．2001．『生命学に何ができるか』勁草書房．
森栗茂一．1995．『不思議谷の子供たち』新人物往来社．
森田ゆり．1998．『エンパワメントと人権——こころの力のみなもとへ』解放出版社．
森冬美＆からだのおしゃべり会．1998．『女のからだ わたしたち自身——避妊・中絶・セーフsex』毎日新聞社．
森山郁子．1998．「Reproductive Healthと女性の権利——人工妊娠中絶」『Women's Health 女性が健康に生きるために』日本母性衛生学会編，南山堂．

文部科学省．1989．『小学校学習指導要領 平成元年3月』．Reprinted in <http://www.mext.go.jp/b_menu/shuppan/sonota/890301.htm#024>（2013年6月26日）．
文部省．1977．『小学校学習指導要領 付学校教育法施行規則（抄）昭和52年7月』．
安田（原田）皐月．1915．「獄中の女より男に」堀場［1991］所収．
山口厚．2008．『刑法入門』岩波書店．
山田宗樹．2004．『天使の代理人』幻冬舎．
山根純佳．2004．『産む産まないは女の権利か――フェミニズムとリベラリズム』勁草書房．
山本樹生．2007．「異常妊娠」『日本産科婦人科学会雑誌』日本産科婦人科学会，59(11)：663-71．
ヤンソン由美子．1983．「女性解放と中絶――世界の動向をみる」『女の性と中絶――優生保護法の背景』社会評論社編集部編，社会評論社，246-66．
――．1997．『リプロダクティブ・ヘルス／ライツ――からだと性，わたしを生きる』国土社．
ユック舎編．1984．『シリーズ・いまを生きる9 女・妊娠中絶』ユック舎．
横塚晃一．2007．『母よ！ 殺すな』生活書院．
ラーナー，ゲルダ．1996．『男性支配の起源と歴史』奥田暁子訳，三一書房．(Gerda Lerner. 1986. *The Creation of Patriarchy*, Oxford University Press.)
ラセット，シンシア・イーグル．1994．『女性を捏造した男たち』上野直子・富山太佳夫訳，工作社．(Cynthia Eagle Russett. 1991. *Sexual Science: The Victorian Construction of Womanhood*, Harvard University Press.)
ラフルーア，ウィリアム．2006．『水子――〈中絶〉をめぐる日本文化の底流』森下直貴・遠藤幸英・清水邦彦・塚原久美訳，青木書店．(William LaFleur. 1992. *Liquid Life: Abortion and Buddhism in Japan*, Princeton University Press.)
リッチ，アドリエンヌ．1990．『女から生まれる』高橋芽香子訳，晶文社．(Adrienne Rich. 1986. *Of Woman Born: Motherhood As Experience and Institution*, W.W. Norton & Company.)
リブ新宿センター資料保存会編．2008．『リブニュースこの道ひとすじ――リブ新宿センター資料集成』インパクト出版会．
リプロダクティヴ法と政策センター編．2001．『リプロダクティヴ・ライツ――世界の法と政策』房野桂訳，明石書店．(Center for Reproductive Rights. 2000. *Reproductive Rights 2000 Moving Forward*, Center for Reproductive Rights.)
レンズバーガー，ボイス．1999．『生命とはなにか――細胞の脅威の世界』久保儀明・増崎靖人訳，青土社．(Boyce Rensberger. 1997. *Life Itself: Exploring the Realm of the Living Cell*, Oxford University Press.)
ロスマン，バーバラ・K．1996．『母性をつくりなおす』広瀬洋子訳，勁草書房．(Barbara K. Rothman. 1990. *Recreating the Motherhood: Ideology and Technology in a Patriarchal Society*, W. W. Norton.)
ローゼンブラッド，ロジャー．1996．『中絶――どう考えるか』くぼたのぞみ訳，晶文社．(Roger Rosenblatt. 1992. *Life Itself: Abortion in the American Mind*, Random

House.)
若尾典子.2004.「人口論と女性の身体」『フェミニズム法学』浅倉睦子・戒能民江・若尾典子著,明石書店.
我妻堯.1978.「人工妊娠中絶をめぐる諸問題」『ジュリスト』678.
——.2000.「未婚女性の性行動,低用量ピルに対する世論の動向」『日本の人口——戦後50年の軌跡』毎日新聞社,233-56.
——.2002.『リプロダクティブヘルス』南江堂.
我妻堯監訳・早乙女智子編訳.1999.『避妊ガイドブック——避妊の医療と相談援助・性教育のために』文光堂.
ワン,スー(Wang Xu)他.2006.「世界のコンドーム市場と日本のコンドーム産業の調査と戦略の考察」.In <http://www.jaist.ac.jp/ks/labs/toyama/papers/2006_B_Final.pdf>(2013年6月18日).

あとがき

　「中絶」という言葉を見聞きしたとき，あなたはどんな気持ちになるでしょうか。「悲しい」，「つらい」，「申し訳ない」，「しかたがない」，「かわいそう」，「必要悪」，「身勝手」，「残酷」，「許し難い」……。人によって，立場によって，受け止め方，感じ方はまちまちかもしれないけれど，ほとんどの人がネガティヴな反応を示すことでしょう。中絶を受けた女性たちの大半と，そうではない人々の中にも，強い感情を引き起こされる人がいるかもしれません。でも，そうした反応は真空の中で生じているわけでもなければ，天から降ってくるものでもありません。実際には，「中絶」という言葉を受けて，それぞれが脳裏に何らかの「中絶イメージ」を思い浮かべ，それに反応しているのに違いありません。本書で述べてきたように，日本人の〈中絶〉意識は，搔爬への否定的イメージや水子供養，可視化された中絶胎児，刑法堕胎罪等々……に基づく「中絶する女」への罪悪視や非難，いわゆるスティグマが大きく影響しています。
　そもそも日本では，中絶がおおっぴらに語られることはめったにありません。数少ない〈中絶〉をめぐる議論の場では，しばしば「胎児と女性」のみに注目が集まります。そこで非難されるのは女性ばかり。しかも感情的な非難の矢面に立たされることが少なくありません。そうすることで，彼女をそこに追い込んだ他の男女や社会はそっぽを向いていられるのです。たいていの場合，彼女は中絶を望んではいなかったし，ましてや中絶そのものを求めて性行為に及んだわけはないのに。それでも彼女は反論しようともしないで，多くの場合，罪の意識にとらわれて沈黙してしまいます。そうして，彼女の中絶が内包する数々の問題はタブーとして置き去りにされ，忘れ去られてきたのです。

今の日本において、「リプロダクティヴ・ヘルス／ライツ」とか「中絶を減らせ」という掛け声は聞こえてきても、日本の中絶の実態を把握しようとか、女性の健康と権利のために法や医療を改善しようといった具体的な提案はあまり聞こえてきません。多くの日本人にとって、中絶はたとえ法的に許容されても、道徳的には「いけないこと」、感情的に「うしろめたいこと」で、真正面から語りにくいタブーだとされ、ましてや権利として主張するだなんて不穏当だと言わんばかりの雰囲気が作られています。

　そうした雰囲気が、反中絶論ばかりを横行させ、中絶について冷静に多面的にオープンに語り合うことを難しくしてきました。中絶問題を研究してきた私自身も、かつては中絶をめぐるタブー意識に固く縛られていましたし、おそらく今も完全にその意識から解放されてはいないのかもしれません。でも、研究を進めていくうちに〈中絶〉の見え方が変わってきたのは確かです。この問題がとても重要な女性の人権問題であることが見えてきて、同時に倫理と公正の問題でもあると確信するようにもなりました。その成果を読者の皆様と分かち合いたい、より多くの人に知ってほしいというのが本書を書いた動機です。

　私が小説やマンガの世界ではなく、現実世界で〈中絶〉と出合ったのは、高校に入った春、同級生のA子が妊娠して「カンパ袋」が回って来た時のことでした。仕方ないなと心の中で舌打ちしながら小遣いの一部を入れて袋を次に回しながらも、その頃、連載されていたマンガの影響もあって、「私なら絶対に産む！」などと、相手もいないくせに、一人、義憤にかられたものでした。

　次に〈中絶〉について考えたのは、その翌年、幼なじみのB子が自殺したことを人伝えに聞いたときです。B子の死ぬ直前に、彼女が通っていた学校で新生児が遺体で見つかった事件があり、ほとぼりが冷めないうちの自殺だったので、彼女が犯人だとの噂が立ったそうです。本当にあの子が……？　幼なじみの、いたずらっ子っぽい笑顔が脳裏によみがえりました。本当だったとして、相手は誰？　いったいどこで、どうやって産んだというの？　どうやって妊娠を隠したんだろう？　どんな気持ちだったのだろう？　産んで捨てるくらいなら、どうしてA子みたいに中絶しなかったの……？　何度も何度も、繰り返し考えずにはいられませんでした。友が経験したであろう驚き、当惑、嘆き、怒

り，悲しみ，孤独，そして深い深い絶望を思うと，やりきれなくて，誰もどうにもしてあげられなかったことが，哀れで，痛ましくて，悔しかった……のです。

やがて自分自身も妊娠を三度経験することになりました。三度とも"母性愛（？）"に駆り立てられ，産む気満々でいたのですが，結局，最初の二回は中絶と流産に終わりました。それから長い年月が過ぎ，相手も変わり，三度目にしてようやく望んでいた妊娠・喜びにあふれる出産にこぎつけました。ところが，産んだとたんに「男性助産士反対運動」に巻き込まれたのです。またしても義憤にかられて，乳飲み子を抱えて学習会やら活動やらに足を運ぶうちに，妊娠・出産・育児にまつわる様々な問題に目を開かれていき，大学院で学びたいという気持ちがむくむくと湧いてきました。研究テーマを決める時，「母性」と「中絶」のあいだで迷ったのですが，ほどなく，日本には母性研究はけっこう盛んだけれども，中絶研究はあまりに乏しいことに気付きました。本の数だけでも，英語では日本語の100倍以上もあるのです。私は元々英日翻訳者です。しかも，産んだのは娘です。問題がありそうだと気付いていながら，この子たちが大人になるまでに何もしなかったら，自分が許せない！　……と，中絶を研究しようと決意しました。たまたまその頃，家族の都合で石川県に移転したので，金沢大学に問い合わせ，勧められるまま翻訳と執筆の業績を提出することで「修士認定」の手続きを進め，一般枠で大学院の博士後期課程を受験して，入学しました。

最初は漠然と「中絶は個人の問題ではなく社会の問題」と捉えていただけだったので，ジャンルを超えて手当たり次第，中絶に関わる情報をかき集めました。研究の軸が定まったのは偶然でした。2004年9月のくすり勉強会で「人工妊娠中絶は何故，どのように行われているか？」の論題で話してくださった産科医の堀口貞夫先生に，「日本では今，どんな中絶方法が一般的なのですか？」とありきたりの質問をしたところ，「今も掻爬，D&Cでしょう」と言われて仰天したのです。英文で読んでいた情報では，今や中絶と言えば「吸引法（VA）が常識」のはずでした。中絶薬も，そろそろ使われていておかしくないと思っていました。「本当に，日本では今も掻爬が中心なんですか？」と私は食い下がり，堀口先生は周囲の先生方にも聞き回ってくださいました。その結果，東

大系では今も搔爬が多いが，京大系は吸引もやっているらしいという情報をいただきました。一方，金沢大学の産婦人科の先生に伺ったら，「当然，吸引でしょ」とおっしゃる。金沢大はどちらかといえば京大系だから，と納得しました。中絶手法は，徒弟制のような医局の中で代々引き継がれてきたのではないかと思いました。堀口先生との出会いのおかげで，中絶技法が私の研究の軸の一つになったのです。

　もう一つの軸は，中絶の権利を見直すことでした。アメリカでこそプロライフとプロチョイスが今も論争（政争？）を続けていますが，世界レベルでは中絶はリプロダクティヴ・ライツの一環ということで，すでに決着済みのようでした。それでも，「中絶を権利論で捉えるのはおかしい」という感覚は，私自身の中にも，つい最近まで残っていました。リプロダクティヴ・ライツが単なる「中絶権」を意味しているわけではないと頭では理解していても，その議論の中で〈胎児〉の存在が全く触れられないことに居心地の悪さを感じていたのです。かといって，女性を無視したプロライフにも与しがたいし……。二項対立的な中絶論を批判的に見ていながら，胎児中心主義と中絶罪悪視が染み渡っている社会で生きているためか，私自身，その議論の枠組みを完全に逃れてはいなかったのです。

　ところが，生殖コントロール技術の進化とフェミニスト倫理の観点を加えることで，リプロダクティヴ・ライツを支持することへの私のわだかまりは急速に解消されていきました。また，自分自身の妊娠体験によって，ある種の〈エンタイトルメント意識〉を実感したことから，自分なりの〈妊娠観〉，〈胎児観〉がだんだんと形作られていきました。私にとって，妊娠とは自分自身とお腹の子が互いに利害を争う状態では決してありませんでした。私にとって，妊娠した「子ども」は，「完全な自己」でもなければ「完全な他者」でもない，けれど「両義的」という固いことばではしっくりこない，曖昧な……だけど親密な存在でした。「子ども」は私とは別の生命体であるはずなのに，間違いなく私自身の一部でもあり，その一部は私自身でもあったのです。そうした「子ども」を失うことはもちろん，「産むこと」でさえも，私にとっては私自身の一部を失う，失意と痛みを伴う体験でした。同感してくれる人もいれば，全然違うという人もいるでしょう。でも，それはそれでいいのです。生をどう捉えるかと

いうことには正解はありません。一人ひとりがモラル・エージェントなのです。これが正しいという自分の実感，それを大切にしたいと思います。私は娘を産んだ夜，この子もいつかは死ぬのだという思いがこみあげてきて，はらはらと涙しました。生きるものはみな死へ向かっていく……。だからこそ，どう生きるのかが問われるのだと，改めて思い返しました。あの時があって，中絶研究を始め，今があります。

　本書には，たぶん多くの方が考えてみたこともなかったり，全く誤解していたりするような日本の中絶の"知られざる真実"がいろいろと出てきます。そうした話を学会や研究会で一つ，二つお話しした時には，たいてい皆さんびっくりなさって，何人かはとても面白がってくださいました。だけどこうやって，本として出版した時に，どんな反応が待っているのか，正直なところ，おっかなびっくりです。私の研究はあまりにも広くて浅いと自覚しているからです。それぞれのご専門の先生方からは，いろいろお叱りを受けるかもしれません。（陰で言わずに，私におっしゃってくださいね！）私が私自身の狭い視野で批判した方々からは嫌われてしまうかもしれません。（ごめんなさい。でも，〈中絶問題〉を正しく見るために必要だと思ってのことです……。）それでも，全体的に見たときに，私の描いたタペストリーによって，〈中絶〉が少し違ったものに見えるようになったら幸いです。そして，関心をもつ人が一人でも増え，少しずつでもこれまでの〈中絶観〉が変わっていき，中絶ケアが変わり，法が変わり，政府のポリシーが変わり，中絶罪悪視が変わり，苦しむ女性が減っていき，無益な〈望まない妊娠〉が可能なかぎりなくなっていくことを，心から願っています。

　この問題は，一朝一夕に解決されることはないでしょう。だからこそ，中絶問題研究の重要性と面白さに目覚めてくれる次代の人々がいることに，期待して……！

　　　　　＊　　＊　　＊

　本書は，2008年度に金沢大学大学院社会環境科学研究科に提出した博士論文「科学技術とリプロダクティヴ・ライツ」に加筆・訂正したもので，通算30年に近い私のこだわりと大学院入学以降10年余の研究を，ともかくもまとめあげ

たものです．博士論文に比べて，本書では中絶をめぐる諸問題にフェミニスト倫理の観点から技術論的なアプローチを試みた学際的研究という位置付けが多少は明確になったと自負している一方，まだまだ詰めが足りないことも自覚しています．でも，ここでぐずぐずしているとまた情勢が変わってしまうので，ひとまず諦めて出版する覚悟を決めました．

　学際的研究と言えば聞こえがいいのですが，修士認定制度のおかげでストレートに博士後期課程に入ってしまったため，研究のイロハも何も分からないまま，ジャンルを構わず「中絶」「abortion」の検索キーで見つかった本や論文をひたすら集め，片っ端から読むことで，研究生活を始めたというのが実態です．自分一人ではもてあましていた大量の情報と細切れの論理を，どうにか一つにつなぎ合わせることができたのは，何よりも論文指導主査の高橋涼子先生，副査の井上英夫先生と仲正昌樹先生のご指導の賜物です．ほかにも研究生活の発端にお世話になった青野透先生，その後の研究生活で折に触れ様々な形で助けてくださった八重澤美知子先生，中野節子先生，細見博志先生，浅見洋先生，岩本美砂子先生，森下直貴先生，杵淵恵美子先生，清水邦彦先生など，学内外の諸先生方に格別のご配慮とご助力を賜りました．ここに記して感謝の意を表します．

　また，博士論文の一部に目を通し貴重なアドバイスをくださった齋藤有紀子さん，水島希さん，棟居徳子さん，片山亜紀さん，牧由佳さん，さらに有意義な議論や情報提供をしてくださった谷口真由美さん，江口聡さん，水野真希さんを初めとする大勢の研究者仲間の皆様，堀口貞夫先生，打出喜義先生，東芳賢先生を初め，多忙ななか産婦人科医として援助とアドバイスをくださった諸先生方，本当にありがとうございます．ほかにも各所でフェミニズムや中絶問題について，あるいは生命や「生きること」について，じっくり話し合える仲間と出会えたことは，ほかに得がたい貴重な経験でした．特に森岡正博さんを初めとする生命学研究会の仲間は，「自分を棚上げにしない」生き方を常に再確認させてくれました．ほかにも元中絶問題研究会，阻止連の合宿，フェミニズム関連講座やゼミナール，その他の女性学や哲学，倫理学関連の学会や研究会，学習会等々の講師ならびに参加者の皆様，ライターとしてお世話になった編集関係の方々，私を支え，鍛え，方向性を与えてくれ，様々なレベルでの議

論につきあってくれた友人たち，いつもパワーと希望を与えてくれる国内外のフェミニストたち，そして何よりも膨大な書物や論文やエッセーの書き手たち……もはやお礼のいいようもないほど大勢との出会いを通じ，言葉には尽くせないほどの学びと示唆とインスピレーションを与えられてきて，本書ができあがりました。

　また，妊娠や中絶という個人的な体験について私に語ってくれた大勢の女性たちにも，その信頼と率直さに「ありがとう」を伝えたいです。思い起こすと本当に数えきれないほど多くの人たちとの出会いと交流のおかげで，まさに「結ばれた自己」としての今の私がいるのです。そう思うと，出会いの喜びと感謝のために胸が熱くなります。そして，私の博論の価値を認めてくださり，辛抱強く5年も待った上に，この本が形を成すまで一番の貢献をしてくださることになる勁草書房の土井美智子さん，本当にありがとうございます。

　最後に，誰よりも，生活を支え常に応援し続けてくれた連れ合いと，最後まで「ママ頑張れ」と言い続けてくれた娘に，心からの愛と感謝を捧げます。

　　　2014年1月

　　　　　　　　　　　　　　　　　　　　　　　　　　塚原久美

人名索引

ア 行

浅野京子　228-230, 232
飯田恒之　246-248, 251
石崎昇子　116-117, 225
井上達夫　245-246
岩月澄江　239-240, 258
岩本美砂子　72, 120, 245
ウィリアムス　Williams, G.　192
ウィリス　Willis, E.　210
ウルストンクラフト　Wollstonecraft, M. 202
ウルフ, N.　Wolf, N.　193
ウルフ, S. M.　Wolf, S. M.　203, 221, 264
エドワーズ　Edwards, J.　52
榎美沙子　230-234
江原由美子　245, 258
大橋由香子　244-245
緒方房子　89, 121-122, 140
荻野久作　26
オブライアン　O'Brien, M.　188

カ 行

カースレイク　Kerslake, D.　46
ガーバー　Gerber, E. G.　57
カーマン　Carman, H.　46-47, 66
加藤秀一　245-246
加藤尚武　246-248, 251
川上睦子　237
川島晴代　240-243, 258
北原みのり　83, 106
木村好秀　72, 75, 91
キャノルド　Cannold, L.　218, 266
キャラハン, D.　Callahan, D.　106, 195, 198-199, 219, 258
キャラハン, J. C.　Callahan, J. C.　264
ギリガン　Gilligan, C.　203-204, 221, 226
クープ　Koop, C. E.　186
クック　Cook, R.　145, 147-148, 155, 157, 159, 163, 176, 178
クナウス　Knaus, H.　26
グリソーレ　Grisolle, A.　40
グリムス　Grimes, D. A.　149
グロスマン　Grossman, A.　183
剣持加津夫　84-86, 106
コーネル　Cornell, D.　208-209, 211-212, 217, 239
ゴーマン　Gorman, M. J.　11-12, 181, 218
コールバーグ　Kohlberg, L.　203, 221
小竹久美子　95, 97

サ 行

早乙女智子　98, 110
佐藤郁夫　74
佐藤栄作　85-86
サンガー　Sangar, M.　24, 26-27, 31, 34, 53, 150, 176
シーマン　Seaman, B.　27, 232, 256
下田次郎　226
シャー　Schur, E. M.　185, 192
シャーウィン　Sherwin, S.　199, 204-205, 211, 217, 219, 221, 264
ジャガー　Jaggar, A.　196, 214, 237, 257, 263-264
ジャッド　Judd, K.　167-169
ショーター　Shorter, E.　38-41, 64, 149, 227
シンプソン　Simpson, J. Y.　44
末広敏昭　118-119, 124
ステットソン　Stetson, D. M.　170

ステンヴォル　Stenvoll, D.　170-171, 186
スミス　Smith, B.　213
スュルロ　Sullerot, E.　189, 231, 254
ソマリング　Sommering, S. T.　4

タ 行

ダウナー　Downer, C.　49-50
田中美津　228, 235-239, 256-257
谷口真由美　148, 152, 178
田間泰子　86, 89
タンク　Tunk, T.　i, 41, 47
チショルム　Chisholm, B.　184
柘植あずみ　245
辻村みよ子　146, 149
ディケンズ　Dickens, B. M.　147
デュ・ピュイ　De Puy, C.　238
ドゥーデン　Duden, B.　3-4, 7, 19, 106
ドゥオーキン　Dworkin, R.　187, 222
ドナルド　Donald, I.　9
トマス　Thomas, T. G.　41
トムソン　Thomson, J. J.　199-201, 203, 214, 220, 222, 246, 248-251, 258
トライブ　Tribe, L. H.　200, 214, 248
トング　Tong, R.　168, 209, 237, 264

ナ 行

西村光子　234
ニルソン　Nilson, L.　7-8, 19, 84-85, 106, 137-138, 191
ノヴァック　Novak, F.　46
ノーグレン　Norgren, T.　119, 139
ノールトン　Knowlton, C.　24

ハ 行

ハーティグ　Hertig, A. T.　5, 19
ハートマン　Hartmann, B.　23, 37-38, 177-178
ハーン　Hern, W.　16
バイアー　Baier, A.　209
バイコフ　Bykov, S. G.　44
ハイムズ　Himes, N. E.　3, 24
パウロ6世　Paul VI　12, 20-21, 184-185, 191

橋本徹馬　86
橋本やよい　107
長谷瑠美子　95
ハム　Hum, M.　148, 187-188
バンチ　Bunch, C.　155
ピーパー　Pieper, A.　263
ピウス11世　Pius XI　183, 191
ピンカス　Pincus, G.　27, 34, 53
ファイアストーン　Firestone, S.　231
ファターラ　Fathalla, M. F.　156-157
フィールドストン　Fieldstone, D.　45-46, 65
ブーニン　Boonin, D.　200, 214, 248
福島雅典　88
藤目ゆき　117, 122
ブラウン　Brown, S.　150, 176
フリーダン　Friedan, B.　176, 190, 202
フリード　Fried, M. G.　152, 215
フリードマン　Freedman, L.　171, 174, 179
プレイス　Place, F.　24
ベア　Baer, K. E.　4-5
ヘガール　Hegar, A.　39
ペチェスキー　Petchesky, R. P.　9, 154, 165, 167-169, 179, 199, 209
ヘッケル　Haeckel, E.　4, 6, 19
ベリク　Beric, B. M.　45, 65
ペルティエ　Pelletier, M.　150
ペンス　Pence, G. E.　197, 199
ポッツ　Potts, M.　44, 92, 109, 194, 262
ボリュー　Baulieu, E. E.　26, 34, 53-55, 67

マ 行

マーフィー　Murphy, E.　148-149
マッキノン　MacKinnon, C. A.　200
マッキンタイア　McIntyre, R.　200
松本彩子　80, 105, 234, 236
松本佳代子　98, 110
マロニー　Maloney, A. M.　214
マン　Mann, J.　155-156
嶺輝子　87, 95
メッシンジャー　Messinger, B.　46
モーガン　Morgan, L. M.　5, 19
モーゲンテイラー　Morgentaler, H.　43

モール　Mall, F. P.　5
森岡正博　237, 257

ヤ 行

安田皐月　150, 225-229, 256
ヤッペ　Yuzpe, A.　30, 81
横山フク　84

ラ 行

ラバーベラ　LaBerbera, P.　4, 12
リアドン　Reardon, D. C.　186
リアリ　Leary, V. A.　155
リスター　Lister, J.　40
リッチ　Rich, A.　191, 221-222
リトル　Little, M. O.　205, 207, 222
ルーディ　Rudy, K.　186, 204, 261
ルカー　Luker, K.　42, 182
レンズバーガー　Rensberger, B.　12-13
ローゼンブラット　Rosenblatt, R.　197-199
ロス　Ross, L.　173
ロスマン, B.　Rothman, B.　207-208, 222
ロスマン, L.　Rothman, L.　50, 66
ロック　Rock, J.　5, 19, 34

ワ 行

若尾典子　114-115, 123, 163, 176
我妻堯　25, 140

事項索引

ア 行

アイデンティティ　　iii, 207, 265
アドヴォカシー　　129, 173
アブレル氏法　　89-90, 96, 262
『安全な中絶』　　42, 44-45, 49, 52, 55-56, 95, 263
安堵　　57, 238, 255
意識的な探求　　204, 211
イデオロギー　　57, 87, 122
違法性　　100, 102-103, 106, 113, 118-119, 226
違法堕胎　　41, 64, 189, 193-194, 196
医療化　　42, 48, 146
医療技術　　19, 182, 189
医療事故　　90-91
医療モデル　　194, 196, 206, 209
インターネット　　59, 79, 98-102, 104, 107, 110, 139
インフォームド・コンセント　　126-127, 253
ウィーン会議　　→世界人権会議
ウィミン・オン・ウェブ　　59-60, 78-79, 96, 105, 109
ウーマン・リブ　　→女性解放運動
ウェルビーイング（安寧）／完全に良好な状態　　129, 151-152, 157, 160, 172, 175, 177
産まない選択　　104, 174, 229
遠隔医療　　59, 96
エンタイトルメント意識　　63, 83, 129, 140, 150-151, 165-170, 189, 207-208, 211, 214-215, 226-227, 230, 255, 257, 259-260
エンパワー／エンパワーメント　　50, 57, 82, 125, 146, 151, 153, 167-168, 173, 212, 230, 241, 260
思いやり　　11, 216, 218
オンデマンド（要求しだい）　　51, 84, 170, 229, 254, 257
女らしさ　　188, 190, 235, 264

カ 行

カーマン式カニューレ　　i, 45-50, 108
懐胎　　37, 149, 207, 222
カイロ会議（国際人口開発会議）　　119-120, 146, 154, 157, 161, 163, 165, 252, 266-267
カイロ行動計画　　158-159, 161, 163, 169
カイロ・プロセス　　147, 153
拡張除去術　　62, 64, 239, 257, 263
拡張掻爬術　　i, 21, 39-42, 44-46, 48-49, 55, 61, 64-66, 75-76, 84, 90-94, 96, 104, 108, 133, 182, 239-242, 257, 261-263
拡張挽出術　　192, 239, 263
カトリック／ローマ・カトリック　　11-12, 26, 54, 107, 181, 183-184, 191
からだと性の法律をつくる女の会　　125-126
ガラパゴス化　　76, 253
関係性　　72, 83, 120, 157, 175, 196, 207-208, 216-218
感染症　　25, 38, 42, 58, 100-103
危険性　　58, 94, 99-100, 102-103, 110-111, 160
吸引（法）、吸引中絶　　i, 43-44, 46-51, 62, 64-66, 75-76, 90-91, 95-97, 108-110, 188-189, 213, 263
キュレット　　39-40, 47-48, 63, 66, 75, 91, 104, 108, 263
教科書　　4, 19, 64, 91, 135-136, 139, 200
局所麻酔／局部麻酔　　40, 45, 47-48, 64, 94, 95, 109, 240-243
キリスト教　　11-12, 20, 116, 181, 183, 222, 225
緊急避妊（薬）　　29-31, 55, 62, 80-81, 105
空文化　　117-118, 135

薬による中絶 →内科的中絶
グローバル・センター →女性のリーダーシップのためのグローバル・センター
経済条項 84, 86, 119-120, 233, 254
経済的，社会的，及び文化的権利に関する委員会（国連） 156, 159
経済的理由 72, 84, 106, 118, 122, 132, 228, 244, 254
外科的中絶 20, 39, 41-42, 44, 55, 60, 62, 76-77, 105, 110, 150, 261, 263
月経抽出 49-51, 62, 65-66, 96, 152, 177
月経抽出器Del-Em 50-51
月経調節 51-52, 62, 65
権威 24, 57, 146, 167, 169, 182, 191-192, 205, 220
厚生労働省医薬食品局監視指導・麻薬対策課 98-100, 109-111
国際リプロダクティヴ・ライツ研究行動グループ 165, 168-169, 176, 179, 207, 259
国民生活センター（独立行政法人） 102-103, 110
国連女性の10年 153-154, 162, 177
子殺し 86, 131, 233, 235, 240, 256, 261
「個人的なことは政治的」 151, 173, 188
「個人輸入される経口妊娠中絶薬について」 98-99
コンセプション 11-14, 23, 26, 33, 53, 56-57, 85, 107, 185, 206, 209, 220, 222, 225, 248-249, 260
コンドーム（男性用） 23-25, 28, 32, 34, 62, 78-80, 127

サ 行

罪悪感 57, 87, 93, 95, 97, 122, 134-135, 140, 211, 229-230, 238-239, 241, 255
罪悪視 ii, 42, 87, 89, 115, 117-118, 123, 131, 140, 186, 198, 211-212, 229, 242-243
サリン法 →アブレル氏法
子宮外妊娠 20, 59-60, 67, 100, 109, 218
子宮穿孔 42, 46-47, 90-91
子宮内避妊器具 23, 27-35, 49, 52, 61-62, 73, 79-80, 82, 96, 105, 127, 182
子宮内容除去術 →拡張掻爬術

自己決定権 125, 151, 153, 169, 244-247, 251-252, 258
事後避妊 →緊急避妊
シスターソング有色女性生殖の健康集団 173
自尊（意識） 83, 135, 255
自宅中絶 56-57, 61, 96, 128
周縁化 159, 221
儒教倫理 116, 227, 229
受胎 →コンセプション
主体化 45-46, 57, 60-61, 97, 123, 134
出産強制 120, 197, 219
手動（真空）吸引 31, 43, 49, 51-52, 62, 65-66, 92-93, 97, 109, 124, 244
少子化 71, 82, 123, 132
初期中絶／妊娠初期の中絶 i, 17, 40-41, 44, 47, 49, 51, 55, 61, 64, 66, 74-76, 92, 94-95, 98, 110, 114, 128, 146, 184-185, 192, 240, 242, 254, 257, 262, 265
食品医薬品局（米国） 18, 27, 29-31, 58-59, 99-103, 110-111, 218
女子差別撤廃条約／女性差別撤廃条約 129-131, 133-134, 140, 156, 158, 161-162, 164-165, 178, 254
女性解放運動 85, 187-188, 190, 202, 218, 228, 231, 237, 256, 265
女性（の）健康運動 27, 49, 151, 153-154, 174, 240, 259, 265, 267
女性差別 115, 158, 178, 196, 200, 202-204, 215-216, 251
女性差別撤廃委員会（CEDAW委員会） 129-130, 133-134, 140, 158, 254
女性差別撤廃条約（CEDAW） 130-131, 133-134, 140, 156, 158, 161-162, 164-165, 178
女性2000年会議 165
女性のグローバル・リーダーシップのためのセンター 155, 177
女性の経験 199, 206, 213, 238, 258, 264
女性用コンドーム 25, 34, 82
自律 34, 39, 60, 79, 82, 135, 140, 147, 151-152, 178, 210, 213, 217, 244, 255, 258
真空吸引 i, 42-49, 51-52, 55-56, 61, 64-65,

75-76, 91-96, 105, 108-109, 128, 240, 242-243, 262
身体的統合性　211, 217
スティグマ　ii-iii, 42, 63, 72, 87, 89, 108, 118, 122-123, 129, 134-135, 139, 186, 192, 230, 233, 239-240, 243, 253, 261, 266
性感染症　25, 34, 62, 79, 149, 159, 178, 253
性差別性　114, 133, 188, 222
生殖コントロール技術　ii, 3, 23, 61, 63, 124-126, 128-129, 145, 170, 187, 202, 221
性別役割　114, 149, 207, 226
生命尊重　11, 139, 140, 186
生命の神秘　27, 85
世界女性会議　119-120, 158, 163, 177
世界人権会議　155, 162-163, 165, 178
世界保健機関　i, 28, 30, 33, 42, 44-45, 49, 51-52, 54-56, 67, 79-80, 94-96, 110, 155-157, 184, 263
全国中絶法撤廃協会　151, 176, 202, 219
全身麻酔　40, 45, 74, 77, 94-95, 109, 240-242, 258
前成説　3-4, 19
全米女性機構　49-50, 151, 185, 190, 202
阻止連　119, 139-140, 244, 258

タ　行

第1波フェミニズム　150-151, 176, 187-188, 202
胎児殺し　115, 117, 192, 227, 235
胎児生命の連続性　6, 183
胎児生命論　116-117, 139, 225
胎児中心主義　11, 20, 57, 134-135, 139, 192, 199, 209, 220, 255
胎児の遺骸　84-85, 88, 95
胎児の可視化　6-7, 10-11, 18, 31, 84, 87, 187, 193, 239
胎児の人間化　6, 86, 135, 138, 141
第2波フェミニズム　151-152, 176, 187-188, 190, 202
堕胎罪　ii, 78, 86, 103, 113-118, 120-126, 129, 132-133, 135, 139, 175, 219, 225, 228, 232-233, 235, 253-254, 260-261
タブー　ii, 242

ダブルスタンダード　122, 253-254
恥辱（感）　67, 95, 117
中期中絶　55, 62, 64, 74, 89-90, 105-106, 239, 257, 262-263
中絶医療　ii-iii, 41, 49, 52, 89, 95-96, 150, 171, 246, 253-255
中絶革命　41, 47, 61, 64, 149, 181, 227
中絶ケア　ii-iii, 46, 89, 97, 109, 171, 242
中絶合法化　7-8, 20, 42-43, 45-48, 66, 85, 123, 132, 151, 176-177, 184-185, 187-188, 190, 192-193, 202, 257, 262, 265
中絶胎児の可視化　85-87, 89, 118, 131, 239
中絶天国／堕胎天国　84-85, 106, 229, 240
中絶（の）費用　76-78, 219
中絶率　67, 71-74, 77, 79
中ピ連　231-234, 256
超音波（診断）（装置）　8-10, 16, 18, 62, 88, 92, 94, 136, 185
沈黙　ii, 11, 89, 108, 123, 188, 238, 242, 252
『沈黙の叫び』　8, 10, 88
ディスエンパワー／ディスエンパワーメント　123, 212, 216, 237
「適正な産児調節に関する回勅」　12, 184
出口　122-123, 230, 232-233
テヘラン宣言　161, 163
電動真空吸引　43, 45, 48, 62
道徳的主体　204-205, 212, 217, 256-257, 266
道徳的統合性　205, 220
トラウマ　49, 66, 68, 134, 139

ナ　行

内科的中絶　42, 49, 52, 54-56, 59-62, 65-67, 76-79, 93, 95-99, 104, 109-110, 124, 128
二項対立　120, 193, 195, 197-199, 208, 213, 235-236, 238, 246, 252
二重の保護　25, 62
人間生命　4, 12-14, 85, 184, 207
妊娠検査薬　18, 21, 52, 59, 92-93
望まれない妊娠　25, 33, 36-37, 52, 62, 79-80, 149, 170, 199, 207, 214, 219, 229, 253

ハ　行

バース・コントロール　26-27, 33-34, 176,

189
パーソン　196, 198, 200
敗血症　58, 100
パラメディカル　43, 51-52, 65, 96, 125, 127-128
反中絶　7-8, 11, 79, 88-89, 107, 152, 185, 195, 219, 228, 235, 238, 245
必須医薬品（モデルリスト）　30, 56, 67, 79
必要悪　198, 240, 244
『酷い選択』　7, 191-192
避妊ピル／避妊薬　20, 23-32, 34-35, 53, 55, 61-62, 68, 73, 79-82, 105, 127, 151, 177, 182, 184, 188-189, 202, 218, 223, 230-232, 256
プライバシー権　152, 185, 194, 196-197, 200, 265
プライマリ・ケア　43, 52, 55, 65, 96, 124
プロライフ運動　4, 85, 88, 131, 185, 190-191, 193, 265
北京会議　119-120, 146, 158, 163, 165
傍頸椎ブロック　45
ボストン『女の健康の本』集団　243
母性愛　149, 226, 257
母体保護法　ii, 96, 104, 113, 115, 118-121, 123-126, 128, 130-132, 254, 257

マ　行

マドラス会議　154
未婚　64, 117, 174, 179, 228
未承認　100-101, 139
ミソプロストール　54-56, 58-59, 62, 67, 78, 96, 99, 101, 105, 262-263
ミフェプリストン　34, 52-59, 61-62, 66-67, 78-79, 96-102, 109-111, 124, 128, 262-263
ミレーナ　29, 32, 61-62, 68, 82, 105, 127
結ばれた自己　174-175, 208, 216
メディア／マスメディア　10, 84, 87-88, 106, 185, 239
メンタルヘルス／メンタルヘルスケア　46, 89, 93-95, 97, 131-135, 253
物語　6, 137, 193, 222, 242

ヤ　行

優生学　34, 119, 121-122, 139, 152

優生保護法　73, 84, 86-89, 91, 96, 106, 108, 113, 115, 117-119, 121-124, 132, 139, 228, 232-236, 238, 244-245, 252, 257-258, 261
「善きサマリア人論」　200-201, 248, 250

ラ　行

『ランセット』　48, 72
『リブニュース』　228, 231, 234, 256
リプロダクティヴ自己決定権　121, 124, 126, 159-161, 187, 266
リプロダクティヴ・ジャスティス　171-175, 179, 215, 255, 266
リプロダクティヴ・ジャスティスのためのアジア系共同体　171-172
リプロダクティヴ・フリーダム（生殖にまつわる自由）　151-152, 202, 215, 245
リプロダクティヴ・ヘルス＆ライツ　23, 32, 83, 94, 120, 125-130, 133, 140, 146-148, 153-156, 158-159, 161, 163, 165, 169, 171, 175, 213, 217, 244, 253-255, 266-267
リプロダクティヴ・ヘルスケアへの権利　121, 124, 151, 156, 159-160, 266
リプロダクティヴ・ライツを求める地球規模女性ネットワーク　154, 177

アルファベット

ACRJ　→リプロダクティヴ・ジャスティスのためのアジア系共同体
CEDAW　→女性差別撤廃条約（委員会）
D&C　→拡張掻爬術
D&E　→拡張除去術
D&X　→拡張挽出術
Del-Em　→月経抽出器
EC　→緊急避妊（薬）
ESC委員会　→経済的，社会的，及び文化的権利に関する委員会（国連）
EVA　→電動吸引（器）
FDA　→食品医薬品局（米国）
IRRRAG　→国際リプロダクティヴ・ライツ研究行動グループ
IUD　→子宮内避妊器具
MA　→内科的中絶
ME　→月経抽出

MR	→月経調節	RU486	→ミフェプリストン
MVA	→手動（真空）吸引（器）	STD	→性感染症
NARAL	→全国中絶法撤廃協会	VA	→真空吸引
NOW	→全米女性機構	WGNRR	→リプロダクティヴ・ライツを求める地球規模女性ネットワーク
RHRR	→リプロダクティヴ・ヘルス＆ライツ		
		WHO	→世界保健機関
RJ	→リプロダクティヴ・ジャスティス	WoW	→ウィミン・オン・ウェブ

著者略歴

1961年生まれ
翻訳・執筆業での活動を経て
2009年　金沢大学大学院社会環境科学研究科博士課程修了
　　　　博士（学術）
現　在　金沢大学非常勤講師
訳　書　ノーグレン『中絶と避妊の政治学』（共訳，青木書店，2008年）ほか
　　　　ハーデガー『水子供養　商品としての儀式』（監訳，明石書店，2017年）
主論文　「ポスト・コロナ時代の中絶の医療と法律」（『現代性教育ジャーナル』No. 116, 2020年）
　　　　「日本の中絶の安全性は確認されたのか」（『女性学』Vol. 28, 2021年）

中絶技術とリプロダクティヴ・ライツ
　　フェミニスト倫理の視点から

2014年3月20日　第1版第1刷発行
2021年8月20日　第1版第2刷発行

著　者　塚　原　久　美
　　　　（つか　はら　く　み）

発行者　井　村　寿　人

発行所　株式会社　勁　草　書　房
　　　　　　　　　　（けい　そう）

112-0005　東京都文京区水道2-1-1　振替 00150-2-175253
電話（編集）03-3815-5277／ＦＡＸ 03-3814-6968
電話（営業）03-3814-6861／ＦＡＸ 03-3814-6854
港北出版印刷・松岳社

Ⓒ TSUKAHARA Kumi　2014

ISBN978-4-326-60265-0　Printed in Japan

JCOPY　＜出版者著作権管理機構　委託出版物＞
本書の無断複製は著作権法上での例外を除き禁じられています。
複製される場合は，そのつど事前に，出版者著作権管理機構
（電話 03-5244-5088, FAX 03-5244-5089, e-mail : info@jcopy.or.jp）
の許諾を得てください。

＊落丁本・乱丁本はお取替いたします。
https://www.keisoshobo.co.jp

A. R. ジョンセン／細見博志訳
生命倫理学の誕生　　　　　　　　　　　　　　8,140円

山口智美・斉藤正美・荻上チキ
社会運動の戸惑い　　　　　　　　　　　　　　3,080円
　フェミニズムの「失われた時代」と草の根保守運動

有賀美和子
フェミニズム正義論　　　　　　　　　　　　　2,970円
　ケアの絆をつむぐために

沢山美果子
性と生殖の近世　　　　　　　　　　　　　　　3,850円

松本彩子
ピルはなぜ歓迎されないのか　　　　　　　　　2,860円

山根純佳
産む産まないは女の権利か　　　　　　　　　　2,640円
　フェミニズムとリベラリズム

井上たか子編著
フランス女性はなぜ結婚しないで子どもを産むのか　2,640円

＊表示価格は2021年8月現在。消費税10％が含まれております。